개정판

척추를 바로잡아야 건강이 보인다 1

바른몸 만들기

•• 책 1권 개정판을 펴내면서 ••

척추를 바로잡아야
건강이 보인다

'척추를 바로잡아야 건강이 보인다' 책을 2007년 초판 발행 후 7년이 지나서 2014년 '척추를 바로잡아야 건강이 보인다' 책 1권 개정판을 발행하게 되었다. 초판 발행 후 대형서점 및 인터넷 서점의 건강서적 '척추/디스크/통증/운동치료' 분야에서 베스트셀러 위치를 꾸준하게 유지해 왔다. 이유는? 필자는 **"경험이 최고의 선생이다."** 라는 말을 자주 하는데 필자가 10년 이상 직접 경험한 내용을 바탕으로 관찰하고 기록한 내용을 토대로 만들어진 '척추를 바로잡아야 건강이 보인다' 책이 실제 생활에 도움이 되었음을 독자들이 인정해준 결과라고 생각한다.

사람을 두렵게 만드는 것은 '무지(Ignorance)'이다. 무지는 두려움, 혼란, 시간 낭비의 원인을 초래한다.

필자는 오랜 세월 허리통증을 없애고자 많은 '노력, 시간, 비용'을 투자한 경험이 있다. 그러나 통증을 해결하는 방법을 모르는 '무지(Ignorance)' 때문에 노력과 고생은 많이 했으나 결과는 좋지 않았다.

그래서 필자는 '무지(Ignorance)'를 해결하고자 침, 뜸, 해부학, 카이로프랙틱,

추나요법, 자연섭생학, 요가, 필라테스, 운동치료, 태극권, 단전호흡, 명상 등을 직접 공부하고 연구하게 되었다. 시술을 직접 받고 운동을 했지만 앞에서 언급한 내용들은 필자와 인연이 없었는지 재발되는 통증 때문에 고민하던 중 필자는 치아의 덧니를 교정하게 되었다. 실제로 덧니가 교정되는 과정을 겪으면서 "치아가 교정되면 척추도 교정될 수 있다" 라는 아이디어를 얻고 '벨트와 도구'를 활용한 'SNPE 바른자세 척추운동'을 창안하게 되었다. 2007년 출판된 '척추를 바로잡아야 건강이 보인다' 책에 자기 스스로 하는 'SNPE 바른자세 척추운동'을 소개했는데 책의 판매도 많았지만 반응이 좋았다. SNPE 운동 후 좋아졌다는 체험사례가 많아지면서 홈페이지 및 카페의 '질의&응답' 코너에 올라오는 질문의 글이 많아졌는데 필자는 질문의 내용을 읽으면서 "독자들이 쉽게 이해할 수 있도록 자세하게 설명한 책을 출판해야겠다" 라는 생각을 하게 되었으며, 2014년 '척추를 바로잡아야 건강이 보인다' 책 1권을 시작으로 2권, 3권을 출판할 예정이다.

　우연이었지만 필자가 '무지(Ignorance)'를 해결하고자 공부했던 침, 뜸, 해부학, 카이로프랙틱, 추나요법, 자연섭생학, 요가, 필라테스, 운동치료, 태극권, 단전호흡, 명상 등은 'SNPE 바른자세 척추운동'을 만드는 데 필연적으로 많은 도움이 되었다. 'SNPE 바른자세 척추운동'은 융합(fusion) 속에서 작은 차이(micro difference)를 발견하게 된 것이다.
　"작은 차이(micro difference)가 큰 가치 (great value)를 만들 수 있다." 라는 신념이 '결과의 차이'를 가져온 건 아닌가 하는 생각이 든다.

2014년 2월 21일
개정판을 펴내며... *최 중 기*

·· 책을 펴내면서 ··

바른 척추 만들기로
건강한 삶을 소망한다.

많은 현대인들이 바르지 못한 자세로 인하여 목디스크, 허리디스크, 어깨결림, 두통, 소화불량, 비만, 성장둔화, 척추측만증, 원인 모를 질병 등으로 고통받고 있다. 그러나 이러한 증상들의 원인이 무엇이며 이를 예방하고 개선하기 위해서 일상생활에서 어떤 자세를 취하고 어떤 운동을 해야 하는지를 잘 모르고 있다.

이 책은 위와 같은 문제를 해결해 보고자 만들어졌으며 구체적으로 요통, 허리디스크, 목디스크, 척추측만증 등의 근·골격계 질환으로 고통받고 있는 사람들에게 자기 스스로 할 수 있는 바른자세 척추교정운동의 방법과 척추건강지식을 전달하고자 한다.

"Experience is the best teacher."
경험이 최고의 선생이다.

허리디스크, 요통, 척추측만증, 어깨 통증, 두통, 소화불량 등으로 고생하던 많은 사람들을 지도해온 저자의 실제경험을 바탕으로 이 책이 만들어졌음을 밝혀둔다.

바른자세 척추교정방법에는 타인에 의한 척추교정(카이로프랙틱, 추나요법 등)방법과 자기 스스로 하는 척추교정운동이 있다. 타인에 의한 척추교정방법과 자기 스스로 하는 척추교정운동 모두 중요하다.

그러나 척추질환을 예방하고 근본적인 허리 통증과 자세교정을 위해서는 자기 스스로(Self) 하는 척추교정운동이 더욱 중요함을 저자는 오랜 세월 경험을 통하여 알게 되었다. 오랜 세월 허리 통증으로 고생한 저자는 카이로프랙틱, 추나요법 등 척추교정 시술을 외국인과 내국인으로부터 많이 받은 경험이 있다.

시술 당시엔 많이 좋아지다 또 재발하기를 반복하는 허리 통증 때문에 타인에 의존한 척추교정방법이 아닌 "자기 스스로 하는 척추교정운동법을 연구하고 개발해야지." 하는 동기로 출발해서 저자가 직접 실천하고 많은 사람들에게 운동지도하여 성공적인 임상 결과들로 만들어낸 운동법이 "SNPE 척추교정운동" 이다.

많은 임상사례를 경험하면서 골반과 다리길이 차이 교정/견인/드롭 등 타인에 의존한 척추교정으로 허리 통증과 근골격계 질환을 해결하려는 카이로프랙틱, 추나요법 등의 척추교정방법은 장점도 있지만 많은 한계가 있음을 알게 되었다.

반면에 카이로프랙틱, 추나요법 등 타인에 의한 척추교정의 방법으로 잘 해결되지 않았던 근·골격계 통증, 허리디스크 수술판정 환자, 만성요통으로 오랜 세월 고생하던 많은 사람들이 꾸준한 SNPE 척추교정운동 수련을 통하여 통증이 없어지고 수술 없이 정상적으로 변화되는 과정을 수년간 경험하였다.

이런 경험을 토대로 SNPE 척추교정운동 치료의 노하우(Know-How)가 생기게 되었고 SNPE(Self Natural Posture Exercise), 즉 자기 스스로 하는 인간 본연의 자세 회복운동이란 이름이 만들어지게 되었다.

시간과 노력이 필요하지만 본인의 확고한 의지만 있다면 허리디스크, 요통, 자세 교정은 "SNPE 척추교정운동"으로 충분히 해결되리라 확신하는 바이다.

현재는 요가강사, 의료인, 척추교정사(추나요법/카이로프랙틱), 에어로빅, 단전호흡 계통의 건강사업 종사자들이 주로 수강을 하고 있으나 앞으로는 척추건강에 관심이 많은 일반인들이 많이 공부하여 범국민적인 바른자세 척추건강운동의 붐이 조성되길 기대한다.

"척추를 바로잡아야 건강이 보인다"에서는 바른 척추의 중요성, 척추건강상식과 함께 자기 스스로 척추질환을 예방하고 치료할 수 있는 신개념 척추교정운동법에 관하여 자세히 설명하고자 노력하였다.

또한 많은 분들의 자연치유 임상사례를 수록한 이유는 힘든 과정을 이겨낸 분들의 진솔한 자기체험 수기들이 몇 권의 책과 교육보다 중요하다고 느꼈기 때문이다.

자세교정을 원하거나 허리디스크, 요통, 척추측만증, 근·골격계 질환으로 고통받고 있는 분들은 타인의 경험을 교훈삼아 용기와 위안을 갖기 바라며 너무 조급하게 서둘지 말고 쉽게 좌절하지 말라는 저자의 완곡한 소망이 있음을 헤아려 주기 바란다.

바른 척추건강 관리로 행복하고 건강한 삶이 되길 바라며...

2007년 7월 23일

최중기

Contents

책 1권 개정판을 펴내면서 03
책을 펴내면서 05

Part I. 척추건강상식 13

Chapter 01 척추가 신체에 미치는 영향과 증상 15

1. 비뚤어진 척추는 만병의 근원이다 16
2. 척추의 균형 24
3. 요통의 원인과 예방법 26
4. 척추측만증 (Scoliosis) 31
5. 허리디스크 (추간판 탈출증, Lumbar Herniated Intervertebral Disc) 34
6. 좌골신경통 (Sciatica) 38
7. 허리디스크로 오인되는 척추 후관절 증후군 (Facet Syndrome) 41
8. 협착증 (Stenosis) 43
9. 척추전방전위증 (Spondylolisthesis) 44
10. 근막 통증 증후군 (Myofascial Pain Syndrome) 45
11. 이상근 증후군 (Piriformis Syndrome) 46
12. 꼬리뼈(Coccyx/尾骨) 통증 원인과 증상 / 교정방법 47
13. 신경과 질병과의 관계 49
14. 바르지 못한 자세는 치아건강에 영향을 준다? 51
15. 잘못된 요가 수련이 몸을 비뚤어지게 한다? 54
16. 성장기 청소년을 위한 키 크는 방법 56
17. O자 다리(휜 다리) 교정법 57
18. 무릎 성장통은 잘못된 상식이다 58
19. 카이로프랙틱(Chiropractic) & 추나요법(推拿療法) 59
20. NP 정밀 척추교정 61
21. 뇌신경 (Cranial Nerves) 62
22. 턱관절 (TMJ) 64
23. 고관절 (Hip Joint) 65
24. 자세 변형 판별법 68
25. 묻고 답하기 (흔히 하는 질문들) 71
26. 체험을 통한 근골격계 바른자세 조언(助言) 75
27. 척추보호를 위한 건강 상식 76

Chapter 02 바른자세와 목(경추)과의 관계   77

1. 목 구조의 중요성   78
2. 목(경추)이 신체에 미치는 영향과 증상   80
3. 인간의 정상적인 목(경추) 구조   82
4. 비정상적인 목의 구조   83
5. 좋은 베개는 목·허리디스크를 예방한다   84
6. 잘못된 베개의 사용은 목·어깨·허리 통증을 일으킨다   85
7. 목 뼈를 바르게 하는 베개 선택 요령   86
8. 바른 자세를 위한 베개 종류   87
9. 목디스크의 지배 부위   88
10. 목디스크와 팔 저림 증세   89
11. 두통의 원인과 해결방안   91
12. 어깨 통증이 생기는 원인과 해결방안   93
13. 목디스크와 관련된 임상체험사례   95

Chapter 03 바른자세와 발과의 관계   98

1. 발의 구조   99
2. 발의 아치(The arches of the foot, 족궁)에 관하여   100
3. 정상적인 발자국/비정상적인 발자국   102
4. 족궁 보조구(발 교정구)를 활용한 족궁(Arch) 유지 방법   103
5. 걷는 것은 최고의 요통 치료다   105
6. 바르게 걷는 "3박자 보행"   106
7. 바른자세 걷기와 신발 – 걷는 것을 우습게 생각하지 말자   107
8. 뒷굽이 없는 신발은 요통 및 무릎 관절통에 효과가 좋다   108
9. 바른자세 걷기 기능성 신발   111
10. 좋은 신발 선택법   112
11. 신발 관련 이야기   113
12. 기능성 신발에 관하여   115
13. 족궁 보조구 (발 교정구 Orthotics)   119
14. 인체의 균형 테스트   120
15. 특수 설계된 SMUV 족궁보조구 (발 교정구)   122

Part II. SNPE 척추교정운동   123

Chapter 01 SNPE 척추교정운동   125

1. SNPE 척추교정운동이란?   125
2. SNPE 척추교정의 특징   126
3. SNPE 척추교정운동 벨트 사용의 기대 효과   128
4. 치아교정 원리를 응용한 SNPE 척추교정운동   130
5. SNPE 수련은 여성의 질병예방과 산후 몸매관리에 좋다   135
6. SNPE 바른자세 척추교정 운동 시 주의사항   137

Chapter 02 SNPE 바른자세 & 척추교정운동 실천 138

1. SNPE ① 손 뒤로 깍지끼고 의자자세 138
2. SNPE ② 무릎 꿇고 다리 묶어 뒤로 눕기 145
3. SNPE ③ 엎드려 무릎 굽혀 다리 들기 156
4. SNPE ④ 어깨, 등, 허리 자극주며 구르기 159
5. SNPE ⑤ 앉아서 상체 숙이기 175
6. SNPE ⑥ 서서 상체 숙이기 177
7. SNPE ⑦ 고관절 수정 운동 (앉은 자세) 180
8. SNPE ⑧ 고관절 수정 운동 (누운 자세) 181
9. SNPE ⑨ 허리 비틀기 (누워서 무릎 굽힌 자세) 182
10. SNPE ⑩ 허리 비틀기 (누워서 다리 편 자세) 183
11. SNPE ⑪ 허리 비틀기 (앉은 자세) 184
12. SNPE ⑫ 주먹으로 복부자극 상하 시소 운동 185
13. SNPE ⑬ 복부에 주먹 대고 앞으로 숙이기 186
14. SNPE ⑭ 허리 숙여 어깨 풀기 187
15. SNPE ⑮ 다리 묶고 고양이 자세 188
16. SNPE ⑯ 뱀 머리들기 자세 189
17. SNPE ⑰ 아치(다리) 만들기 190
18. SNPE ⑱ 개구리 자세 (어깨 풀어주기) 191
19. SNPE ⑲ V자 만들기 192
20. SNPE ⑳ 누워서 상체 들어올리기 193
21. SNPE ㉑ ㄷ자 만들기 194
22. SNPE ㉒ 공 만들어 좌우 허리 비틀기 195
23. SNPE ㉓ 공 만들기 196
24. SNPE ㉔ 엎드려서 다리 좌우 흔들기 197
25. SNPE ㉕ 다리 뻗어 원그리기 198
26. SNPE ㉖ 상체 들어올리기 (엎드린 자세) 199
27. SNPE 휴식자세 200
28. SNPE 웨이브 베개를 활용한 근육, 근막 이완운동 201
29. SNPE 웨이브 베개를 이용한 허리, 골반 교정운동 (L무브 운동) 202
30. SNPE 웨이브 베개를 활용한 등, 어깨통증 완화 동작 (T무브 운동) 203
31. SNPE 나무손을 이용한 후두골 견인, 상부 경추교정 204
32. 투레일 도자기, 타원 도자기를 이용한 SNPE 205
33. SNPE 바른자세 척추교정운동 도구들 206
34. SNPE 바른자세 척추교정운동 도구를 활용한 바른 몸 만들기 211
35. SNPE 벨트, SNPE 운동 도구를 사용한 'SNPE 바른자세운동'은
    새로운(New) 패러다임(Paradigm)의 자연치유운동을 제시한 것이다. 218

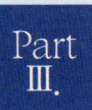

Part III. 자연치유 임상사례 221

01 목디스크, 일자목 SNPE 바른자세운동 전후 비교사진 및 체험사례 _김태우 님 223

02 SNPE로 극심한 어깨통증, 근막통증 증후군, 요통, 발시림 증상을 해결 _황윤정 님   226
03 허리디스크 수술 없이 SNPE 바른자세운동 후 정상이 되다. _이철의 님   233
04 SNPE 운동으로 수술 없이 허리통증이 없어진 연구원 _은빛바위 님   238
05 디스크 수핵탈출증 수술 없이 SNPE 운동 후 정상이 된 사연 _Stella 님   241
06 여자 프로골퍼 허리디스크 SNPE 운동으로 좋아진 사례 _박윤미 님   245
07 척추디스크, 재발하는 허리통증 수술 없이 SNPE 운동 실천 후 정상이 되다. _이상정 님   247
08 방송 제작PD에서 요가강사로 그리고 SNPE수석강사가 되기까지 _윤지유 님   254
09 SNPE 운동으로 허리디스크 통증을 없앤 체험사례(남자 대학생) _eunho 님   265
10 S.N.P.E. 수련 20일 직장 여성의 체험사례(디스크 수핵탈출증) _캔디바~ 님   268
11 내 삶을 바꾼 SNPE 바른자세운동 주부(공군 조종사 아내)의 글 _이민정 님   273
12 SNPE 운동으로 수족냉증(手足冷症), 요통(腰痛)이 사라짐 _자연해피안 님   275
13 뉴 패러다임 SNPE 바른자세운동이 가져다 준 6cm 키의 진실^^ _한혜선 님   281
14 허리통증, 척추측만증(Scoliosis) 'SNPE 바른자세운동' 성공사례 _30대 직장여성   294
15 초등학교 6학년 여학생 척추측만증 SNPE 바른자세운동 수련으로 한 달만에 10°를 바르게 _배미경 님   296
16 척추측만증(휜 허리) 성공사례 SNPE 바른자세운동(전과 후) _20대 여성   303
17 척추측만증(휜 허리) SNPE 바른자세운동 6개월 수련 체험사례 _최선영 님   305
18 O자 다리(휜 다리) SNPE 바른자세운동 전후 비교사진 _김초롱 초등학생   308
19 요가강사에서 'SNPE 바른자세운동' 강사로 전환 후 변화된 나의 삶 _깔리(최다희)~snpe 님   312
20 SNPE 바른자세운동 후 O자(휜 다리)다리 체형교정사례 추가사례 _깔리(최다희)~snpe 님   319
21 SNPE 바른자세운동과 생식 체험사례 (고등학생 아토피 전후 비교) _고3 학생   321
22 12년 동안 불임이었던 친구 SNPE 바른자세운동 수련 후 쌍둥이 남아 출산 _한다솔 SNPE-mania   324
23 목수에서 요리사 그리고 SNPE지도강사가 되기까지 _박호병 님   328
24 SNPE 바른자세 척추운동으로 셀프 통증 해결 방법을 배우게 되다. _경지혜 님   343
25 SNPE 바른자세운동 수술 후 재활운동 및 통증예방 차원에서 필요하다.   361

Part IV. 부록   365

Chapter 01 하고 싶은 이야기   367
Chapter 02 SNPE 척추교정 마무리 이야기 - 6가지   371
Chapter 03 활동 앨범   379

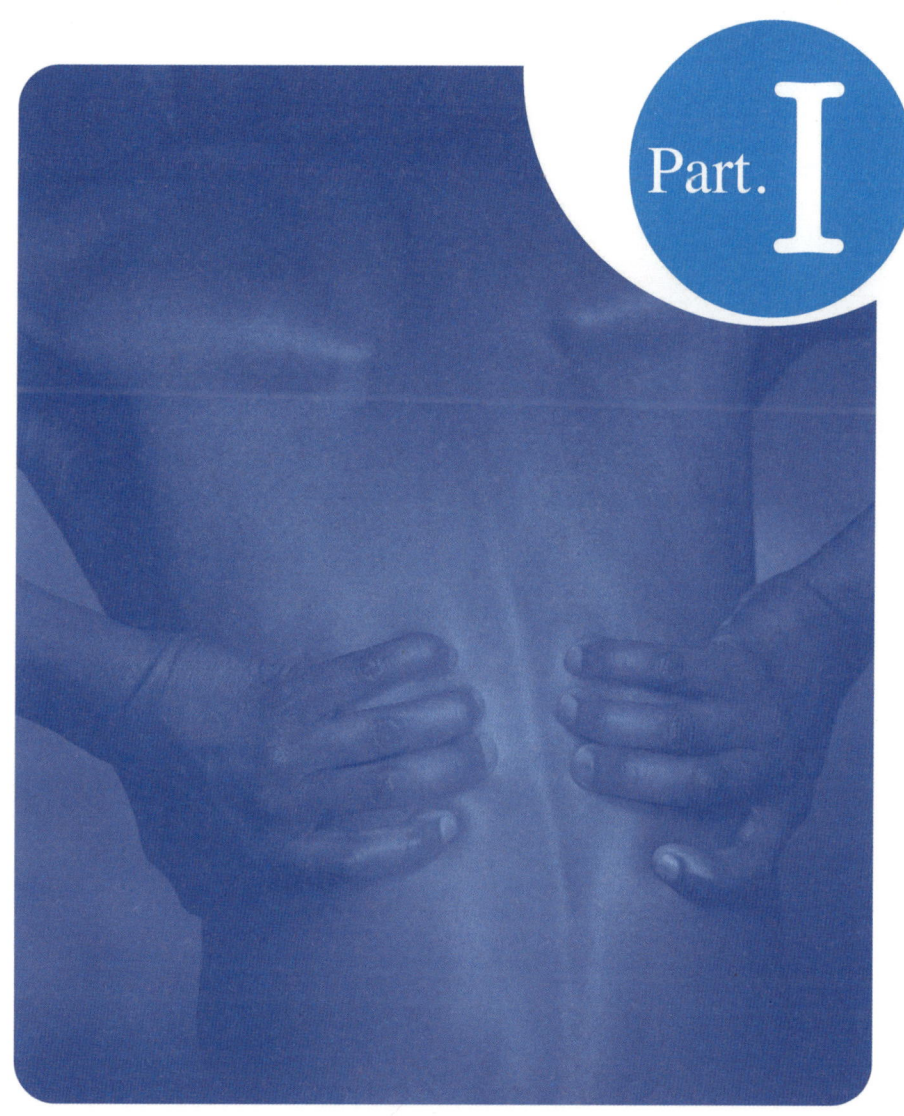

Part. I

척추 건강상식

Self Natural Posture Exercise

Chapter 01
척추가 신체에 미치는 영향과 증상

- **C1** 두통, 신경과민, 불면증, 코감기, 고혈압, 편두통, 신경쇠약, 건망증, 현기증, 만성피로
- **C2** 축농증, 알레르기, 눈 주위의 통증, 귀앓이, 시력장애, 사시, 귀먹음
- **C3** 신경통, 신경염, 여드름, 습진, 갑상선, 횡격막, 심장
- **C4** 콧물, 청력감퇴, 인후, 편도선 증식, 비만, 횡격막, 심장
- **C5** 후두염, 목 쉼, 어깨 통증, 어깨 근육 뭉침, 횡격막, 심장
- **C6** 뻣뻣한 목, 팔 윗부분의 통증, 편도선염, 후두염, 만성기침
- **C7** 감기, 어깨 통증, 어깨 근육 뭉침
- **T1** 천식, 기침, 호흡곤란, 가파른 호흡, 손과 팔 아랫부분의 통증, 어깨 통증
- **T2** 어깨 통증, 심장·호흡기 질환
- **T3** 유행성 감기, 늑막염, 기관지염, 폐렴, 충혈, 심장질환
- **T4** 황달, 대상포진, 어깨 통증, 폐질환, 심장질환
- **T5** 발열, 혈압문제, 약한 혈액순환, 관절염, 소화불량, 폐질환
- **T6** 위신경을 포함한 위장 장애, 속쓰림, 소화불량, 십이지장·비장질환
- **T7** 위궤양, 간·비장 질환, 늑간 근육통
- **T8** 낮은 저항력, 위·췌장 질환, 늑간 근육통, 담관질환
- **T9** 알레르기, 발진(두드러기), 소장질환
- **T10** 신장 장애, 만성피로, 동맥경화, 신장염(신우염), 췌장질환, 횡격막 통증
- **T11** 여드름, 습진, 부스럼 따위의 피부상태, 신장 장애, 소장 기능 저하
- **T12** 류마티스, 가스로 인한 통증, 불임, 신장·뇨관·소장·대장 기능 장애
- **L1** 변비, 대장염, 이질, 설사, 파열 또는 탈장, 소장염, 충수염
- **L2** 경련(쥐), 호흡곤란, 자궁·방광·대장질환
- **L3** 심한 생리통, 자궁·전립선·요도 질환, 변비, 생리불순, 수면 시 식은땀, 대퇴근육 통증, 무기력, 유산, 무릎 통증
- **L4** 좌골신경통, 요통, 항문, 요도, 엉덩이 근육 통증, 잦은 배뇨, 고관절·무릎 통증, 허리디스크
- **L5** 다리의 혈액순환 저하, 부은 발목, 고관절·무릎 통증, 요통, 약한 발목, 약한 다리, 찬 발, 다리의 경련(쥐), 허리디스크
- **천골** 척추 굴곡, 엉덩이 근육 통증, 대퇴·하지·발 통증, 발기부전, 사정 등 생식기에 영향
- **미골** 치질, 가려움증, 꼬리뼈 통증

1 비뚤어진 척추는 만병의 근원이다

옛말에 "척추가 건강해야 오래 산다." 는 말이 있다. 거꾸로 말하면 '척추가 비뚤어지면 오래 살지 못한다'는 말이다. 왜 그럴까?

척추가 비뚤어졌다는 말은 척추 사이를 지나는 신경과 혈액순환에 장애가 생겼다는 말이다. 신경과 혈액순환의 장애는 당연히 질병의 원인이 되며 생명을 단축시킨다. 우리 인체는 교감신경과 부교감신경의 균형상태(즉, 자율신경 평형상태)일 때 육체적, 정신적으로 건강하다고 한다(흔히 항상성(Homeostasis) 유지가 중요하다고 한다). 바르지 못한 자세는 자율신경 실조증의 원인을 제공한다.

원인 모를 무기력감, 불면증, 신경질, 불임, 생리통 증세, 소화불량 등으로 병원을 찾아가지만 신경성이란 애매모호한 진단을 받고 속시원한 답변을 듣지 못한 채 답답한 가슴을 안고 집으로 돌아오는 경우가 많다. 위와 같은 증세는 비뚤어진 척추 때문에 신경의 흐름이 차단되어 발생되는 경우도 있음을 명심하자.

정상적인 척추는 뒤에서 봤을 때 곧은 직선형이고, 측면에서 봤을 때 S자형을 갖추고 있다. 하지만 이러한 정상적인 척추를 유지하기란 매우 어려운 일이다. 대부분 잘못된 생활 습관이나 작은 외부 충격 또는 스트레스 등 다양한 원인으로 척추는 서서히 비틀어지면서 뼈마디가 조금씩 제 위치를 벗어나 변위된 척추가 될 가능성이 많다.

척추가 비뚤어지면 척추의 중심을 흐르는 척수로부터 갈라져 나온 31쌍의 척추신경이 추간공을 통해 빠져 나올 때 신경을 압박하게 된다.

신경 압박은 우리 인체의 정상적인 신경작용(정보체계)을 방해하게 되고 다양한 고통을 일으키는 원인이 될 수 있다. 비뚤어진 척추 때문에 신경이 압박되면 뇌의 명령이 신체의 각 기관에 제대로 전달되지 않을 수 있음은 물론 신체의 정보가 뇌에 원활히 전달되지 못하므로 각종 만성질환의 원인이 될 수 있다.

어긋난 척추를 바로잡아 압박된 신경 흐름이 정상적으로 되면 인체에 존재하는 자연치유력이 발휘되어 건강한 삶을 살 수 있게 된다.

바른자세로 변화되면 육체와 정신의 건강이 모두 좋아진다.

인체 골격의 주요 명칭(앞모습)

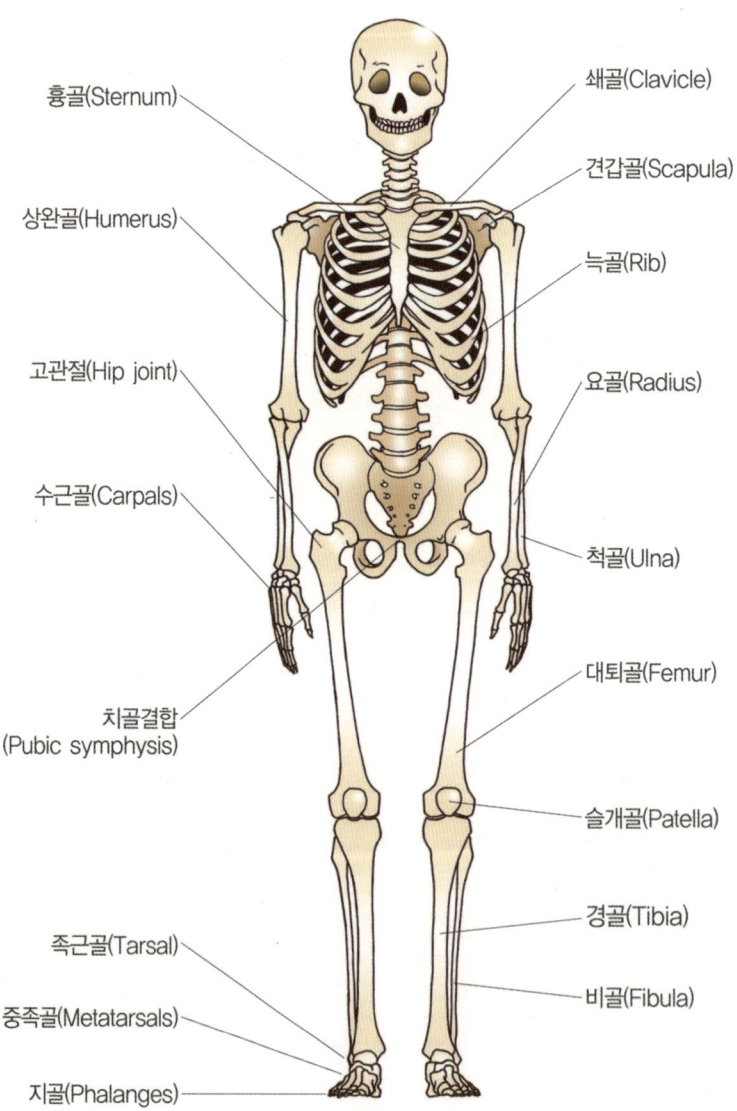

인체 골격의 주요 명칭(뒷모습)

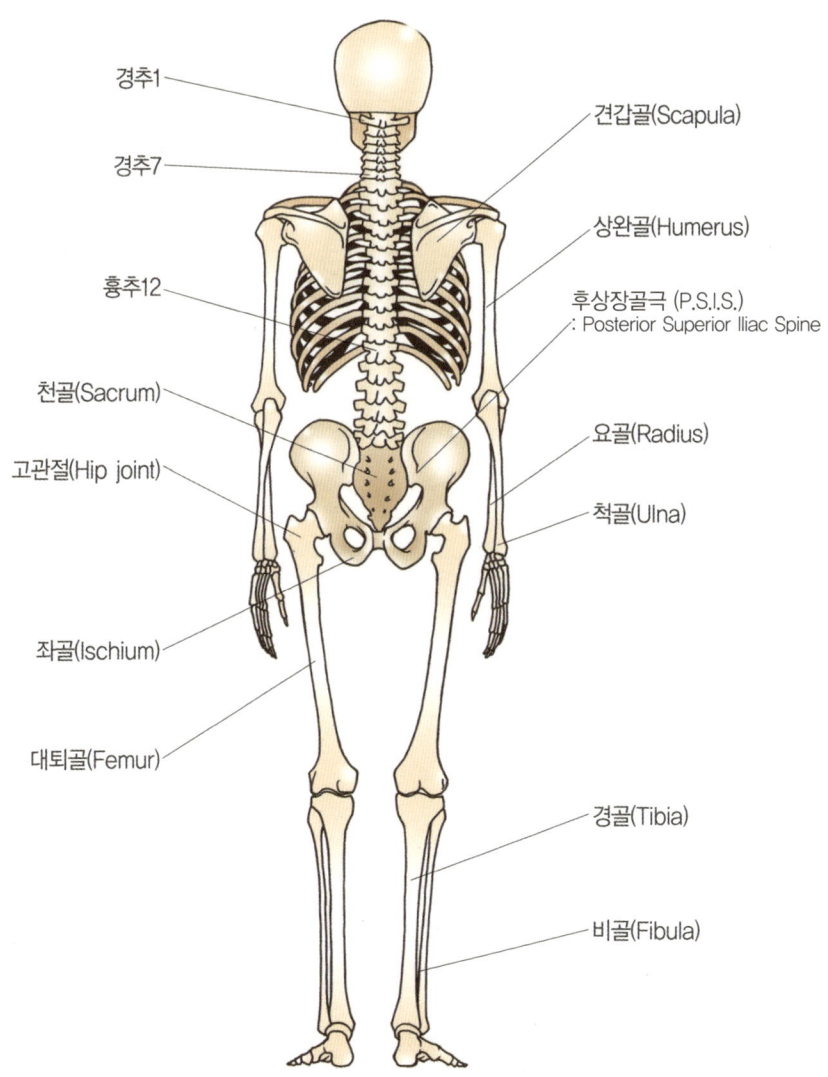

인체 골격의 주요 명칭(옆모습)

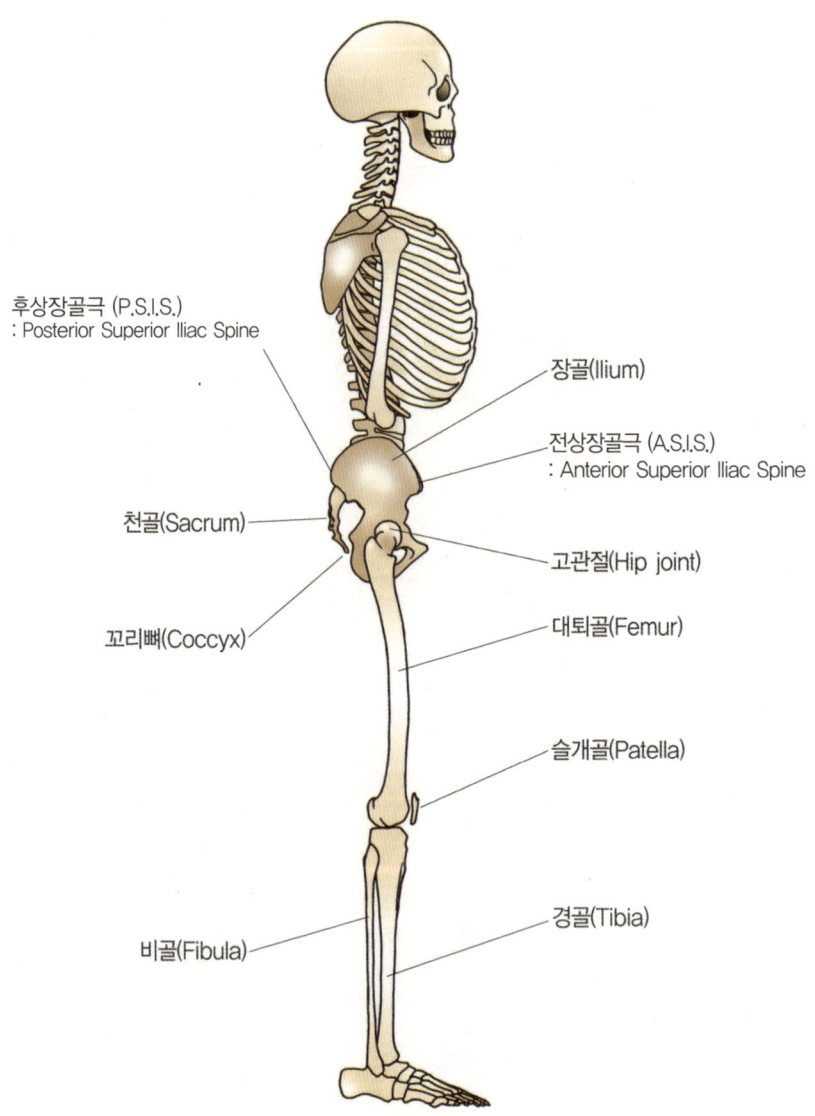

인체 근육의 주요 명칭(앞모습)

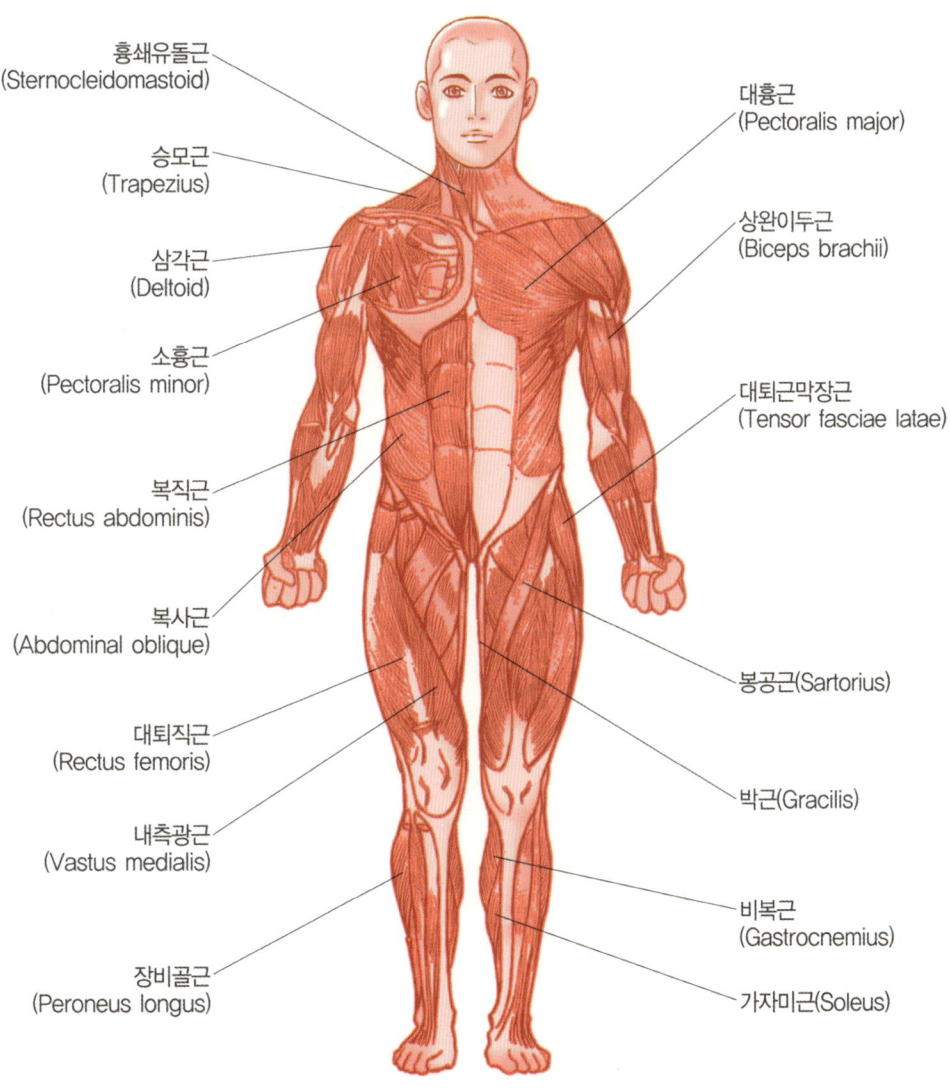

인체 근육의 주요 명칭(뒷모습)

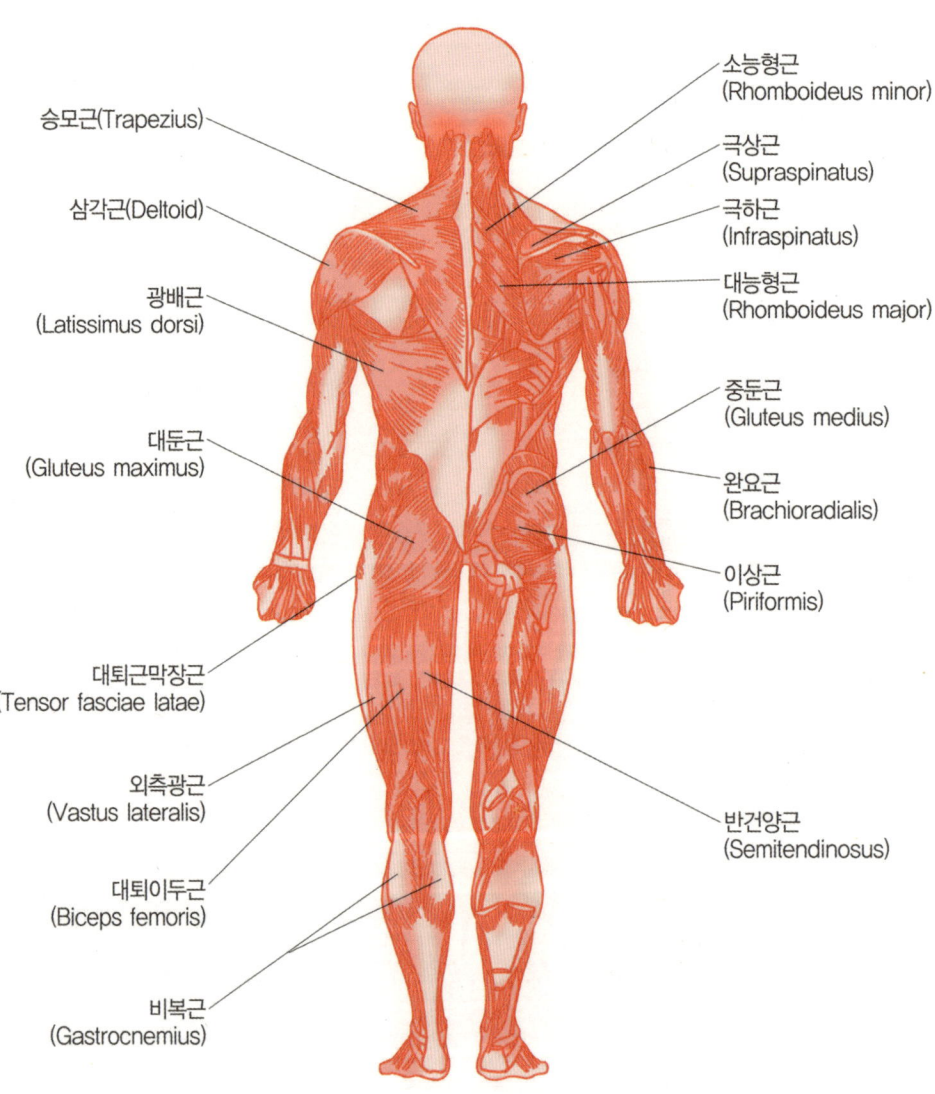

인체의 신경 분포도

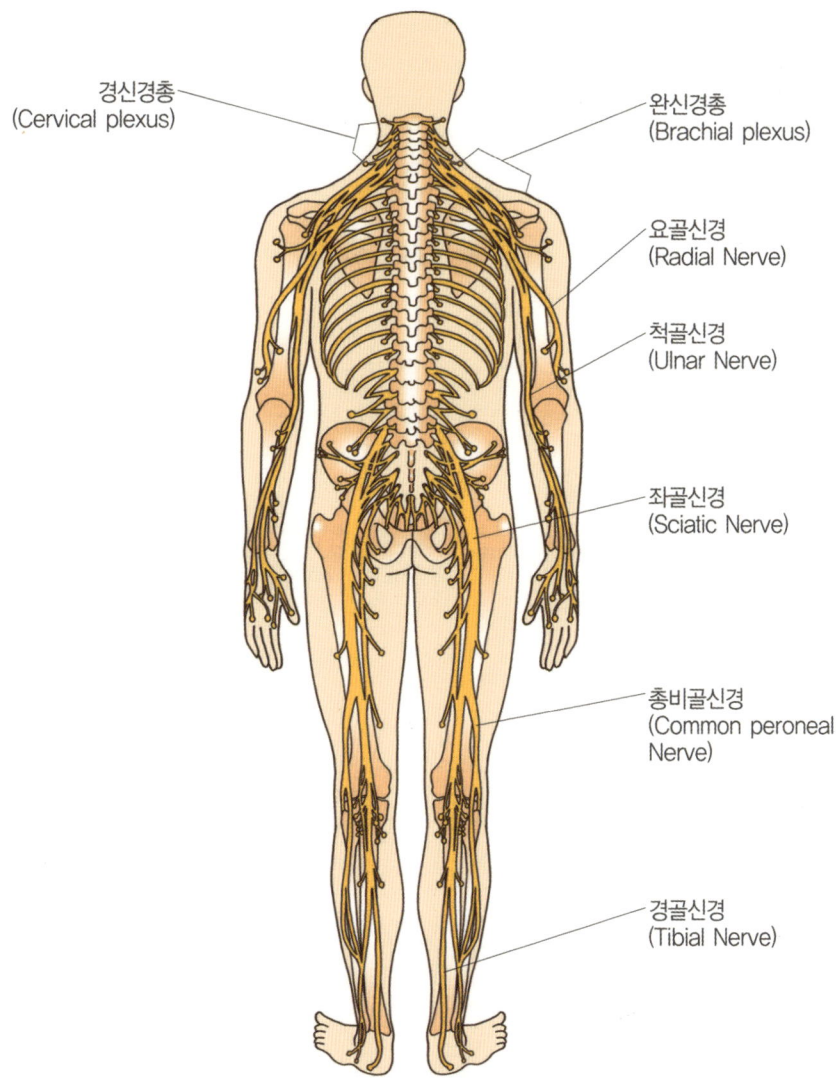

2 척추의 균형

- 정면에서 본 정상적인 척추는 일자형이다. 그런데 외부적 원인에 의해 척추가 휘어지면 뇌는 중력을 유지하기 위하여 중심에 위치하려고 한다. 증명 사진을 찍을 때 한 번쯤 '고개를 약간 돌리세요' 라는 주문을 접한 경험이 있다면 의심해 보아야 한다. 즉 6시 5분의 자세인지도 모른다. 척추가 휘었을 때 균형을 잡기 위한 보상작용으로 목 뼈도 자연스럽게 휘게 되며 우리 몸은 이러한 현상을 정상이라고 인식해 버리는 것이다.

- 척추가 휘면 추간판, 척추관절에 의해 신경이 압박되고, 그 신경에 지배되는 부위에 급격한 통증이 수반된다.

- 척추의 옆면은 경추에서 요추까지 S자를 형성하고 있고, 그 뼈들 사이에는 추간판이 있어 스프링과 같은 역할을 함으로써 뇌로 전달되는 충격을 흡수·완화해 주는 작용을 하고 있다.

- 생후 1년 동안 이와 같은 직립보행에 적합한 형태가 완성되지만 생활하면서 주위환경, 생활습관, 사고 등에 의해 척추가 변형된다. 특히, 요즘 젊은층에서는 일자형인 군인목(Military Neck)이 많다.

일자형 목(군인목 : Military Neck)이란?

컴퓨터 관계직, 사무직 등 자세가 경직된 직업, 교통사고에 의한 목의 충격으로 경추가 정상적인 굴곡형태가 아닌 일자형 또는 역으로 휘게 되는데, 이때 관절 사이가 불안정하므로 뇌를 지탱하기 위해서 목 주위 근육들이 긴장되고 비정상적으로 활동하므로 목의 통증, 어깨결림 등이 발생하게 된다.

즉, 목이 정상적일 때에는 근육에 여유가 있지만 일자목일 경우 근육 긴장 → 목 근육의 부담 가중 → 피로 누적으로 인한 통증이 유발되는 것이다. 이러한 치료를 위해 마사지, 침, 물리치료 등 여러 가지 수단을 써보지만 순간적인 효과를 볼 뿐 근본적인 원인치유가 되지 않는다.

근본적인 원인치유는 목 뼈의 정상적인 굴곡 형성이나 원래 상태로 목 뼈를 복구하는 것이다. 이것은 목 이외의 골반형태의 변화에 의해서도 나타날 수 있다.

경추가 일자목일 때 허리(요추)도 일직선으로 될 가능성이 있다. 반대로 허리(요추)가 일직선으로 펴지면 목 뼈도 일직선으로 될 가능성이 있다.

3 요통의 원인과 예방법

네 발로 걷는 짐승들에게는 요통이 없는 반면 두 발로 서서 걷는 인간에게 요통은 어쩌면 숙명적인 질환이다. 과거나 현재도 그렇듯이 네 발로 걷는 짐승들에겐 요통이란 없다. 인간의 허리는 몸의 균형을 유지하기 위해 늘 체중의 60%에 달하는 하중을 부담하고 있다. 특히 나쁜 자세는 그 부담을 한층 더 가중시켜 허리에 무리가 가게 함으로써 요통을 유발한다. 요통은 우리나라 국민의 80%가 일생에 한번은 경험하고 20% 정도는 통증에 시달리고 있다는 통계가 있다.

특히 주부의 고질병 "요통".

주부들의 허리는 고달프다. 주부들은 잠시도 엉덩이를 붙이기가 힘들다. 아마 많은 주부들이 공감할 것이다. 하루 세 끼 식사를 준비하고, 빨래하고, 집안 청소하고…〈날씬하고 예쁜 아내〉가 되기 위해 에어로빅을 하러 다니고, 때로는 다이어트도 감수한다. 애들 돌보랴, 남편 등 식구들 챙기랴, 잠시도 쉴 새 없이 바쁜 우리 주부들… 실제로 요통 환자의 절반 가량이 주부이다. 디스크는 직장인이 주부보다 갑절넘게 많은 것으로 보고된 것과는 상반된다. 디스크도 아닌데 도대체 주부는 허리가 왜 아플까? 이 병원, 저 병원을 다녀 보지만 뚜렷한 이유를 찾지 못한다.

"태생학적으로 여성의 요추가 특별히 약한 것은 아니며, 임신 등으로 요추가 앞으로 굽는(요추전만증) 현상과 허리에 부담을 주는 잘못된 자세로 가사노동을 하는 것이 주 원인이다."

주부들의 요통 원인을 보면 대체로 다음과 같이 나눌 수가 있다.

- 하이힐 – 신체의 균형을 잡기 위해 등 근육에 힘을 주어 과도한 스트레스를 받게 되고, 배를 앞으로 내밀게 되어 허리 뼈도 앞으로 휜다.
- 임신 – 임산부 중 55%는 산후 1~28주 안에 요통이 사라지지만, 10% 정도는 요통이 없어지지 않은 채 지속된다. 태아의 무게만큼 허리에 하중이 실리고 배를 앞으로 내밀고 있는 경우가 많아 요추전만증을 유발하고, 복부근육 이완 등으로 요통이 발생한다.
- 잡다한 가사노동 – 허리를 굽혀 설거지를 하거나 쭈그려 앉아 콩나물이나 마늘을 다듬고, 허리를 길게 빼서 밥상을 들고 가는 일은 모두 허리에 부담을 주게 된다. 상체를 20°쯤 구부린 채로 서서 설거지를 한다면 체중의 갑절쯤 되는 힘이 허리에 걸린다. 많은 주부들이 턱없이 낮은 싱크대에서 허리를 굽혀 일하고 있다. 엉덩이를 뒤로 빼고 상체를 숙여 밥상처럼 무거운 물건을 들면, 체중의 3~4배에 해당하는 무게가 허리에 부담을 준다.
- 생활패턴의 변화 – 최근에는 운전을 하거나 지나치게 운동을 하는 주부, 체중이 증가된 주부들이 많다. 즉, 잘못된 자세로 운전을 하거나, 40대 이상 주부들이 운동처방 없이 무리한 운동을 하면 요통을 겪기 쉽다.

> 사무직 종사자들은 오래 앉아 있는 자세,
> 운동부족, 비만, 정신적 스트레스로 요통을 겪는다.

요통은 주부들뿐만 아니라 사무직 종사자들에게도 많이 나타난다. 주된 결근 이유 중 감기 다음으로 많은 것이 요통이다. 원인으로는 오래 앉아 있는 자세, 운동부족, 비만, 정신적 스트레스 등을 들 수 있다. 비만의 경우 무게중심점 이동으로 인대와 근육이 팽창되어 허리가 아프고 정신적 긴장, 과도한 스트레스도 허리나 목 등의 근육을 긴장시켜 요통을 유발한다. 이때의 증상은 허리 부위가 묵직하고 엉치가 시큰하며 통증이 허벅지까지 퍼진다. 조금만 무리해도 힘을 못 쓸 정도로 허리가 아프며, 앞뒤로 구부리거나 자리에 눕기가 힘들다. 요통 증상은 꼭 허리 부위에 한정된 것이 아니라, 신경근이 압박을 받으면 발이나 장딴지 등 허리 이외의 부위에도 통증이 유발된다.

(1) 요통의 예방법

- 올바르게 앉는 자세 – 의자는 허리곡선을 정확히 받쳐 주는 알맞은 의자를 선택해야 한다. 등받이가 가벼운 S자 곡선을 가지고 있는 것이 좋고, 보통 의자의 경우 쿠션을 이용해 볼만하다.
- 체격을 지탱할 수 있는 근육의 힘을 기른다. – 걷기, 뛰기, 맨손 체조, 등산 등의 기본 체력운동과 걷기 등을 통하여 단련한다. 등산은 몸의 무게와 중력이 실리는 운동으로 척추 뼈의 밀도 증가·척추 근육과 허벅지 근육을 강화시키는 효과가 있다. 특히, 걷는 것은 요통에 매우 유익하게 작용한다.
- 침대 – 쿠션이 있으면서도 단단하여 몸 전체를 똑바로 받쳐줄 수 있는 매트리스를 이용하는 것도 좋다. 나무로 만든 평상도 좋다.
- 물건을 들 때 좌우로 나눠서 들어야 신체의 균형이 잘 잡혀 허리가 다치지 않는다.
- 담배도 요통의 적 – 니코틴은 뼛속의 무기질을 감소시켜 허리 뼈에 미세골절을 유발하며, 허리 뼈의 혈액순환을 감소시켜 디스크로 가는 영영분을 감소시키므로 조기 퇴행성 변화를 촉진한다.
- 정신적 스트레스도 요통의 원인 – 긍정적인 사고방식과 즐거운 생활태도를 갖는 것이 필요하다.

요통의 70% 정도는 허리 근육, 인대가 늘어난 것이어서 안정과 SNPE 기본 척추교정운동 같은 보존치료를 하면 대부분 상태가 좋아진다. 요통의 원인은 디스크를 포함한 척추 이상인 경우가 대부분이지만 자궁이나 신장 같은 내장기관 이상, 혈관질환 이상, 신경계통 이상, 긴장이나 우울증 같은 정신적 요인으로도 발생되는 경우가 있다. 요통과 관련된 척추질환은 다음과 같은 것이 있다. 퇴행성 관절염과 골다공증, 염좌와 좌상(허리 근육과 인대가 늘어나거나 찢어진 상태), 추간판 탈출증, 척추관 협착증, 염증(허리근육, 관절염증, 뼈 자체 염증), 척추분리증, 척추전방전위증 등이 있다.

(2) 요통을 부르는 대표적인 병
- 요부 염좌 : 무리한 운동으로 허리가 삐끗한 뒤 아픈 것
- 근막 통증 증후군
- 척추 후관절 증후군
- 추간판 탈출증
- 척추관 협착증 : 척추신경이 지나가는 공간인 척추관이 좁아져 신경이 눌리는 병
- 퇴행성 골 관절염 : 추간판과 주위의 조직이 퇴화하는 것
- 이상근 증후군 : 이상근의 경직에 의한 요통 발생

(3) 디스크, 요통의 경우 수술을 기피하는 이유
수술 두려움, 후유증 염려, 수술 후 완치 여부

(4) 수술을 해야 할 경우(일반적으로 알려진 의학 상식)
- 대소변을 보는 힘이 약해지거나 다리를 전혀 움직일 수 없는 심각한 마비 증상을 보이는 환자(일명 : 마미증후군 Canda eguina syndrome)는 허리디스크의

가장 심한 상태이며 응급수술을 요한다.
- 발가락이나 발목의 힘이 현저하게 약해진 경우

(5) 우리가 보통 잘못 알고 있는 상식
- 서 있는 것이 허리에 좋지 않다? 서 있을 때보다 앉아 있을 때 척추 사이 디스크에 더 큰 압력이 발생되어 결과적으로 요통이 더 잘 생긴다.
- 요통이 오래되면 디스크가 된다? 허리가 아픈 사람들에게 디스크가 많이 발견되기는 하지만 반드시 요통이 디스크의 원인이라고 할 수 없다.
- 급성 요통시 2~7일 정도 누워서 안정을 취하는 것이 최선이다? 누워서 움직이지 않는 안정보다는 움직이는 것이 자연치유력에 더욱 도움이 된다.

4 척추측만증 (Scoliosis)

척추가 옆으로 휘면서 한쪽으로 기울어진 상태를 말한다. 일반적으로 10° 이상 휜 경우를 측만증이라 한다.

(1) 측만증의 종류
- 구조적 측만증(특발성 측만증)
- 비구조적 측만증(디스크 및 통증 때문에 척추가 일시적으로 휘어진 상태)

(2) 측만증의 원인
- 많은 경우는 선천적인 것으로 알려져 있으며 특발성 측만증의 경우처럼 원인을 모르는 경우가 대부분이다.
- 일부는 잘못된 자세 습관, 무거운 가방, 청소년기의 낮은 책·걸상이 간접적인 원인으로 지적된다.
- 디스크 및 통증으로 허리의 휜 상태가 오래 지속되면 자세가 변형되어 만성적인 근육 경직 현상을 초래한다.

(3) 증상
- 쉽게 피곤하다.
- 호흡장애, 소화불량, 두통, 요통 등이 잘 발생되며 신경질을 잘 낸다.
- 여자가 남자보다 발생빈도가 높다.

(4) 치료방법

- "측만 정도가 20° 미만이면 운동요법이나 교정 등의 방법을 선택하고, 20~40°는 보조기를 착용하는 방법 등이 있다." 라고 현대 의학은 주장하나 SNPE 척추교정운동을 꾸준히 하여 측만증이 좋아진 사례가 많다.
- 심한 경우는 척추 뼈에 나사못을 박아서 고정시키는 수술적 방법도 있다.

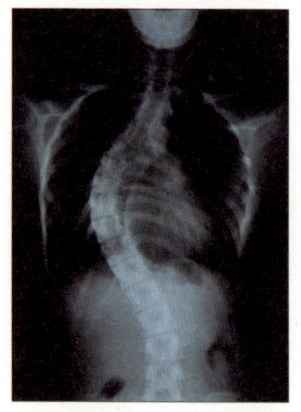 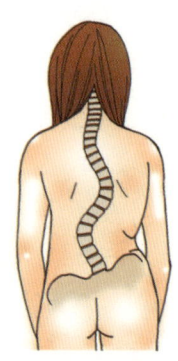 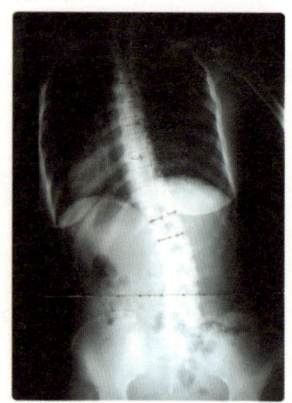

척추측만증의 사례 (1)   측만증(Scoliosis)   척추측만증의 사례 (2)

측만증 각도 측정 방법(콥 방식 : Cobb Method)

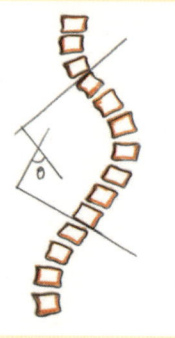

주의사항 :
재는 사람의 경험과 환자의 상태, 측정시간, 연필의 굵기 등에 의하여 차이가 날 수 있다.

중앙일보　　　　　　　　　　　　　　1997년 3월 3일 월요일

女高生48%·남학생19% 척추 휘어 고통 겪는다

**연세大, 1,113명 조사
긴공부·책상등 탓
전체 요통환자중 16%**

청소년의 3분의 1 이상이 병적(病的)으로 휜 척추 때문에 고통을 겪고 있는 것으로 조사됐다.

이에 따라 병원을 찾은 전체 요통환자 가운데 중·고생의 비율이 87년 2.3%에서 지난해에는 16.4%로 증가하는 등 청소년 척추 이상이 심각한 것으로 나타났다.(그래프 참조)

연세대 영동세브란스병원 재활의학과 문재호(文在豪)교수는 2일 최근 3년간 서울시내 남녀 고교생 1천1백13명을 조사한 결과 여고생의 48%, 남고생의 19% 이상 척추를 갖고 있는 것으로 밝혔다.

남학생의 8%, 여학생의 18%는 척추가 곧게 세워지지 않고 S자형으로 휘어 몸이 한쪽으로 기운 것처럼 보인다는 것이다.

또 남학생의 9%, 여학생의 12%는 등뼈가 뒤쪽으로 크게 휘어 마치 노인처럼 구부정해 보였으며, 허리뼈가 앞쪽으로 굽어 배가 나온 것처럼 보이는 경우도 남고생 2%, 여고생 18%나 되는 것으로 나타났다.

이에 대해 文교수는 "과다한 학습시간, 체격에 맞지 않는 책걸상, 무거운 책가방, 비만, 운동부족, 입시로 인한 스트레스등이 원인으로 분석됐으며 척추가 휘면 피로가 빨리 와 학습장애가 유발되고 요통·디스크등이 생기기 쉽다"고 말했다.

(박태균 식품의약전문기자)

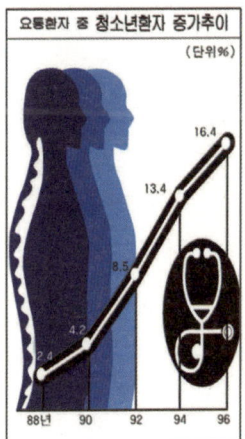

5 허리디스크 (Lumbar Herniated Intervertebral Disc)

"추간판 탈출증"이라고도 불리우며 주로 요추 4~5번, 요추 5~천골 1번 사이에서 발생한다. 증상은 요통과 함께 다리가 당기고 아프고 저린 증세가 나타난다.

정확히 말하면 허리디스크는 병명이 아니고 척추와 척추 사이의 충격을 흡수하는 젤리 같은 물질의 연골조직인 디스크가 병명화된 것으로 '추간판 탈출증(Spinal Disc Herniation)'이 정확한 표현이다. 요통은 수핵이 팽윤(Bulge)되어 신경근을 압박하는 디스크 돌출(Disc Protrusion)이 대부분이며, 섬유륜이 찢어져서 수핵이 섬유륜 밖으로 나온 디스크 탈출(Disc Prolapse) 증세는 비교적 적다.

(1) 디스크 돌출(Disc Protrusion)

섬유륜이 찢어진 상태까지는 아니고 수핵이 한쪽으로 이동하여 신경근을 누르는 상태를 말하며 수술보다 재활치료 운동, 침, 뜸, 척추교정, 마사지, 카이로프랙틱, 추나요법 등으로 통증을 없앨 수 있는 경우가 많다. 증세는 허리 통증, 다리가 저리고 아프다. (※SNPE 척추교정운동으로 간단히 해결되는 경우가 많다.)

(2) 디스크 탈출(Disc Prolapse)

디스크 안의 수핵이 섬유륜을 뚫고 나와서 신경근을 압박하고 있는 상태로 흔히 '수핵이 밖으로 흘러내렸다, 혹은 터졌다'라고 표현한다. 터진 수핵이 염증을 유발시켜 심한 통증을 호소하며 병원에서 디스크 수술을 권하는 가장 일반적인 경우이다. 심해지면 무릎 아래와 다리(종아리)가 당기면서 아프고 경우에 따라서는 허리 통증보다 다리 저린 증세가 더 강하게 나타난다. (※꾸준한 SNPE 척추교정

운동으로 통증이 사라지고 자연치유된 사례가 많았다.)

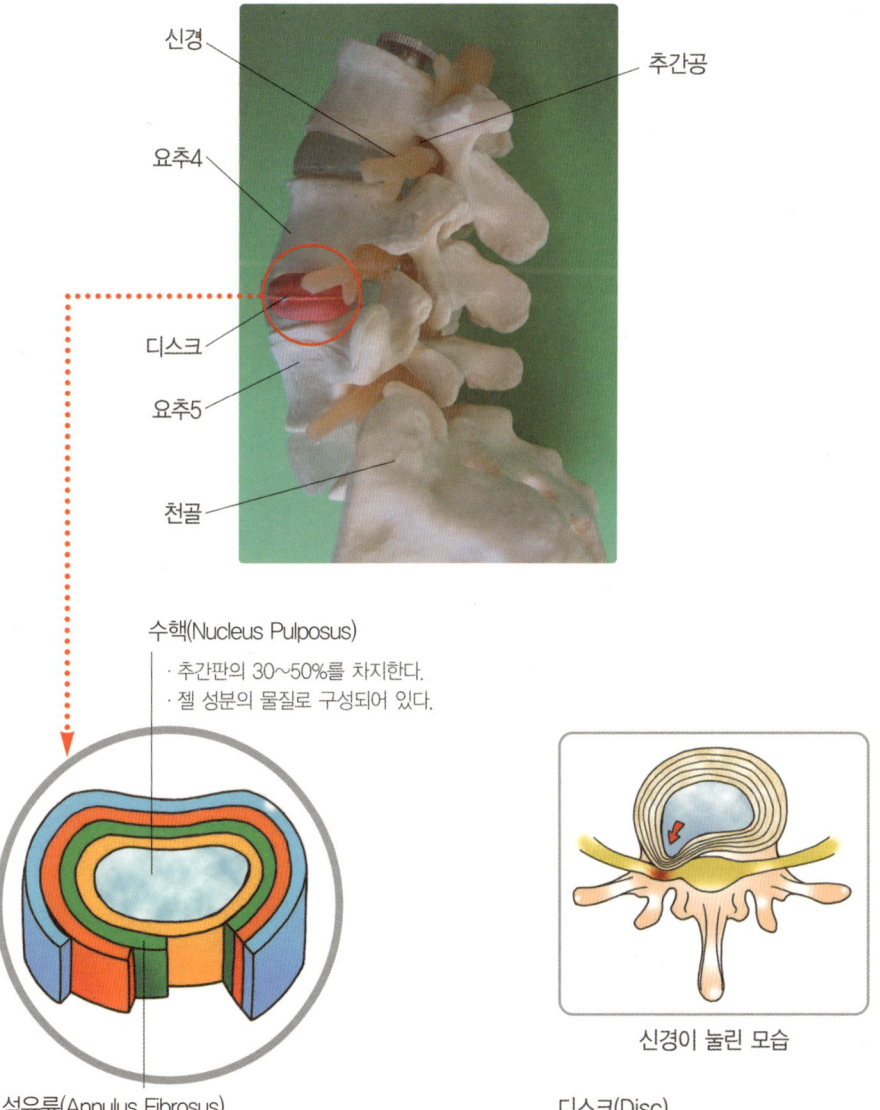

수핵(Nucleus Pulposus)
· 추간판의 30~50%를 차지한다.
· 젤 성분의 물질로 구성되어 있다.

신경이 눌린 모습

섬유륜(Annulus Fibrosus)
· 섬유륜 외측에는 통각섬유가 분포되어 있다.
· 섬유성 조직으로 약 20층 내외의 얇은 띠모양으로 수핵을 감싸고 있는 형태로 구성되어 있다.

디스크(Disc)
· 뼈와 뼈 사이에서 충격흡수(쿠션) 역할
· 척추 전체 길이의 1/4을 차지한다.

(3) 추간판

- 추간판의 탄력성은 20세 후반까지 지속되나 이후 노화현상이 오게 된다.
- 노화현상은 세포의 수분 부족현상으로 추간판이 딱딱해지는 것이다.
- 추간판을 절개해서 위에서 보면 중심에 수핵이 있으며, 그 주위를 섬유질이 감싸고 있다.
- 추간판은 혈관이 없으므로 영양소를 얻는 수단이 없다. 유일한 수단은 척추뼈로부터 추골액을 받아들여 영양분을 섭취한다.
- 활동(직립보행)과 수면을 통한 반복운동으로 수분을 공급받게 된다.

> 직립보행 → 추간판압축 → 수분방출 → 수면
> 수분공급 ← 추간판완화 ←

- 이러한 현상은 아침에 차를 탔을 때와 저녁에 탔을 때 느껴지는 백밀러의 높이 차이에서 알 수 있다.
- 보통 젊을 때 아침에는 180㎝, 저녁 178㎝인 현상이 나타나는데 이것은 추간판의 수분이 뼈로 흡수(수분방출)되기 때문이다. 수면을 취할 때 다시 수분공급을 받아(추간판에 탄력) 키가 커진다.
- 적당한 운동을 자주 하지 않으면 수분의 방출만 이루어질 뿐 수분공급이 제대로 이루어지지 않게 되며, 연령이 많아질수록 수분 부족현상으로 인해 추간판의 탄력성이 없어지게 된다.
- 연령이 많을수록 수분을 흡수하는 능력이 떨어지는데, 이 경우 추간판이 딱딱해지고, 기능 저하현상에 의한 노화로 추간판이 부서지기도 한다.
- 수핵은 상하의 압력에 버틸 수 있는 힘과 몸의 균형 역할을 한다.
- 섬유질은 단백질로 구성되어 있고 나이테와 같은 형태로 탄력성을 가지고 있

으나, 수분이 부족해지면 딱딱해진다. 원래 탄력성 있던 것이 딱딱해지면 모든 행동이 저하되고 노화될수록 추간판이 부서지게 된다.

- 20대 전후의 신장이 180㎝이던 사람이 60대에는 2~3㎝ 작아지며, 극단적인 경우 5㎝ 차이가 나는 경우도 있다.
- 추간판은 쿠션 역할과 신경보호 역할을 하며 추간공을 통해 신경이 나오는데, 추간판이 압박당하면 추간공도 작아지게 되어 신경압박을 가하게 된다.
- 추간판이 탄력성을 가지고 있다는 것은 몸의 신경작용이 정상적이라는 것이며, 노화 방지 효과를 기대할 수 있다. 따라서 추간판의 탄력성을 유지하는 것은 매우 중요하다.
- 뼈가 틀어질 경우에는 노화상태를 빨리 오게 하여 변형이 된다. 따라서 척추를 바르게 균형을 유지하여 추간판에 수분을 많이 공급할 수 있는 여건을 조성하여야 한다. 적당한 운동을 자주 하고, 충분한 수면도 중요하다. 수면 부족은 요통의 한 원인이 된다.
- 추간판은 충격흡수의 역할을 하며 뼈보다 더 강하다. 또한 위에서 누르는 압력에 견디는 탄력성과 강함이 있다. 추간판 중 가장 튼튼한 것이 요추 4번과 요추 5번 사이의 추간판이다. 사고 등에 의한 손상은 추간판보다 척추 뼈에 의한 손상이 더 많다.
- 흔히 말하는 척추디스크, 허리디스크, 디스크 탈출, 디스크 헤르니아, 추간판 탈출은 디스크(추간판)의 변위에 의한 신경압박으로 발생되는 통증을 의미하며 용어만 다를 뿐 의미는 같은 것이다.

6 좌골신경통 (Sciatica)

요통 환자들의 통증 발생 빈도를 조사해 보면 주로 왼쪽 골반 부위에서 통증을 호소하는 경우가 많다. 그래서 좌골신경통 하면 왼쪽에서 발생되는 요통으로 오해하고 있다. 그러나 이것은 잘못된 상식이다. 좌골의 좌자는 왼 좌(左)가 아니라 앉을 좌(坐)의 좌골신경통(坐骨神經痛, Sciatica)을 의미한다.

- 좌골신경(坐骨神經, Sciatic Nerve) : 허리에서 출발하여 발끝까지 연결된 신경이다. 인체에서 가장 크고 긴 신경으로 허리의 척추 뼈가 잘못되면 신경이 눌리어 엉덩이, 다리, 발목까지 통증이 발생된다. 좌골(坐骨)을 지나는 신경이 압박받아서 생기는 요통이라 하여 좌골신경통이라고 한다.

(1) 좌골신경통을 오래 방치하면 생기는 증상들(많은 사례를 관찰한 주관적인 견해)
- 좌골신경통 쪽의 다리가 가늘어지거나 힘이 없어진다.
- 발목이 약화되어 접질리는 현상이 자주 발생한다.
- 좌골신경통 방향의 엉덩이의 탄력이 없어진다.
- 다리에 쥐가 잘난다.
- 소화불량과 쉽게 피로한 증세를 호소한다.
- 집중력과 학습능력이 저하된다.
- 신경질적인 사람으로 변한다.
- 신비주의적, 초월적인 명상이나 종교에 관심을 갖게 된다.
- 점술 및 미신에 의존을 많이 한다(심신 약화 현상).

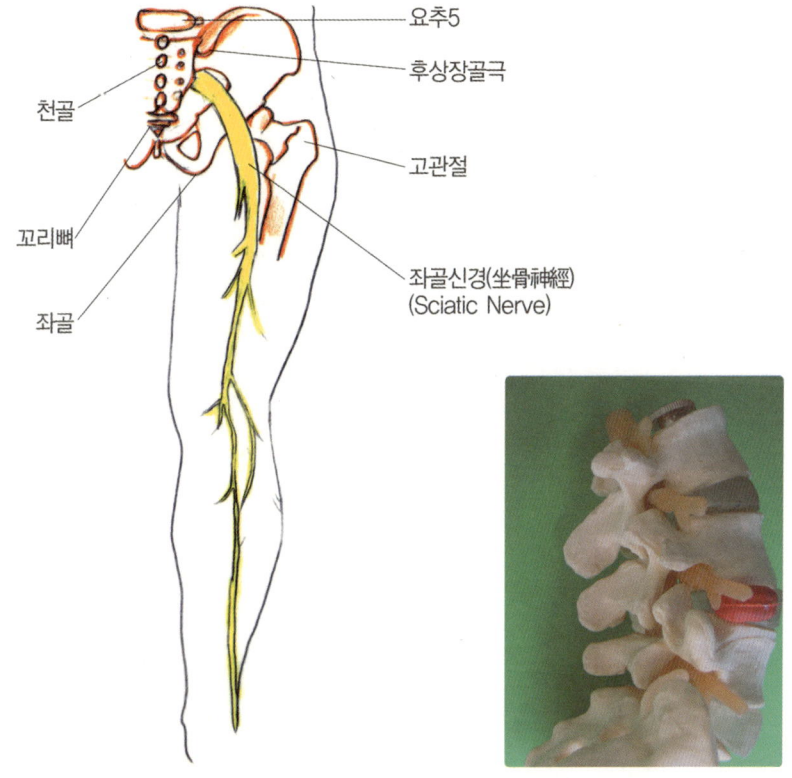

(2) 허리디스크로 인한 통증 부위와 영향

디스크에 의하여 눌린 신경의 위치에 따라서 인체에 발생되는 통증 부위와 영향은 다양하다.

- 요추 1 : 허리 통증, 사타구니 통증, 엉덩이 위쪽 통증
- 요추 2, 3, 4 : 허리 통증, 옆구리 통증, 무릎 슬개골 주변과 무릎 통증, 엉덩이 위쪽 통증, 고관절 부위 통증
- 요추 5 : 허리 통증, 다리 외측과 엄지발가락 통증, 발등 굽힘 근력 약화, 발바닥 통증, 고관절 부위 통증

- 천골 1 : 허리 통증, 발바닥 통증, 발목을 외측으로 벌리는 근육 약화, 종아리 통증, 새끼발가락 외측 통증
- 천골 2 : 종아리 안쪽 통증
- 천골 3, 4, 5, 꼬리뼈 : 천골과 꼬리뼈에 통증

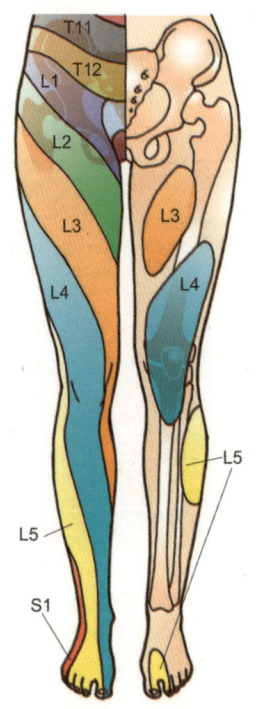 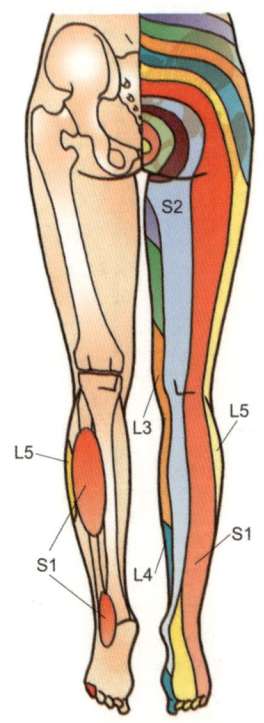

허리가 아플 때 표현하는 디스크와 관련된 용어들
- 척추디스크   • 요추 4, 5번 디스크   • 허리 통증   • 수핵 탈출증   • 요통
- 수핵 돌출증   • 허리디스크   • 좌골신경통   • 추간판 탈출증

7 허리디스크로 오인되는 척추 후관절 증후군(Facet Syndrome)

너무 오래 앉아 있거나 허리 근육의 경직이 심한 사람들은 허리디스크의 문제보다 척추 후관절(척추관절의 뒷부분)이 좁아져서 발생되는 요통을 많이 겪게 된다.

바르지 못한 자세로 인하여 척추 후관절이 비뚤어지거나 퇴행성 변화를 일으키면 후관절의 관절막이 파열되거나 관절염이 생긴다. 그러면 척추 후관절 피막에 많이 분포된 감각신경을 통해 통증이 유발된다. 이러한 증상을 "척추 후관절 증후군" 이라 한다.

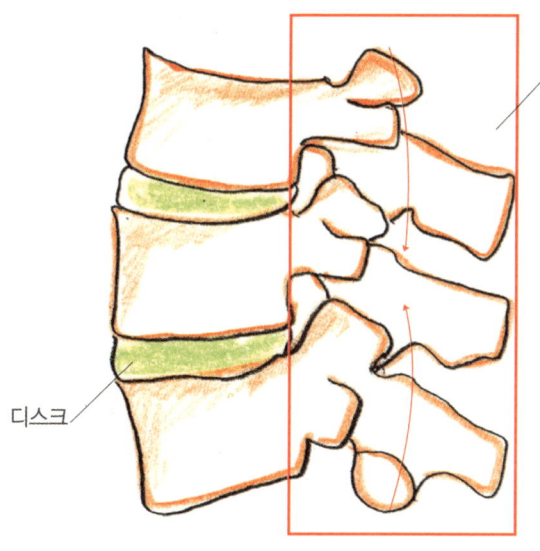

척추 후관절
척추 후관절 사이가 좁아지면서 관절낭이 퇴행성 변화된다.

디스크

●●주요증상

- 아침에 일어나면 힘이 들고 활동하면 증상이 좋아진다.
- 앉았다 일어날 때 허리에 통증이 있다.
- 골반, 허리, 대퇴부까지 당기는 증상이 있어 허리디스크로 오판한다(허리디스크 통증과 구별이 어려운 경우가 많다).
- 많은 현대인들이 척추 후관절 문제로 고통받고 있다.
- 뒤로 과하게 젖히는 운동을 금한다.
- 적절한 교정법은 척추 후관절 통증 문제를 매우 빠른 시간에 해결할 수 있다.
- 뒤에 소개되는 SNPE 척추교정운동을 열심히 하면 '척추 후관절 증후군'때문에 발생한 통증을 완화 및 해결 할 수 있다.

8 협착증 (Stenosis)

- 신경이 지나는 통로인 척추관이 좁아져서 신경을 누르는 증상을 말한다.
- 척추관 협착증(Spinal Stenosis)이라고도 한다. 일반적으로 척추뼈 사이에 있는 추간판(디스크), 척추관 주변의 황색인대, 척추 후관절 등의 변형으로 척추관이 좁아져서 발생한다.
- 일반 요통에 비하여 허리 통증과 다리 저리고 당기는 증세가 심하다.
- 경우에 따라서는 허리 통증은 없고 다리 당기는 증세만 심하다고 호소를 하는 경우가 있다.
- 보행 시 오래 걷지를 못하여 앉았다 쉬어가는 등의 행동을 보인다.
- 협착증은 고정된 자세로 오랜 시간 작업을 했거나 만성적인 요통 경험자에게서 많이 발견되며 선천적으로 척추관이 좁아져 있는 사람들에게서도 자주 발병된다.
- 척추 사이의 디스크 간격이 좁아진 사람들은 만성요통으로 고생하는 경우가 많았다.
- MRI 상에는 심각한 디스크 돌출 현상이 보임에도 불구하고 통증을 잘 못 느끼는 사람들은 선천적으로 척추관의 크기가 큰 경우로 알려져 있다.
- 협착증임에도 불구하고 골반 교정운동과 SNPE 척추교정운동을 통해서 통증이 없어진 사례를 많이 경험하였다(혈액 공급 부족과 산소결핍도 통증의 원인이 될 수 있다고 생각한다).

척추전방전위증 (Spondylolisthesis)

- 정상적인 척추상태가 아니라 척추가 앞으로(전방) 밀려난 상태를 말한다. 주로 요추 4번과 5번 사이, 요추 5번과 천골 사이에서 발생된다. 불안정한 척추상태를 이루고 있으며 척추관 협착증의 원인을 제공한다.
- 척추전방전위증의 상태가 심해지면 요통과 다리저린 통증을 호소한다. 수술은 주로 나사못을 이용한 '척추유합술' 이라는 수술을 한다.

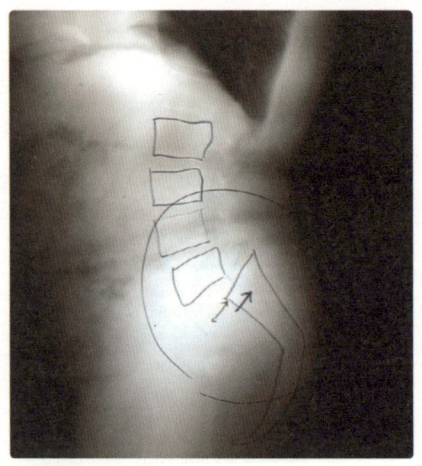

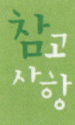
- 척추전방전위증이 있는 사람이라도 통증이 없는 경우가 많았다(SNPE 견해).
- 척추전방전위증이라도 수술 없이 운동으로 통증이 없어지는 경우가 많다.
- 수술 판정을 받은 척추전방전위증인 사람이 약 1개월 간의 SNPE 척추교정운동 후 통증이 없어진 사례가 있다(현대의학의 진단과 실제로 환자가 느끼는 통증은 불일치 되는 경우가 많다).

10 근막 통증 증후군 (Myofascial Pain Syndrome)

- 근육과 근육을 싸고 있는 막이 단단하게 뭉쳐서 자극에 예민하게 반응하고 통증을 유발시키는 질환을 흔히 근막 통증 증후군이라 한다.
- 근육은 우리 인체 몸무게의 약 40%를 차지하고 있으며 근육을 싸고 있는 근막은 온몸에 걸쳐 분포되어 있다. 근막의 위축현상은 목, 어깨, 허리의 통증, 두통, 무기력증, 불면증 등의 원인이 되기도 한다.
- 목이 자주 뻐근하거나 무거운 증세가 나타나며 원인 모를 요통이나 찌뿌둥한 몸의 상태가 지속되는 사람은 근막 통증 증후군을 의심해 보아야 한다.
- 근막 통증 증후군은 장시간 같은 일을 반복하는 현대인들에게 흔히 발생되는 질환이며 경우에 따라서는 척추디스크로 오인되기도 한다.

근막(Fascia)의 특징	· 통증에 예민하다 · 지각, 운동신경이 있다. · 전기전도성이 있다.

•• 예방 및 치료방법

- 경직된 근육을 이완시키고, 척추 및 체형을 교정하여 잘못된 자세를 바로잡아 주어야 한다.
- 평소에 SNPE 척추교정운동을 열심히 하는 것은 근막 통증 증후군 예방 및 치료에 많은 도움이 된다.
- 근육을 천천히 신전시켜주는 요가 수련도 근막 통증 증후군 예방 및 치료에 좋다.

11 이상근 증후군 (Piriformis Syndrome)

- 요통이 심하여 병원에 가서 X-ray나 MRI 등을 검사해 보아도 특별한 징후가 나타나지 않는 경우가 많다. 이럴 경우 우리는 이상근 증후군을 의심해 보아야 한다.

이상근

좌골신경(坐骨神經)
Sciatic Nerve

- 이상근 증후군(Piriformis syndrome)이란 이상근의 경직 현상이 좌골신경을 압박하여 요통을 발생시키는 증상을 말한다.
- 이상근의 긴장으로 발생되는 좌골신경통(요통)이 일반적인 척추디스크로 오인되는 경우가 많다.
- 통증은 고관절, 꼬리뼈, 엉덩이, 좌골신경 등에 분포된다.

•• 원인

- 고관절 변위가 심한 경우, 양반다리 자세로 오래 앉아 있는 습관이나 팔자걸음, 불편한 자세로 오래 서 있을 경우, 발을 꼬아서 앉는 행동, 스키나 인라인 스케이트 운동 시 넘어져서 고관절이 틀어진 경우 잘 발생된다.
- 성관계 후 여성들에게 잘 나타난다.
- 요가 동작 시 과도하게 발을 벌리는 동작은 고관절에 변위를 발생시켜 이상근 증후군의 원인이 되기도 한다.

12 꼬리뼈(Coccyx/尾骨) 통증 원인과 증상 / 교정방법

(1) 꼬리뼈가 비뚤어지는 주요 원인

- 빙판길에서 넘어지는 경우
- 인라인 스케이트 타다가 넘어지는 경우
- 버스가 급정거하여 의자 모서리에 꼬리뼈를 부딪치는 경우
- 스키 타다 넘어진 경우
- 장난으로 의자를 몰래 빼는 놀이를 하다 엉덩방아를 찧는 경우
- 꼬리뼈 부분에 매를 잘못 맞은 경우
- 산모가 출산과정에서 이완된 관절의 변형 때문에 자주 발생

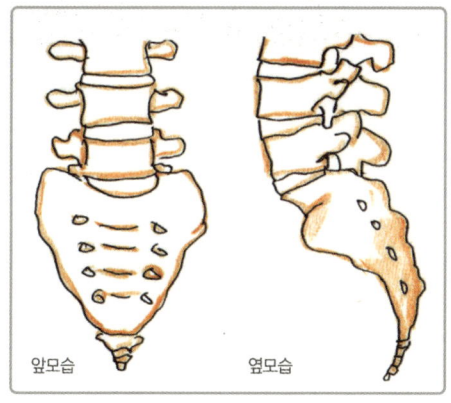

정상인의 꼬리뼈

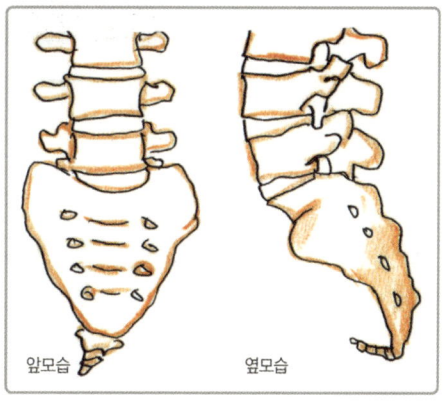

꼬리뼈가 옆으로, 안쪽으로 비뚤어진 경우

(2) 꼬리뼈가 비뚤어졌을 때 신체에 발생되는 주요 증상

- 앉을 때 꼬리뼈 부분에 통증 발생
- 소화불량, 만성두통, 성기능 저하
- 생리통, 생리불순, 생리중단
- 종아리가 자주 붓거나 발 뒤꿈치 통증
- 피부에 탄력 저하, 꼬리뼈 부분이 검게 변색
- 꼬리뼈 부분에 가려운 증세 호소, 치질 등 발생

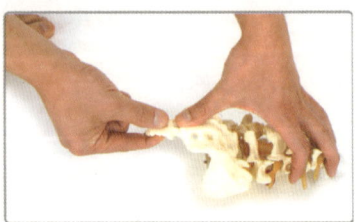

꼬리뼈 교정방법

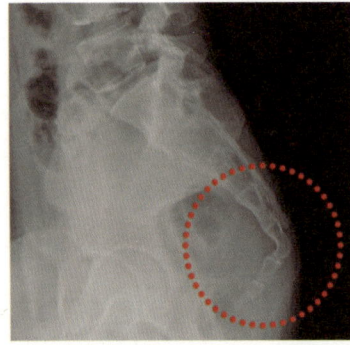

꼬리뼈가 안쪽으로 변형된 사례

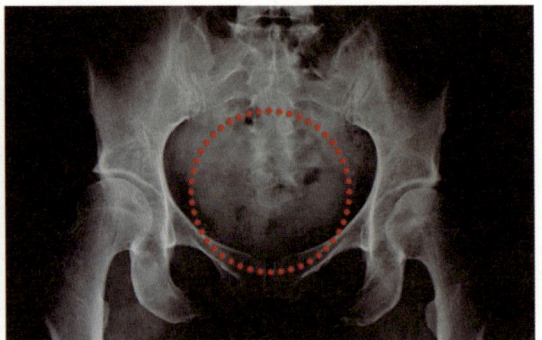

꼬리뼈가 옆으로 변형된 사례

참고사항

- 사고 및 충격으로 꼬리뼈와 천골이 동시에 비뚤어지는 경우가 많다.
- 천골과 꼬리뼈 부분은 부교감신경과 성 기능 신경이 많이 분포되어 있으므로 꼬리뼈의 충격과 천골의 변위는 부교감 계통과 관련된 질병과 성 기능 저하의 원인이 될 수 있다.
- 동양의학에서 말하는 기(氣)의 흐름, 독맥과 임맥의 교차점 역할을 하는 곳이 꼬리뼈 부분이므로 꼬리뼈의 문제는 기(氣)순환 장애를 유발시킨다(쉽게 피로한 현상 발생).
- 만성두통이 없어지지 않고 계속 지속될 땐 꼬리뼈의 변위를 의심해야 한다.
- 꼬리뼈는 주로 옆으로, 안쪽으로 꺾인다.
- 꼬리뼈 교정은 누구나 쉽게 배울 수 있다.
- 꼬리뼈(Coccyx) 변위는 X-ray 촬영으로 확인 가능하다.

13 신경과 질병과의 관계

- 신경계와 관련된 질병의 대부분이 바르지 못한 자세 때문이다.

- 척추는 목 뼈(경추), 등 뼈(흉추), 허리 뼈(요추)의 총 24개의 뼈로 구성되어 있으며, 우리 몸을 지탱해 주는 기둥이며, 신경 흐름의 중요한 통로 역할을 하고 있다. 척추관 속을 지나는 신경은 뇌의 명령을 신체의 모든 세포, 조직, 기관에 전달한다. 즉 신경은 모든 근육, 관절, 뼈에 작용하여 실제적인 몸의 움직임을 가능하게 하고, 오감을 지배하며, 오장육부를 조절하고 혈액을 순환시키는 등 중요한 역할을 수행한다.

- 이렇듯 척추의 중심을 흐르는 신경이 추간공을 통해 빠져나오게 되는데, 척추의 틀어짐이 있게 되면 추간공이 좁아지거나 디스크(추간판)가 밀려 나오면서 신경압박현상이 일어나게 된다. 바르지 못한 자세는 척추 변위를 발생시켜 내장으로 연결된 신경의 흐름을 방해한다.

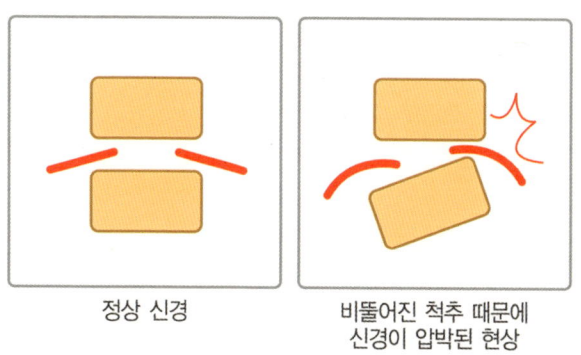

정상 신경   비뚤어진 척추 때문에 신경이 압박된 현상

- 우리 몸 어느 한 부분 중요하지 않은 것이 없지만, 신경의 대부분이 지나가는 척추의 중요성은 한 번 아파본 사람이라면 실감할 수 있을 것이다. 예를 들어 보자. 무거운 물건을 들다가 허리가 끊어질 것 같은 아픔을 호소하는 사람이 있다고 하자. 이런 경우 시간이 흐른 후에 회복되기도 하지만 심한 경우 그 자리에서 일어나지도 걷지도 못하는 경우가 많다. 이때 온갖 치료를 다 받아보지만 쉽게 아픔이 가시지 않는다면 원인은 무엇일까? 이것의 주 원인은 허리 뼈(요추)가 틀어지면서 생기는 현상이다.
- 즉 척추의 비틀림이 척수신경을 압박함으로써 신경의 흐름을 차단해 버리는 것이다.
- 신경 전달이 좋지 않게 되면 근골격계 통증 및 각종 원인 모를 질병의 원인이 된다.

14. 바르지 못한 자세는 치아건강에 영향을 준다?

저자는 오랜 세월 인체의 비뚤어진 자세가 육체의 질병에 미치는 영향에 관하여 연구하여 왔다. 연구 도중 재미있는 특이한 사항을 발견하게 되었다. 허리디스크, 목디스크, 어깨 통증으로 고생하면서 비뚤어진 척추 구조를 갖고 있는 사람들의 치아가 건강한 사람들의 치아보다 약하거나 덧니, 충치 등의 발생 빈도가 높다는 사실이었다(아래의 X-ray 사진에서 치아상태를 주의깊게 관찰하기 바란다). 바르지 못한 자세는 치아건강에도 영향을 줄 수 있다라고 저자는 생각한다.

옛말에 신언서판(身言書判)이라 하여 사람을 판단하는 기준으로 몸(건강), 말솜씨, 글재주 중에서 몸 상태(身)를 제일 앞에 두었던 옛사람들의 지혜와도 通(통)하는 듯 싶다.

(1) X-ray를 통해서 본 변위된 목 구조와 치아건강상태

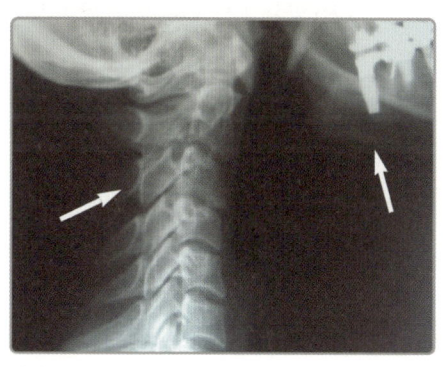

사진 1.
- 30대 중반의 주부. 교통사고 후유증으로 팔 저림 증세가 오랫동안 지속되었고, 손발이 냉하였다.
- 치아는 임플란트 장치

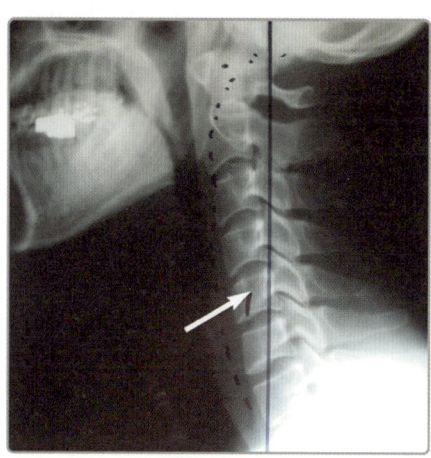

사진 2. 팔 저림 증세를 호소하였다.

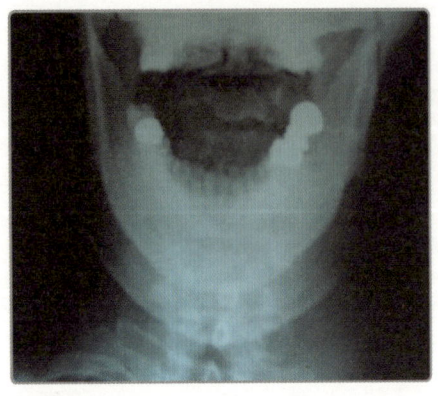

사진 3.
- 입을 벌려야(Open Mouth) 경추 1번(Atlas)과 2번(Axis)을 X-ray 사진으로 볼 수 있다.
- 입을 다물면 치아 때문에 경추 1번과 경추 2번 뼈를 볼 수 없다.

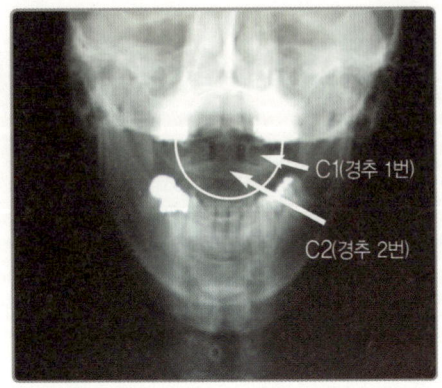

사진 4.
- Open Mouth(X-ray) 사진으로 경추 1번과 경추 2번의 변위 정도를 확인한다.

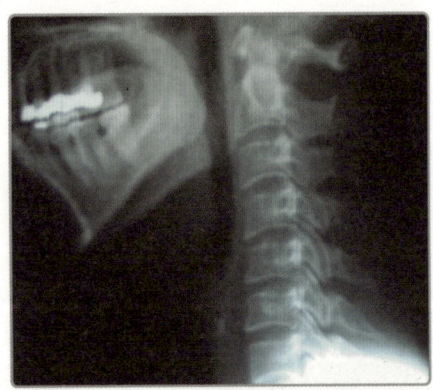

사진 5.
- 피아노를 전공한 여성으로 목디스크 때문에 팔 저림 증세를 호소하였다(일자목).

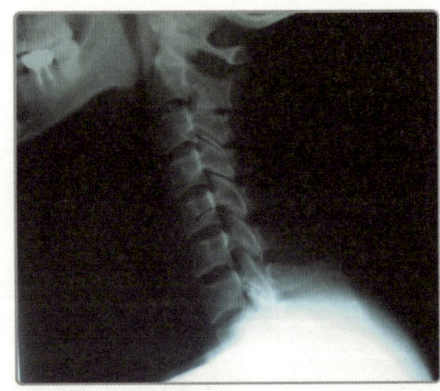

사진 6.
- 미술을 전공한 여성으로 목이 앞으로 과도하게 숙여 있다.

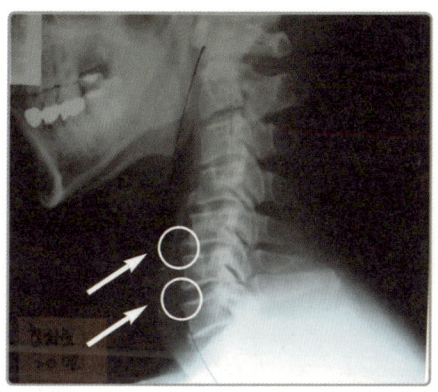

사진 7.
- 목 뼈가 퇴행성 변화를 일으켜 골극이 생겼다. 목디스크 증세로 오랜 세월 고생하였다.

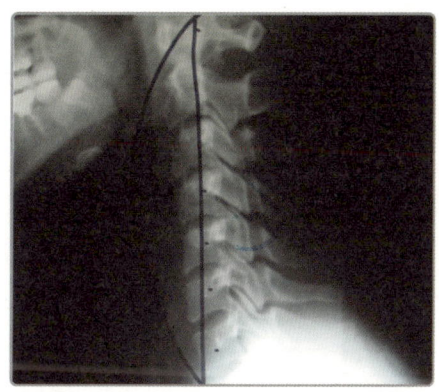

사진 8.
- 미술을 전공한 여성으로 장시간 고개를 숙이고 작업한 관계로 팔 저림과 손가락 마비 증세 호소.

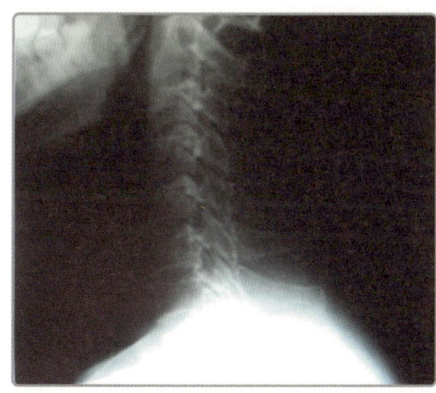

사진 9.
- 가정주부로서 목디스크 때문에 오랫 동안 팔 저림 증세로 고생하였다.

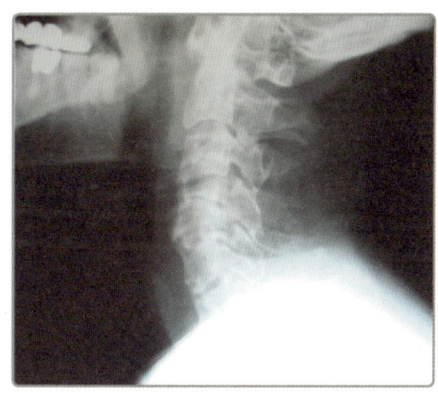

사진 10.
- 선천적인 목 뼈의 기형. 목과 어깨 통증 호소.

15 잘못된 요가 수련이 몸을 비뚤어지게 한다?

- 수천년 이상의 전통을 가진 요가 수련은 몸을 건강하게 만들고 정신적 평안을 유지하는 데 큰 기여를 하고 있으며 전통적 요가 동작 등을 배워서 익히는 것은 분명 몸에 유익하다. 그러나 잘못된 요가 수련 때문에 몸이 더 망가졌다거나 척추가 비뚤어졌다는 언론보도를 자주 접하게 된다.

- 요가를 탓하기 전에 자신의 경직된 몸 상태를 먼저 살펴보는 것이 옳은 순서다. 그러면 전통요가 수련법이 틀려서인가? 전통요가 방식이 틀려서가 아니라 현대인들의 몸이 옛날 사람들의 몸 상태와 다르기 때문이다. 현대인들은 옛날에는 없었던 자동차, 컴퓨터 등을 장시간 이용하기 때문에 몸의 근육이 굳어져 있고, 실내 생활로 인한 운동부족 등으로 전통요가 동작들을 따라할 수가 없을 정도로 몸 전체에 걸쳐서 경직 현상이 심하다.

- 굳어진 몸의 상태로 요가 지도강사의 동작을 무리하게 따라 하는 것은 관절의 과운동성과 염증을 유발시켜 통증이 발생된다. 통증이 발생되면 우리의 신체는 자기보호본능이 발동되어 근육을 수축시킨다. 수축된 근육은 척추를 비뚤어지게 한다. 이것이 일반 사람들이 잘못 알고 있는 요가의 부작용이다. SNPE 척추교정운동은 요가의 단점을 보완해 줄 것이다.

- 요가 강사와 옆 사람은 요가 동작이 잘 되는데 왜 나는 안될까? 하는 비교의식과 열등감을 가질 필요가 없다. 사람은 체질별로 타고난 근육의 유연성이

다르다. 요가 동작이 잘된다고 건강한 것도 아니다. 요가 동작이 잘 되는 것과 건강과는 직접적인 관련이 없다. 오랜 세월 무용을 해서 요가 동작이 멋지게 나오는 사람이나 요가 동작 수련을 20년 이상 하신 분들 중에서도 근골격계 문제로 고생하는 분들을 많이 보아왔다. 소위 "골병(骨病)이 들었다" 라고 한다. 화려한 요가 동작을 많이 하는 것보다 개인의 몸 상태에 적합한 몇 개의 동작을 지속적으로 반복하는 것이 건강과 체형교정을 위해서 더욱 필요한 경우가 많다.

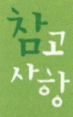

- 점진적인 수련을 통하여 요가 동작을 완성시켜 나간다.
- 개인별로 체형에 적합한 요가 동작을 지도해 주어야 한다.
- 개인들의 근육과 관절 경직 상태를 파악하여 차별적인 요가 동작을 권해 주어야 한다.
- 목디스크, 허리디스크의 경우 잘못된 요가 지도는 위험하므로 인체역학 운동원리를 공부한 선생의 지도를 받는 것이 현명하다.

16 성장기 청소년을 위한 키 크는 방법

몸짱과 롱다리의 외모를 갖고 싶어하는 현대인들이 많다. 자녀들의 키를 단 1cm라도 더 크게 만들고 싶은 부모님들의 열망으로 각종 성장 클리닉이 인기를 얻고 있다. 성장점을 자극한다는 주사요법, 견인요법, 스트레칭, 약물처방 등 다양한 방법들이 시도되고 있다. 그러나 저자는 키 크는 가장 좋은 방법은 척추교정운동법과 바른자세 교정이라고 생각한다.

- 근육이 경직되어 있고 척추가 휘어진 사람에게 호르몬 주사요법과 침, 보약 등을 처방한들 성장판이 자극되어 키가 잘 클지 의문스럽다.
- 근육의 경직현상은 바르지 못한 자세 때문에 발생되는 혈액공급장애, 산소공급저하를 의미하므로 키 크기 위한 최고의 비법은 바른자세 생활습관을 지도하여 주는 것이다.

- **저자는 실제로 SNPE 척추교정운동을 청소년을 대상으로 시켜본 결과 키가 많이 커졌다는 임상사례를 많이 경험하였다.**
  SNPE 척추교정운동 시 묶고 하는 교정벨트의 역할은 나무가 자랄 때 휘어지지 않고 똑바로 자라도록 옆에서 지지하여 주는 나무의 지지대 역할을 하는 것과 같은 작용을 한다.

17 O자 다리(휜 다리) 교정법

휜 다리 교정은 경추, 고관절, 무릎, 발목이 동시에 교정되어야 한다.

- O자 다리(휜 다리) 교정은 일시적인 교정 테크닉 방법으로 자세 수정이 되는 것이 아니다.
- 일시적인 교정방법과 기계에 의한 교정은 또다시 원래 상태로 복귀된다.
- 자기의 근육과 골격이 바로잡혀야 O자 다리가 확실하게 교정된다.

교정방법

- 튼튼한 치아도 교정용 장치와 탄력성 있는 도구 등을 사용하여 치아 사이를 오랜 시간 당기면 치아 사이가 벌어지면서 치아가 교정되듯이 O자 다리(휜 다리)도 장시간 끈을 묶어주고 근골격계 바른자세 수정운동을 하면 O자 다리는 교정된다.
- SNPE 척추교정운동에서는 고관절을 묶어주고 운동하는 것이 타 운동법과 다르다.
- **SNPE 1, 2, 3 운동법은 O자 다리(휜 다리) 교정에 확실한 결과를 가져다 준다.**
- 근육의 불균형한 발달은 뼈를 휘어지게 만든다. 즉 자세교정운동을 제대로 지도하면 근력의 균형 발달을 유도할 수 있다.
- 뒷굽이 높은 신발을 피하고 신체의 균형을 바로잡아주는 족궁보조구를 사용하면 도움이 된다.
- 수면 시 고관절, 무릎 위·아래, 발목을 벨트로 묶어주는 것이 좋다.

18 무릎 성장통은 잘못된 상식이다

- 우리는 흔히 청소년들이 무릎 아픈 통증을 호소하면 "성장통"이려니 하고 대수롭지 않게 지나치는 경우가 많다.

- 그러나 대부분의 무릎 관련 통증은 무릎관절의 이상징후를 알려주는 신호이지 성장통이 아니다. 성장하는 청소년들 중에서 일부만이 무릎 통증(성장통)을 호소하는 경우만 보더라도 성장통이란 용어는 잘못된 상식이다. 무릎 관련 통증을 청소년 시기에 무관심으로 방치하면 슬관절의 인대손상 그리고 어른이 되었을 때 무릎 통증 및 퇴행성 관절염의 원인이 된다. 대퇴골과 경골 사이에 놓여 있는 두 개의 반달 모양의 연골인 반원판의 손상과 슬개골 문제 때문에 무릎 통증을 호소하는 경우가 많다.

- 무릎 통증을 예방하는 방법은 무릎에 충격을 주는 과도한 운동을 삼가고 평소에 무릎관절에 영향을 미치는 요추, 고관절과 발목관절의 관리를 잘해야 한다(무릎 통증은 허리, 고관절, 발목관절과도 밀접한 관련이 있다).

- 무릎 통증은 골반과 요추가 비뚤어져 발생하는 경우가 많다(골반과 무릎은 서로 영향을 주고받는 근육으로 연결되어 있다). 이 경우 골반의 변형이 교정되면 무릎 통증도 동시에 사라지는 경우가 많다.

19 카이로프랙틱(Chiropractic) & 추나요법(推拿療法)

•• 카이로프랙틱(Chiropractic)이란?

'손'을 의미하는 'chiro'와 '치료한다, 교정한다'라는 'practic'의 합성어로 말 그대로 '손으로 치료, 교정한다'라는 뜻이다. 주로 척추를 대상으로 하기 때문에 우리 용어로 보자면 '척추교정'이란 의미가 적합하다. 현재는 기계를 사용하는 테크닉이 발달하면서 손의 섬세한 감각을 이용한다는 의미가 많이 퇴색되고 있다.

•• 추나요법(推拿療法)이란?

밀 추(推), 당길 나(拿)라는 의미로 말처럼 뼈와 관절, 근육 등을 밀고 당겨서 정상 위치로 교정하는 척추교정방법이다. 손을 이용한 수기요법(手技療法)으로 중국 등에서 주로 사용하는 척추교정방법이다. 변위된 뼈를 신속하게 교정하는 카이로프랙틱 교정법과는 달리 서서히 진행하는 근육이완방법과 유사하다. 현재 중국에서는 근골격계 환자 치료 시 침, 부항, 추나요법 등을 병행하여 시술하는 경우가 많음을 중국 연수 중에 확인할 수 있었다.

•• 카이로프랙틱(Chiropractic) & 추나요법(推拿療法)의 장점 및 단점

카이로프랙틱 및 추나요법에 의한 타율적 척추교정방법으로 근골격계 질환과 요통 등이 일시적으로 해결되는 경우가 많은 것이 사실이다. 그러나 통증과 질환의 상태가 심한 경우이거나 통증이 오래된 환자들을 치유하기엔 한계가 있는 것도 사실이다. 척추교정 시술을 받는 순간에는 좋아지는 듯하다가 통증이 재발되는 경우가 많은 것은 카이로프랙틱과 추나요법의 단점이다.

자신의 근력을 향상시켜 자세를 바로잡는 방법은 스스로 운동하는 것밖에 없음을 명심해야 한다. 카이로프랙틱과 추나요법 시술을 오래 받았으나 허리 통증이 해결되지 않던 사람들이 스스로 하는 SNPE 척추교정운동을 수련한 후 통증이 없어진 임상사례가 많았음을 참고하기 바란다.

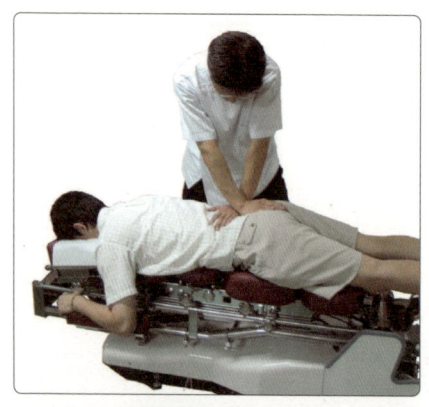 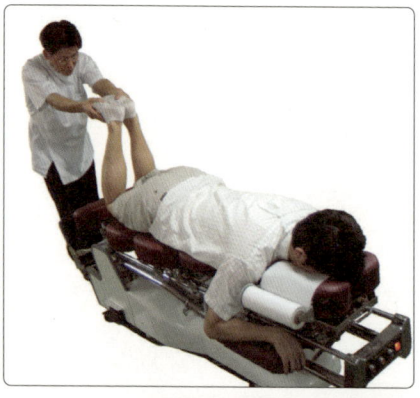

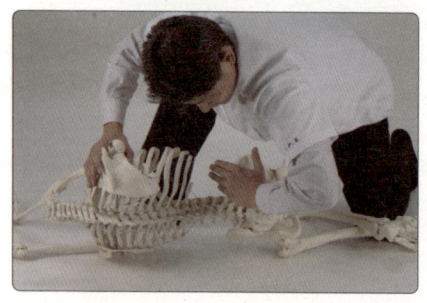 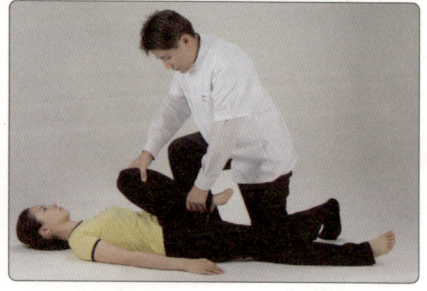

- 위 사진들은 필자가 'SNPE 바른자세 척추교정운동'을 창안하기 전에 대학교에서 카이로프랙틱, 추나요법, 도수치료, 수기치료 등을 강의했을 때 사진이다. 타인에 의존한 척추교정 방법은 장점도 있으나 통증이 반복되는 등 근원적인 문제 해결에 한계가 있음을 깨닫게 되었다. 스스로 하는 바른자세 운동이 통증을 예방하고 재발을 해결할 수 있는 근원적인 방법임을 알게되어 여러가지 실험과 연구를 통하여 새로 창안한 운동법이 'SNPE 바른자세 척추교정운동'이다.

- 'SNPE 바른자세 척추교정운동'은 자기 스스로 인간 본연의 자세를 회복하는 운동을 통하여 바른 자세와 척추를 유지하여 통증을 해결하는 신개념(New Paradigm) Self 자연치유 운동 방법이다.

20 NP 정밀 척추교정

바른 자세 교정과 만성적인 허리 통증 개선을 위해서는 자가 운동이 최선이다. 그러나 근골격계 통증 때문에 원하는 운동을 전혀 할 수 없는 경우가 있다. 이런 경우 스스로 운동을 할 수 있도록 통증을 없애주는 타인에 의한 신속한 통증 제거 기법이 NP 정밀 척추교정 요법이다.

굳어진 근육을 부드럽게 교정하는 방법으로써 카이로프랙틱, 추나요법 등의 척추교정 테크닉의 단점을 보완한 정밀한 척추교정 방법이다. 상대방의 호흡을 이용하여 인체 안의 깊은 곳에 변위된 척추를 시술자의 예민한 손끝의 감각으로 찾아내어 교정하는 방법이다.

NP 정밀 척추교정 방법은 **굳어진 것을 부드럽게** 변화시켜 Natural Posture(인간 본연의 자세) 회복을 도와 근본적인 근골격계 통증을 없애는 섬세한 척추교정 방법이다.

- 기존에 알려진 카이로프랙틱, 추나요법 등에서 교정 시술 시 흔히 발생하는 "우두둑" 하는 소리가 나지 않으며 시술 전과 후의 변화가 확실하여 척추교정을 더 완벽하게 진행할 수 있다.
- 상대방의 호흡과 근육을 예민한 감각으로 느끼면서 척추교정의 강도를 조절하기 때문에 통증 제거에 탁월한 효과를 발휘한다.
- 카이로프랙틱과 추나요법 시술 시 흔히 사용하는 기계(드롭 테이블/견인기계)를 사용하지 않아 척추교정에 두려움과 거부감이 있는 사람들에게 활용하기 좋은 기법이다.

21 뇌신경 (Cranial Nerves)

뇌신경(Cranial nerves)은 뇌로부터 시작되는 말초신경으로 12쌍의 신경으로 구성되어 있다.

- **제 1 뇌신경 … 후신경** : 후각에 관계하는 감각신경으로 뇌신경 중에서 가장 짧은 신경

- **제 2 뇌신경 … 시신경** : 시각을 뇌로 전달하는 감각신경

- **제 3 뇌신경 … 동안신경** : 안구를 상하좌우, 내방으로 돌리는 안구운동을 지배하며 눈꺼풀을 올리고 동공을 축소시킨다.

- **제 4 뇌신경 … 활차신경** : 안구를 바깥쪽으로 당기는 근육을 지배하며 뇌신경 중 가장 작은 신경

- **제 5 뇌신경 … 삼차신경** : 뇌신경 중에서 가장 굵고 상악·하악, 안신경 3종류의 신경가지로 나뉜다.

- **제 6 뇌신경 … 외전신경** : 안구를 외전시키는 근육을 지배하는 신경으로 교와 연수 사이에서 나와 내경동맥의 바깥쪽을 지나 상안와열에서 안와로 들어온다.

- **제 7 뇌신경 ⋯ 안면신경** : 얼굴의 표정근을 지배하며 혀의 앞쪽 2/3의 미각, 침, 눈물 분비를 담당한다. 입 비뚤어지는 것과 눈 감겨지는 증세와 관계가 있다.

- **제 8 뇌신경 ⋯ 내이신경** : 청각과 평형감각에 관여한다.

- **제 9 뇌신경 ⋯ 설인신경** : 혀와 인두에 분포되는 혼합신경. 혀의 뒷쪽 1/3의 미각, 인두근 운동을 지배하며 삼키는 것에 관여한다. 연수에서 출발하여 경정맥공을 통과한다.

- **제 10 뇌신경 ⋯ 미주신경** : 운동⋅감각⋅부교감신경이 혼합된 신경. 가슴과 복부에까지 내려가서 내장의 지각과 운동신경을 지배한다. 구개, 인두, 후두의 운동을 관장하며 후두, 기관, 기관지, 폐, 심장, 대동맥, 위장, 간, 비장, 신장에 부교감섬유와 감각섬유가 분포한다. 다른 뇌신경들은 목과 머리 부분에만 분포되어 있으나 미주신경은 머리 부분에서 복강 부분까지 내려가서 분포되어 있다. 구역질, 토하는 것과 관련이 깊다.

- **제 11 뇌신경 ⋯ 부신경** : 미주신경을 따라 경정맥공을 통과하는 신경으로 흉쇄유돌근, 승모근을 지배하며 연하, 발성, 머리와 목의 운동에 관여한다.

- **제 12 뇌신경 ⋯ 설하신경** : 혀 근육과 혀의 운동을 지배한다.

22 턱관절 (TMJ)

- 턱관절(TMJ)이란 Temporal Mandibular Joint(측두골과 하악골 사이 관절)의 약자로 측두골과 하악골이 맞물려 움직이는 관절이다. 악관절 주변의 근육경직과 비정상적인 치아 접촉은 턱관절에 문제를 발생시킨다.
- 한쪽 방향으로만 음식물을 씹거나 입을 꽉 다무는 습관, 잘못된 치아교정, 옆으로 누워서 잠자는 습관 등은 턱관절에 문제를 일으키는 요인이 된다.
- 또한 턱관절 문제는 경추의 변위 때문에 발생하는 경우도 있다.
- 변위된 경추가 교정되면 턱관절에서 발생하던 소리가 작아지거나 사라지는 현상을 자주 발견할 수 있다. 턱관절에 문제가 있는 사람들은 우선적으로 경추의 변위를 의심해 볼 필요가 있다.

일부 사람들은 턱관절 문제는 요통, 이명, 균형감각, 안면 통증, 두통, 측만증 등의 원인이 된다고 주장하고 있다.

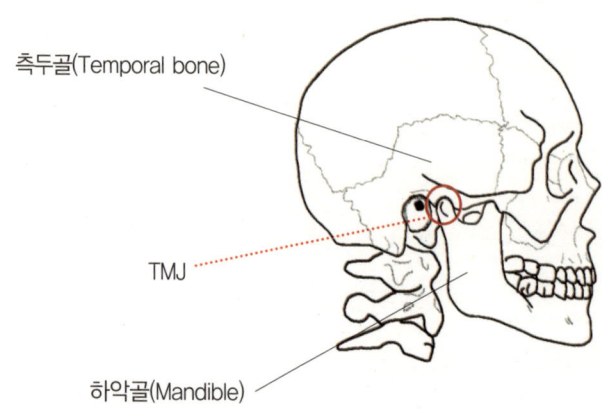

23 고관절 (Hip Joint)

(1) 고관절의 구조 및 영향

　고관절은 천골과 요추 등으로 연결된 많은 근육들이 연결되는 장소로서 고관절의 정상적인 각도는 125°~130°이다. 또한 인체를 지지하는 가장 큰 관절이므로 고관절의 변위는 골반변형을 가져오게 되고 이는 요통의 원인이 되기도 한다.

　고관절의 변위는 평소의 잘못된 자세습관, 사고, 충격 등에 의해서 발생되며 천골, 요추, 무릎, 발목 등에도 영향을 미치므로 자세교정 시 주의 깊은 관찰이 요구된다. 따라서 O자 다리(벌어진) 교정 시에도 고관절이 교정되어야만 제대로 교정이 되는 것이다.

　사고나 충격 등에 의하여 고관절에 금이 가거나 부서지는 현상이 발생하면 수술을 해야 한다.

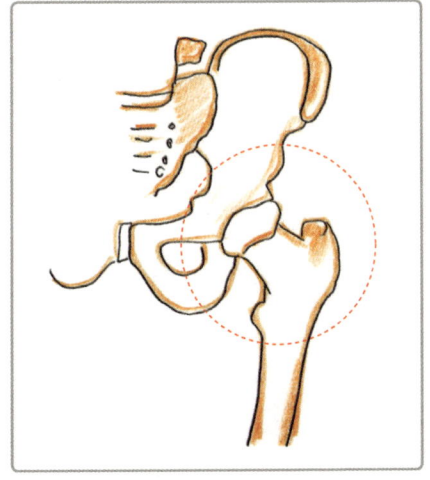
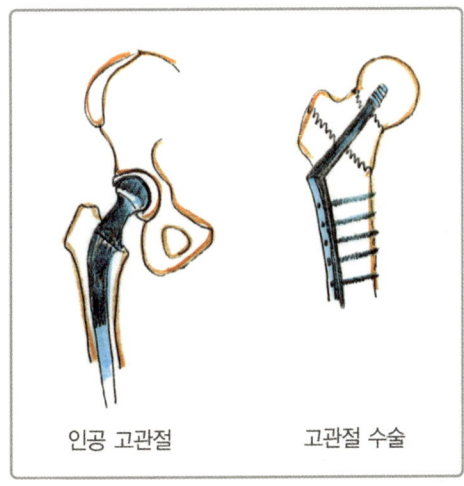

인공 고관절　　　　고관절 수술

(2) 변위된 고관절을 바로잡는 방법

- SNPE 척추교정운동 시 고관절을 벨트로 묶고 실시한다.
- 수면 시 고관절, 무릎 위, 아래를 벨트로 묶어주는 것이 좋다(SNPE 고관절벨트를 사용).
- 많은 시간을 투자하여 고관절 주변 근육의 근력을 키워야 한다.
- 치아교정 시 장시간 철사로 치아 사이를 교정하듯이 고관절을 바로잡는 것도 인내를 갖고 점진적인 교정을 기대하여야 한다.
- 교정신발(뒷굽이 없거나 낮은 신발)을 신고 발목, 무릎, 고관절의 연속된 근육을 강화시켜야 한다(하루 1시간 이상 걷는 것이 중요).
- 다리를 꼬고 앉는 등의 자세습관을 바꾸어야 한다.
- 비뚤어진 골반과 허리뼈를 교정해야 한다.

●● 임상체험 소견

- 40세 이상의 여성분들을 대상으로 임상 실험한 결과 3개월에서 6개월 정도의 수련으로도 좋은 결과들이 나왔다.
- 청소년을 대상으로 한 O자 다리(휜 다리) 교육을 한 결과 비교적 짧은 시간에도 좋은 결과들이 나왔다.

●● 고관절이 비뚤어지는 사례

- 양반다리, 다리를 꼬고 앉는 자세 습관
- 여성들 앉을 때 양발을 모아서 옆으로 비틀어지게 앉는 경우
- 스키, 인라인 스케이트 등을 타다 넘어진 경우
- 좌우 고관절 중 한쪽이 바닥 방향으로 벌어져 틀어지는 경우도 있으나 양쪽 모두 벌어지는 경우도 많다.

- 요가나 스트레칭 운동 시 과도하게 고관절을 벌리는 자세는 좋지 않다(요가 강사들은 주의해야 한다).

고관절이 정상인 경우와 비정상인 경우의 발의 모습

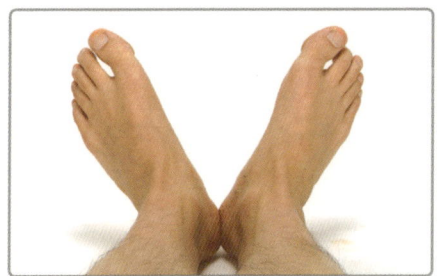

정상 발 각도

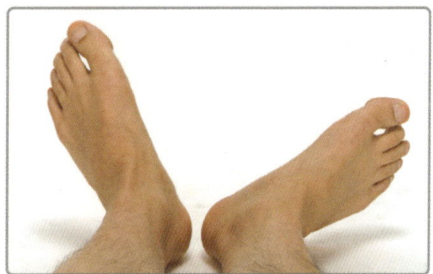

우측발이 옆으로 많이 누웠다.
(고관절이 오른쪽으로 틀어진 사례)

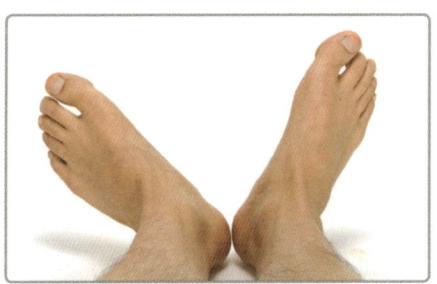

고관절이 왼쪽으로 틀어진 사례

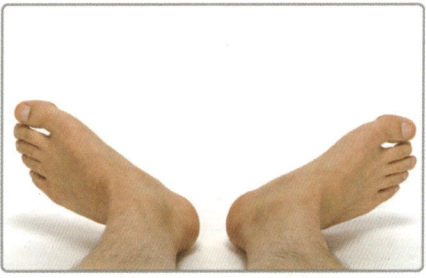

양발이 옆으로 누운 경우

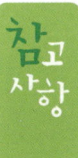

- 누운 상태에서 양 발끝의 각도를 비교해본다.
- 정상적인 발끝의 각도는 바닥에서부터 약 45° 정도인데 고관절이 틀어진 경우 그쪽의 발이 바닥 방향으로 더 벌어진 것을 관찰할 수 있다.
- 바닥쪽으로 많이 벌어진 발의 고관절을 외전되었다고 표현하며, SNPE고관절, 골반 교정 벨트를 착용 후 SNPE 동작을 집중 수련하면 셀프 교정이 가능하다.

24 자세 변형 판별법

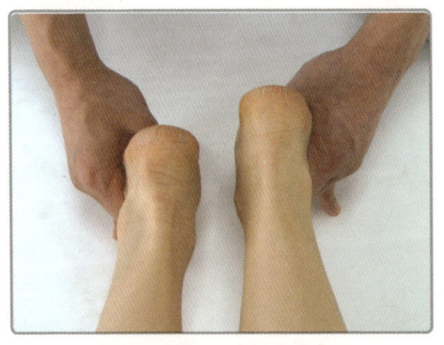

발뒤꿈치/복숭아뼈의 높낮이로 장/단족 판별

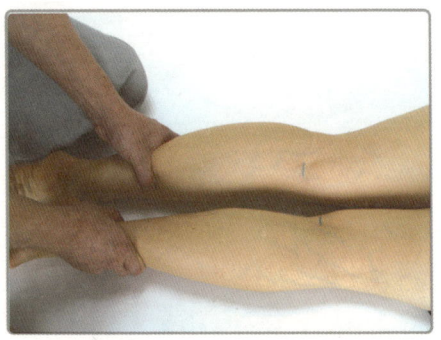

무릎선을 확인하여 장/단족 판별

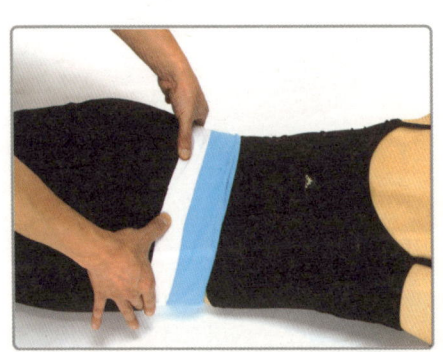

(엎드린 상태)

후상장골극(P.S.I.S)의 높낮이를 보고 판별
(후상장골극의 아래에 있는 쪽이 장족)

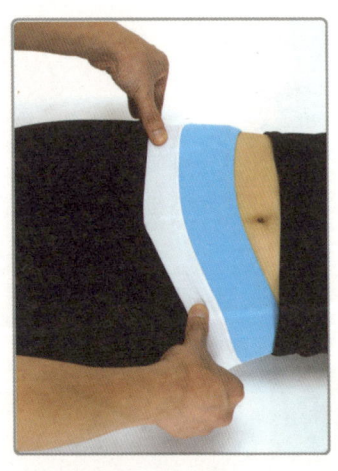

(누운 상태)

전상장골극(A.S.I.S)을 가볍게 눌러서
판별 (위에 있는 쪽이 단족)

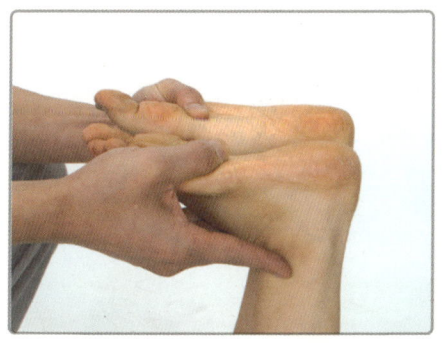

엎드린 자세에서 무릎을 90°구부려 본다.
(발뒤꿈치가 높은 쪽이 장족)

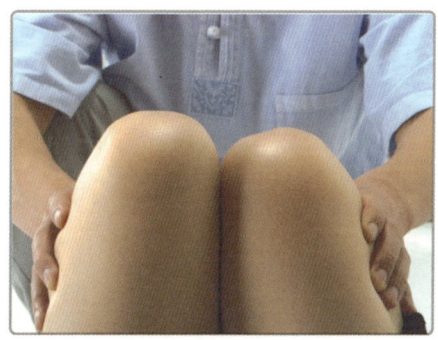

누워서 무릎의 높낮이 비교
(무릎이 높은 쪽이 장족)

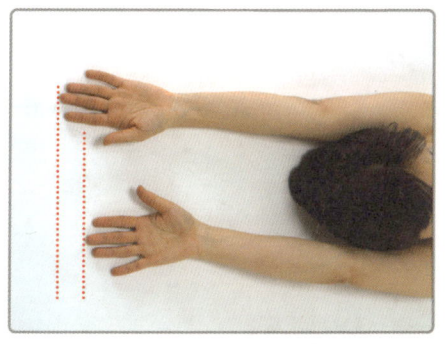

팔 길이 짧은 쪽이 긴다리(장족)

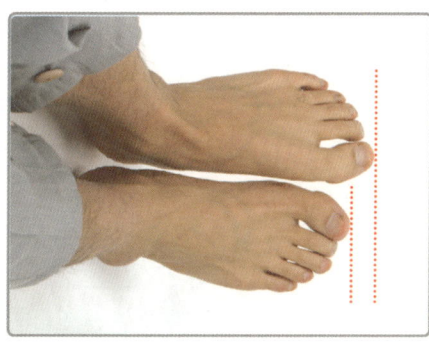

엄지발가락 비교(높은 쪽이 장족)

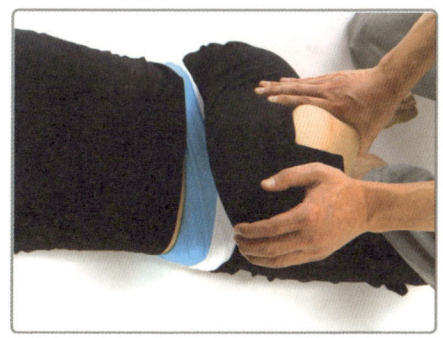

누운 상태에서 구부린 발을 내측으로 밀어본다.
(잘 움직이는 쪽 - 고관절 내전)

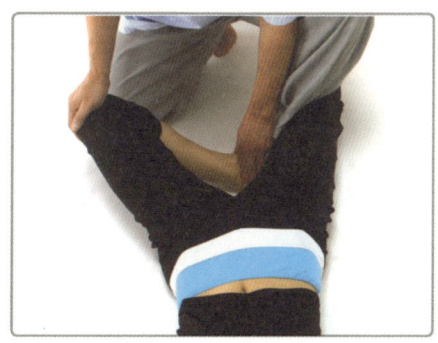

누운 상태에서 구부린 발을 외측으로 밀어본다.
(잘 벌어지는 쪽 - 고관절 외전)

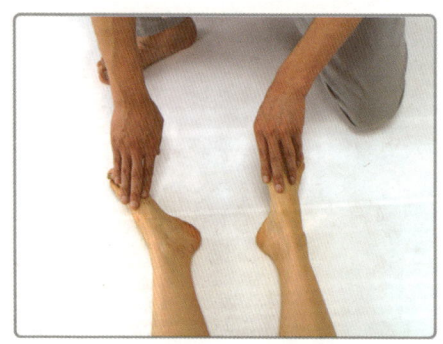
누운 상태에서 발목을 바깥쪽으로 밀어본다.
(잘 벌어지는 쪽 – 고관절 외전)

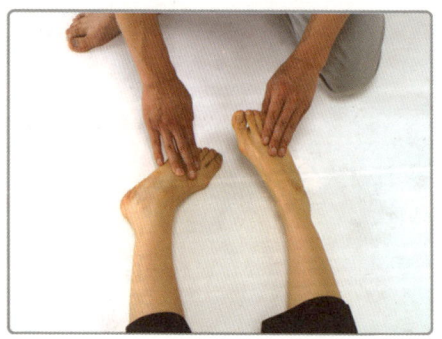
누운 상태에서 발목을 안쪽으로 밀어본다.
(잘 움직이는 쪽 – 고관절 내전)

기타 자세 체크 방법

- 힙 라인을 보고 판정(힙 라인이 더 아래인 쪽이 장족)
- 누워서 무릎을 밀 때 엉덩이 높은 쪽이 긴 다리(장족)
- 엎드린 상태에서 구부린 발을 바깥쪽으로 밀어본다(잘 움직이는 쪽 → 고관절 내전).
- 무릎을 굽혀서 양발을 머리쪽으로 밀어준다. 좌우 고관절 가동범위를 판단하여 고관절의 상태를 파악한다.
- 누운 자세에서 어느 쪽 어깨가 뜨는지 관찰한다.
- 누운 자세에서 목이 어느 방향으로 휘었는지 관찰한다(자연스런 상태에서 체크한다).
- 앉은 자세에서 어느 쪽 어깨가 높은지 판별
- 앉은 자세에서 목이 어느 방향으로 휘었는지 관찰한다.
- 허리를 숙여 등의 상태를 관찰한다.
- 선 자세에서 좌우 후상장골극의 움직임을 파악한다.

25 묻고 답하기(흔히 하는 질문들)

(1) 허리디스크가 치료되는데 걸리는 시간은?
- 목을 못 움직이거나 요통 때문에 걷지를 못해 업혀서 방문한 사람들 중에서 SNPE 척추교정운동 효과만으로도 5분 이내에 목을 움직이거나 허리 통증이 없어져서 걸어가는 사람들이 종종 있습니다.
- 어떤 사람들은 한 달 동안 아무런 변화가 없다가 한 달 보름 혹은 두 달 만에 통증이 없어지는 경우도 간혹 있습니다.
- 일반적으로 사람들이 말하는 치료란 통증 감소를 의미합니다. 그러나 통증 감소는 일시적인 것과 장기적인 것으로 구별해야 합니다.
- 정말 단 1회의 운동으로도 요통 때문에 못 걷던 사람들이 기적같이 걷는 경우가 발생하고 재발이 없었다는 경우도 있었습니다. 그러나 이런 사례는 일반적인 사례가 아닙니다. 일시적으로 통증이 감소된 사람들은 얼마 지나지 않아 다시 재발됩니다.
- 장기적인 요통 감소를 위해서는 최소 1개월 이상 3개월 정도면 평균적으로 만족할 만한 요통 감소 현상이 발생합니다.

(2) 어깨 통증은 왜 발생되나요?
- 옛날에는 사십견 · 오십견(50대에 발생되는 어깨 통증) 등 비교적 늦은 나이에 어깨가 고장나서 통증이 발생되었습니다.
- 그러나 현대는 나이에 관계없이 어깨 통증이 발생하고 있으며 운동 부족과 컴퓨터 작업 등 고정된 자세 때문에 발생하는 것이 대부분입니다.

- 어깨 통증은 어깨 자체만의 문제가 있어서도 발생하지만 경추의 잘못된 자세 때문에 어깨로 통과하는 신경이 눌려서 어깨 통증이 발생되기도 합니다.
- 목을 옆으로 기울이고 한쪽 팔을 많이 사용하는 피아노, 미술, 바이올린 전공자, 교사, 미용사, 치과의사, 테니스, 당구 등을 오래 친 사람들이 어깨 통증을 자주 호소합니다.

(3) 카이로프랙틱, 척추교정 등은 허리디스크에 효과가 있나요?

- 오랜 전통과 각각의 장점을 지닌 방법들로 허리디스크, 요통 감소에 나름대로의 역할을 수행하고 있다고 생각할 수 있습니다.
- 급성이나 심하지 않은 요통들은 위의 방법들로 일부 효과를 기대할 수 있습니다.
- 그러나 위의 방법들 모두 타인에게 의존해야 하는 방법들입니다. 만성적인 요통이나 자세교정은 위의 방법들로는 한계가 있으며 척추 전반의 근력을 향상시켜야 합니다. 근력 강화야말로 근본적인 요통치료와 예방이라고 생각합니다. 자기 스스로 효과적이고 과학적인 자세 수정운동을 열심히 하면 남에게 의존하지 않고도 얼마든지 허리디스크와 요통을 치료할 수 있습니다.

(4) 정말로 운동으로 요통이 치료되나요?

- 결과부터 말하면 … 됩니다. 그러나 무조건 운동을 많이 한다고 되는 것은 아닙니다. 인체의 역학구조에 도움을 주는 운동이 좋습니다.
- SNPE 척추교정운동은 저자가 본인의 허리 통증을 없애려고 국내외의 척추에 좋은 운동법을 연구하고 응용하여 운동하다 만들어진 것입니다. 본인은 물론 많은 임상을 통하여 요통 감소의 효과를 인정받았습니다.
- 저자는 오랜 세월에 걸쳐서 척추교정, 카이로프랙틱, 추나요법, 침, 기공 등을 시술받았으나 근본적인 허리 통증을 없애는 데는 실패하였습니다. 즉, 시술받을

당시는 일시적으로 허리 통증이 감소되는 듯하였으나 재발이 반복되었습니다.
- 저자 자신이 척추교정 학문인 카이로프랙틱을 약 10년간 공부하고 연구한 결과 근본적인 허리 통증(요통)을 없애는 최선의 방법이 타인에 의존한 척추교정법보다 자기 스스로 굳어진 근육을 이완시키고 변형된 척추를 바로잡는 척추교정운동을 통하여 근력을 강화시키는 것이었음을 밝혀 둡니다.
- 신체가동범위(관절가동범위-R.O.M)를 고려하여 전문 강사에게 운동의 강도, 자세 수정 지도를 받으면서 운동을 하는 것이 바람직합니다.

(5) SNPE ④ 구르기 운동 시 통증을 참으면서 운동을 해야 하나요?

- 수고로움 없이 생기는 열매는 없습니다. 어느 정도 고통의 노력이 있어야 육체의 건강도 되찾을 수 있습니다.
- 많은 사람들이 처음 바닥에 구르기 운동을 할 때 등 뒤에 통증을 호소합니다. 처음엔 요가매트와 같이 쿠션이 있는 곳에서부터 시작합니다. 그러나 나중엔 딱딱한 바닥 위에서도 할 수 있어야 합니다.
- 요가, 필라테스, 코어, 스트레칭 등에서도 구르기 동작은 있으나 요가매트 위에서 하거나 동작 횟수가 몇 번 되지 않아서 등 뒤에 큰 자극은 안됩니다. 그러나 SNPE 척추교정운동에서는 하루 최소 200회 이상을 요구합니다. 그래야 등 뒤가 부드럽게 변화됩니다.
- 통증이 심하면 통증이 아물 때를 기다린 후 다시 시작해야 합니다.

(6) 생리통에 좋은 SNPE 척추교정운동은 있나요?

- SNPE ④ 구르기를 하면 등, 척추 자극이 잘 되어 유연성이 좋아집니다. 또한 천골 부위가 자극이 잘 되면 여성과 관련된 호르몬 분비가 활성화됩니다. 밋밋한 등, 척추 전체가 자극됨은 물론 신경과 혈액순환의 장애가 해소되어 생

리통에 매우 효과적입니다.
- 특히 SNPE ② 동작은 장요근과 복직근, 대퇴직근의 신전을 도와 골반에 넓게 분포된 동·정맥의 흐름을 좋게 만들어 줍니다. 즉, 경직된 근육을 부드럽게 만들어 주어 혈액순환이 좋아져 몸이 따뜻해지면서 생리통이 빠른 시간에 없어짐을 많은 임상사례를 통하여 확인하였습니다.

(7) SNPE 척추교정운동으로 다이어트와 몸매 관리가 되나요?
- SNPE 척추교정운동을 지도하면서 느낀 점은 다른 운동에 비하여 다이어트가 확실하게 된다는 것입니다. 이유는 몸이 냉하면 살이 찌게 되는데 SNPE 척추교정운동은 벨트를 묶고 운동하기 때문에 몸이 따뜻하게 됩니다. 또한 운동하면서 자세가 교정되어 건강하고 아름다운 몸매로 변화됩니다.

26 체험을 통한 근골격계 바른자세 조언(助言)

- 비뚤어진 몸의 자세는 성격에 영향을 미친다(우울증, 신경질, 집중력 부족, 약물중독 등).
- 비뚤어진 골반과 척추의 변형은 몸을 차게 만든다.
- 요가 동작이나 스트레칭이 잘 되는 것과 건강은 별개이다. 과도한 운동으로 인한 근골격계의 질환을 경계해야 한다.
- 바르지 못한 자세와 근육이 경직된 사람은 성격이 급한 경우가 많다.
- 요통은 골반의 높낮이, 다리 길이의 차이 때문이 아니라 경직된 부분이 부드럽게 이완되지 못해서 발생되는 경우가 많다(골반의 높낮이와 다리 길이가 거의 동일한 사람에게도 요통이 발생하는 경우가 많았다).
- X-ray와 MRI 판독이 통증의 정도와 수술의 판단 기준이 되어서는 안된다.
- X-ray상의 변위된 척추는 대부분의 잘못된 자세 습관, 불균형의 근육 운동 때문에 발생되는 경우가 많았다. 즉, 잘못된 뼈를 교정하는 것보다 중요한 것은 균형 있는 운동 습관이다.
- SNPE 척추교정운동은 손, 발을 따뜻하게 만들어 주고 생리통, 요통을 없애 주는 경우가 많다.
- 경직된 근육이 부드럽게 변하면 다양한 종류의 통증이 사라지게 된다.
- 허리디스크, 요통은 자가 운동을 통하여 충분히 자연치유 가능한 경우가 많다.
- 바르지 못한 자세는 소화불량과 두통의 중요한 원인이 된다.
- 바른자세운동은 피부를 깨끗하게 만들어 주며 자연스런 다이어트를 돕는다.
- 바른자세운동 습관은 학업 성적을 좋게 만들어 준다(집중력 향상).
- 산후 몸매관리, 변비 해소엔 바른 척추 건강관리가 도움이 된다.
- 신경을 많이 쓰는 사람일수록 근육의 긴장도가 높다.

27 척추보호를 위한 건강 상식

- 컴퓨터, 피아노 앞에서 고개를 숙인 채 장시간 앉지 않는다.
- 높은 베개를 사용하지 않는다.
- 여성들의 하이힐, 뒷굽이 높은 신발은 요통의 원인이 된다.
- 복대의 장시간 착용은 허리의 근육을 약하게 만든다.
- 다리를 꼬는 자세는 고관절과 골반을 비뚤어지게 한다.
- 뒷주머니에 지갑, 핸드폰 등을 넣고 다니는 습관은 골반변형의 원인이 된다.
- 한쪽 근육만 사용하는 운동은 척추변형을 만든다.
- 경추보호 베개와 기능성 신발은 바른자세 관리에 많은 도움을 준다.
- 한쪽 어깨로 무거운 가방을 들고 다니는 습관은 두통과 오십견의 원인이 된다.
- 목을 숙인 상태로 스마트 폰을 장시간 사용하지 않는다.
- 옆으로 누워 수면을 취하면 목디스크와 얼굴 비대칭, 어깨통증의 주요 원인이 될 수 있다. 바른자세로 수면을 취하는 습관을 기르는 것이 바람직하다.

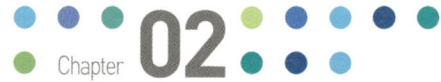

바른자세와
목(경추)과의 관계

- 목은 인체에서 가장 중요한 뇌의 무게를 지탱하고 뇌의 명령을 몸으로 전달하고 심장으로부터의 혈액을 뇌로 전달하는 통로의 역할을 한다.

- 직립 보행을 하는 인간의 특성상 휘어진 목 뼈의 상태는 중심을 잡고 걷고자 하는 인체의 무의식적 평형감각을 발동시켜 흉추와 골반이 휘어지는 원인을 제공하게 된다.

- 흉추와 골반이 교정되어도 척추가 계속하여 비뚤어지는 현상은 휘어진 목 뼈가 교정되지 않아서 생기는 경우가 많다. 경추교정은 섬세하고 차분한 접근이 필요한 분야이다. NP 정밀 척추교정은 섬세한 기술을 요하는 경추교정 시 매우 유용하다.

- 목(경추)의 중요한 역할에 비하여 바른 목의 관리방법과 공부는 소홀히 다루어진 경우가 많았다. 목 구조의 중요성과 임상실제, 베개의 역할, 목신경의 영향, 어깨 통증과의 연관성에 관하여 알아보자.

1 목 구조의 중요성

- 목은 체중의 1/9 – 1/10을 차지하는 뇌의 무게를 지탱하며 뇌가 척수를 통하여 각종 정보수집, 신경전달을 하는 통로의 역할을 담당하고 있다.

- 목의 정상적인 구조 관리와 보호는 신체의 건강은 물론 정신적인 스트레스와 정서적인 안정에 매우 중요한 역할을 한다.

- 상부 경추의 틀어짐은 하부 척추까지 연결된 척수에 영향을 미쳐서 각종 질병의 원인이 된다.

- 요통, 당뇨병, 소화불량, 생리통, 고혈압, 두통, 불면증 등의 원인 모를 질병도 신경전달의 출발지점인 후두골과 경추 1번 사이의 딱딱하게 경직되었던 부분이 부드럽게 변화되면 질병치료에 많은 도움이 된다.

- "모든 것은 제자리에 있을 때 아름답다." 란 말이 있듯이 자연환경과 마찬가지로 인체의 구조적 환경도 인간 본연의 바른자세 구조를 유지할 때 최상의 건강한 몸과 마음상태가 된다.

- 정신 컨트롤 훈련, 각종 기도와 명상 수련, 기 수련 등에 집착하는 사람들의 일부는 고도의 정신 수양과 인격완성을 위해서라기보다는 어디가 아프거나 해결이 안되는 통증, 몸의 무거운 증상 등 그 무엇 때문에 장시간 수련에 몰

두하지만 답을 찾지 못하는 경우가 있다. 물론 정신적인 문제로 몸이 아픈 경우도 일부 있지만 저자는 단순한 근골격계 통증을 정신적인 것으로 잘못 오해하는 분들을 많이 경험하였다.

- 근골격계 바른자세로의 건강 회복은 정신적인 질병으로 잘못 오해되는 많은 부분을 해결할 수 있다고 저자는 생각한다(두통, 불면증, 어깨결림...).

- 출산과정에서 잘못되어 목 구조가 변형된 아기는 성장과정에서 두통, 어깨 통증, 아토피, 소화불량, 척추측만증, 만성피로, 원인 모를 질병에 노출될 확률이 많다.

2 목(경추)이 신체에 미치는 영향과 증상

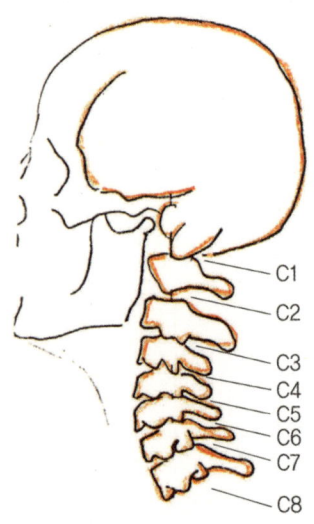

척추신경	지배대상
C1	머리근육, 뇌, 안면, 귀, 눈
C2	머리근육, 후두, 안면
C3	눈, 후두, 심장, 폐, 횡격막, 안면
C4	후두, 갑상선, 눈, 횡격막, 안면, 어깨근육
C5	쇄골근육, 견갑골근육, 팔근육, 갑상선, 인두
C6	쇄골근육, 견갑골근육, 팔근육, 모지근육, 귀, 갑상선, 어깨근육
C7	위팔, 아래팔근육, 손가락근육, 어깨근육
C8	등근육, 위아래 팔, 손가락, 어깨근육

• 목 뼈는 총 7개이나 경추 신경은 경추 1번 위부터 경추 신경 1번이 시작되어 경추 7번 밑을 지나는 마지막 신경이 경추 8번 신경이다(경추 뼈 : 7개 / 경추신경 : 1번~8번).

• 목 뼈가 비뚤어지면 목에서 출발하는 신경의 압박을 초래하여 압박된 신경과 관련하여 여러 가지 질병이 발생된다.

• 목 뼈의 틀어짐은 주변 근육의 경직현상을 동반하며 이로 인한 만성피로, 두통, 신경질 증세, 불면증, 비만, 목디스크, 어깨결림, 소화불량, 피부색이 좋

지 않은 증세 등 다양한 병의 원인이 된다.

- 이유 없는 심상 두근거림 증세와 팔 저림, 두통 현상이 계속될 때는 비뚤어진 목의 구조를 바른자세로 교정해 주면 위의 증세가 의외로 쉽게 없어지는 경우가 많음을 경험하게 된다.

- 목이 제자리로 교정되면 얼굴색이 제일 먼저 깨끗하게 변화된다.

- 아토피, 여드름은 경추의 변위와 밀접한 관련이 있다.

- 깨끗한 피부에 관심이 많은 분들은 목 뼈와 근육을 잘 관리해야 한다.

- 교통사고 후유증으로 목디스크, 두통, 손 저림현상 등으로 고생하는 사람들은 제일 먼저 목(경추) 근육의 경직현상 및 척추의 변형을 의심해 보는 것이 좋다. 그리고 우선적으로 C자 커브를 만들어 주는 경추베개를 선별하여 수면 시 사용하는 것이 바람직하다.

3 인간의 정상적인 목(경추) 구조

정상적인 목(경추) 구조

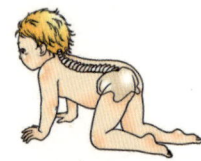
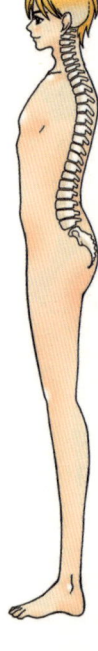

- 신생아가 대략 3개월쯤부터 엎드린 자세에서 고개를 들기 시작하여 후방근육이 수축된다(경추의 모양이 C자 형태를 취하게 되는 이유).

- 정상적인 목의 구조 형태는 위에서 아래로 직선을 그으면 경추 7번 앞 부분을 지난다.

참고사항

- 목디스크 환자의 경우는 요가의 쟁기 자세를 오래하는 것은 삼가야 한다.
- 수면 시 반드시 경추 곡선을 보호해주는 베개를 사용한다.
- 목이 옆으로 기울어지게 되면 보상적으로 중심을 잡기 위하여 흉추, 골반이 틀어진다.
- 인위적으로 목을 견인하는 행위는 많은 부작용을 초래한다(목을 강제 견인하는 행위는 위험함을 재차 강조한다).
- 무용, 피아니스트, 바이올린 연주자, 요가 강사들 중에서도 목과 어깨 통증을 호소하는 사람들을 많이 보았다. 이유는 목과 상부 흉추 관리를 잘못했기 때문이다.
- 수면 시 옆으로 잠자는 습관은 좋지 않다.

4 비정상적인 목의 구조

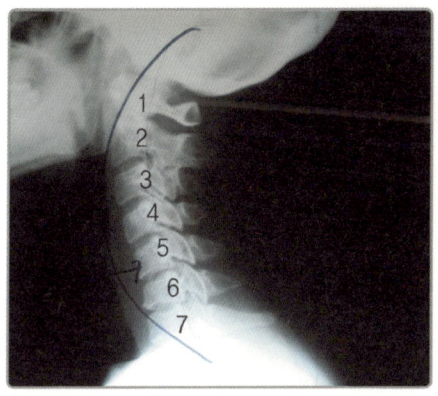

경추 5번이 뒤로 변위

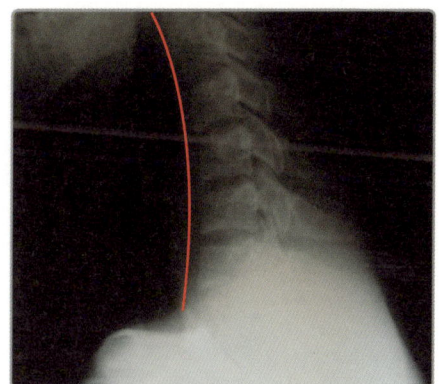

경추가 앞으로 숙여진 경우

●● 발생원인

- 장시간 운전, 공부, 컴퓨터 사용(고개를 앞으로 숙인다), 플루트, 피아노, 바이올린 등의 장시간 연습(목을 옆으로 앞으로 숙인다), 미용사들이 틀어진 자세로 장시간 작업(목, 어깨, 손가락 통증 호소).
- 옆으로 누워 TV 시청, 책상에서 엎드려 목을 옆으로 비틀어 수면하는 습관, 고개를 숙인 상태에서 장시간 미술 실습, 높은 베개 사용(목이 앞으로 숙여지게 된다).
- 교통사고, 충격 등에 의해서 비정상적인 목의 구조로 변화된다.

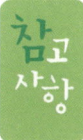

- 앞으로 휜 목 뼈를 바로잡기 위해서는 딱딱한 재질로 만든 베개를 사용하여야 한다. 부드러운 재질로 만든 베개는 휜 목 뼈를 바로잡을 수 없다.
- 딱딱한 재질의 베개를 경추 3, 4번 중심으로 사용한다.

5 좋은 베개는 목·허리디스크를 예방한다

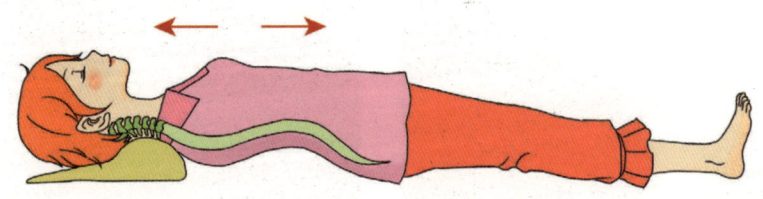

경추의 곡선을 유지 (O)

- 목베개 사용은 목디스크, 어깨 통증, 요통을 감소시킨다.
- 베개는 목의 곡선을 유지해 주는 것이 좋다.
- 높은 베개는 코골이 현상의 원인이 된다.
- 목베개를 사용하면 힘을 세 곳으로 분산시켜 목과 허리의 피로와 긴장을 완화해 준다. 목베개 사용은 수면 시 머리를 뒤로 젖혀주어 목의 자연스런 견인 효과를 기대할 수 있다. 목디스크/팔 저림/어깨 통증/요통으로 고생하는 분들은 반드시 경추교정베개를 사용해야 한다.
- 목(경추) 근육의 경직현상 및 척추의 변형을 바로잡는 방법으로 수면 시 기능성 경추베개를 사용하는 것이 좋은데 교정을 도와주는 딱딱한 소재로 만든 SNPE 인체역학 베개와 SNPE 바른자세 베개처럼 약간 부드러운 소재의 베개를 교대로 사용하는 것도 좋은 방법이다.

잘못된 베개의 사용은 목·어깨·허리 통증을 일으킨다

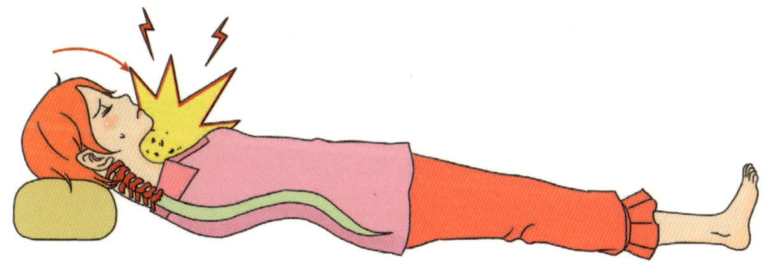

요통의 원인이 된다 (×)

- 높은 베개는 숙면을 방해하고 목 근육의 긴장을 초래하며 목, 어깨, 허리 통증의 원인이 된다. 정상적인 목의 곡선에 반대되는 자세를 만들어 주기 때문에 잠자고 일어났을 때 목 결림 증세, 개운치 못한 기분 등을 느끼게 하는 원인이 된다.
- 이유 없이 어깨가 자주 결리고 목의 통증이 오래가는 사람들은 혹시 높은 베개를 사용하고 있는지 확인할 필요가 있다.
- 목디스크 치료(침, 뜸, 교정, 마사지, 부항, 물리치료)를 열심히 받고 높은 베개를 그대로 사용하는 사람들이 많다. 이것은 잘못된 자세 습관이므로 빨리 목(경추)교정베개로 교체하는 것이 바람직하다.

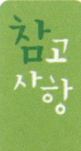
- 베개를 베지 않는 습관은 어떤지요? 하고 질문하는 경우가 많다. 앞에서도 설명하였듯이 목의 본래 구조는 옆에서 보면 C자 형태를 하고 있다. 그러므로 C자 형태를 유지할 수 있는 목베개를 사용하는 것이 바른자세 습관이다.
- 주의사항 : 수험생, 장시간 운전하시는 분, 앞으로 목을 숙여서 장시간 작업을 하시는 분들은 반드시 목베개를 사용하여 하루의 피로를 풀어주어야 한다.

7 목 뼈를 바르게 하는 베개 선택 요령

- 휘어진 목 뼈를 바로잡는 방법으로 경추교정베개를 사용하는 것이 좋다.
- 목 뼈 주위를 감싸고 있는 근육의 경직현상을 이완시키는 최고의 방법은 경추교정베개를 사용하여 수면 중에 자연스럽게 목 뼈의 구조를 회복하는 것이다.
- 경추교정베개의 사용은 뒤로 젖혀지는 머리 무게의 장력을 이용하여 올바른 목의 구조(C자 곡선)로 바로잡아주는 역할을 한다.
- 베개의 높이는 사람마다 다르다. 오래 누웠을 때 머리가 덥지 않은 것이 좋다.

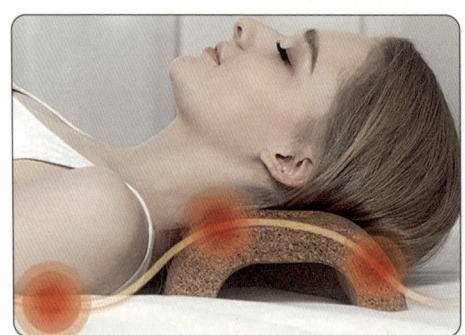
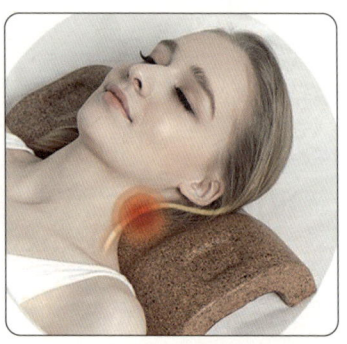

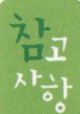

- 경추교정베개를 처음 사용할 때 목과 뒤통수 부분이 저려오거나 통증이 발생하기도 하고 목이 더 아픈 것처럼 느껴지는 경우도 있다.
- 통증이 발생하는 것은 목 뼈가 바로잡히는 과정이다(목 뼈가 안 좋을수록 통증이 심하다). 여러 종류의 베개를 컨디션에 따라서 바꾸어 주는 것도 좋은 방법이다.
- 경추교정베개 사용 시 저림현상이나 통증이 발생하면 베개 위에 수건 등을 접어서 덮어주면 된다. 15일~30일 이내에 적응하게 된다.
- 옆으로 누워 잠자는 습관은 좋지 않다.
- 편한 수면과 목 뼈의 교정이 가능하도록 적당한 재질의 베개를 선택하면 좋다.
- 심한 일자형 목이거나 앞으로 휘어진 목 뼈 구조인 경우 쿠션감이 적은 재질의 경추교정베개를 사용하는 것이 일시적으로 불편하지만 효과는 더 크다.
- 쿠션이 너무 좋은 푹신한 재질로 만들어진 베개는 경추교정 효과가 적다.

8 바른 자세를 위한 베개 종류

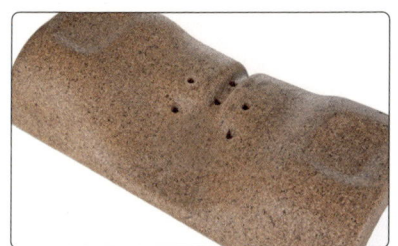
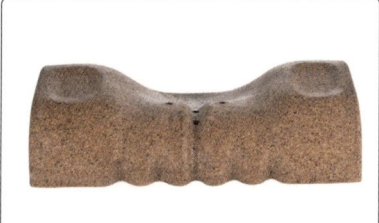

SNPE 인체역학 코르크베개

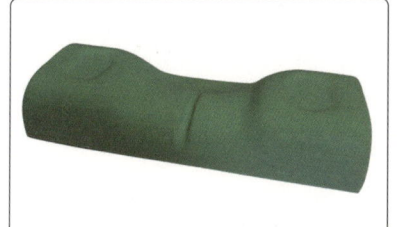
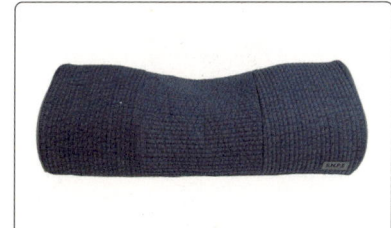

SNPE 바른자세 베개

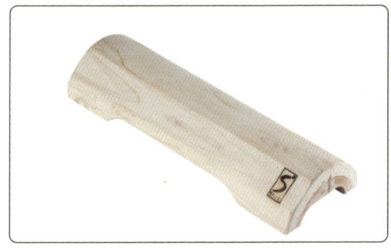
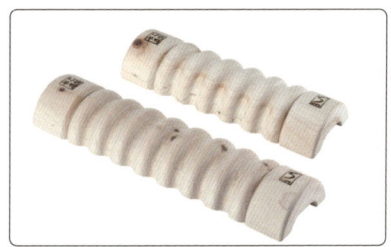

SNPE 스페셜 베개 　　　　　　　SNPE 웨이브 베개

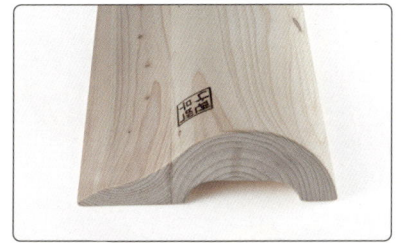
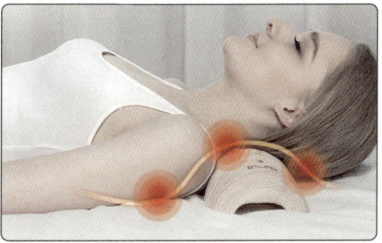

SNPE 목 · 후두골 교정베개 　　　*목 뼈를 C자 형태로 바로잡아주는 베개를 선택한다.

9 목디스크의 지배 부위

경추 신경과 관련된 목디스크 탈출은 해당 부위에 통증, 저린 증세 등을 나타낸다.

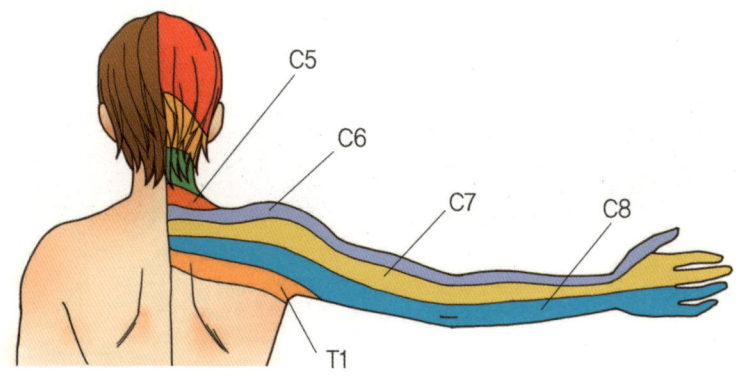

- 경추 6번 신경의 장애는 … 엄지 손가락의 이상 감각과 손 저림 현상
- 경추 7번 신경의 장애는 … 검지와 중지 손가락의 이상 감각과 손 저림 현상
- 경추 8번 신경의 장애는 … 넷째, 다섯째 손가락의 이상 감각과 손 저림 현상

경추는 7개이지만 경추 신경은 8번까지 있다.

10 목디스크와 팔 저림 증세

- 목 뼈에서 출발한 신경은 목, 어깨, 팔을 거쳐서 손가락까지 연결되어 있다.
- 목(경추) 디스크가 신경을 누르게 되면 목, 어깨, 팔, 손가락의 통증과 저린 증세가 발생한다. 목 디스크의 탈출은 주로 경추 4번과 5번, 경추 5번과 6번 사이에서 발생되며 다른 경추 사이에서도 발생된다.
- 목 디스크의 탈출 증세가 심해지면 손가락 마비 현상, 무감각 증세가 나타나기도 한다.
- 우리는 흔히 팔이 저리면 혈액순환의 장애를 의심한다. 물론 혈액순환의 장애 때문에 팔 저림 증세가 발생되기도 하지만 대부분의 원인은 목 뼈와 상부 흉추의 틀어짐이 팔로 가는 신경의 전달을 방해하여 발생되는 것이다. (ex. 교통사고, 높은 베개, 장시간 고개 숙임 등)
- 교통사고, 충격, 잘못된 자세 때문에 목 주변 근육이 경직되고 경추가 변위되면 팔 저림, 어깨 통증, 손가락에 힘이 없는 증세 등이 나타난다.

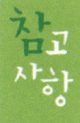

- 목디스크가 아닌 원인으로 팔 저림과 어깨 통증이 발생하는 이유는
  ① 전사각근과 중사각근 ② 쇄골과 첫 번째 늑골 ③ 소흉근
  사이를 지나는 동맥과 신경에 압력이 작용하여 저린 증세와 통증이 발생하기도 한다.

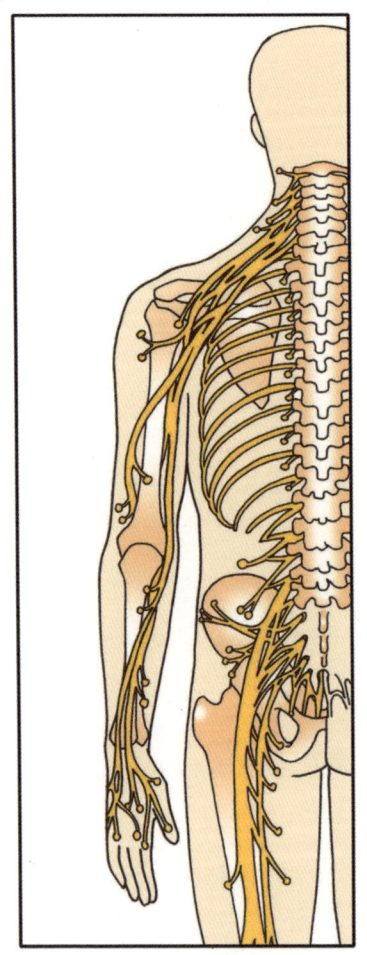
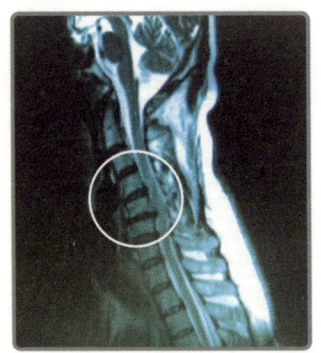

경추의 신경이 압박받고 있다(MRI)

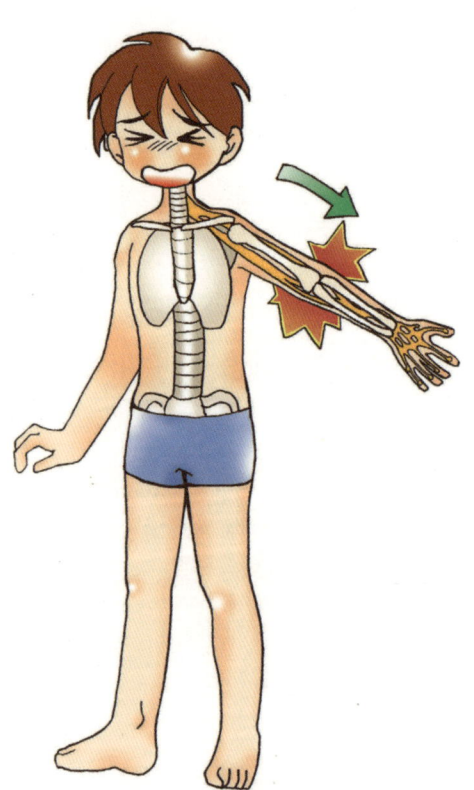

11 두통의 원인과 해결방안

현대의학으로도 두통은 잘 치료되지 못하고 있다. 심지어 두통은 불치병으로까지 알려져 있다. 혈액순환제, 침, 사혈, 주사요법 등을 실시하여도 근본적인 두통치료에 실패하는 경우가 많다. 교통사고의 충격 때문에 편두통, 만성두통 등의 후유증으로 고생하다 불면증으로까지 발전되는 경우도 흔하다.

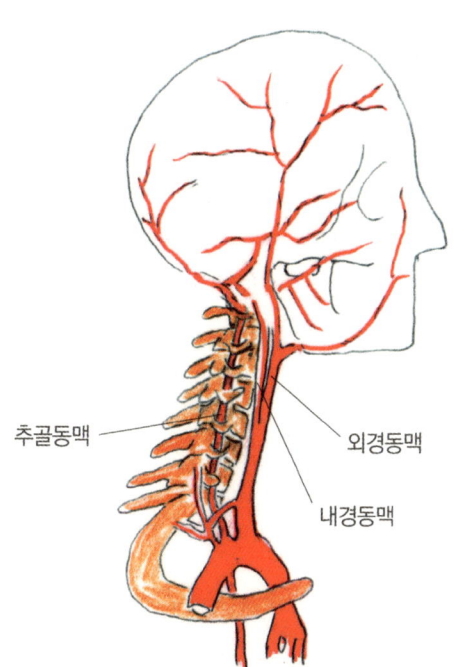

- 목을 통과하여 머리로 향하는 동맥은 추골동맥과 내·외경동맥이 있다. 경추 뼈의 구멍을 통과하는 추골동맥은 후두골과 소뇌로 연결되어 있다.
- 뒷골이 무겁거나 편두통, 어지럼증은 목뼈(추골)의 변위에 의한 혈액순환 장애를 의심해 볼 필요가 있다.

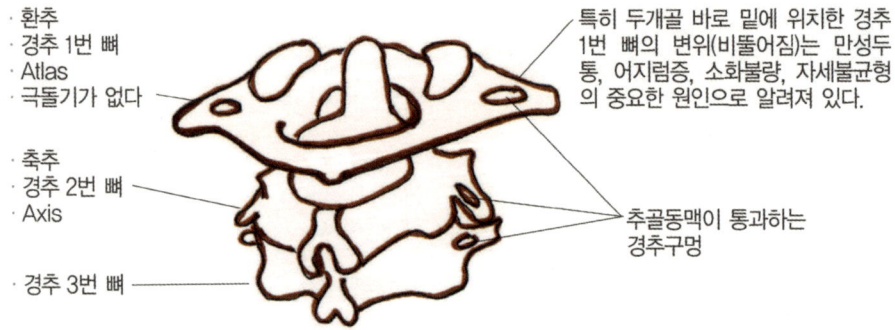

- 환추
- 경추 1번 뼈
- Atlas
- 극돌기가 없다

- 축추
- 경추 2번 뼈
- Axis

- 경추 3번 뼈

특히 두개골 바로 밑에 위치한 경추 1번 뼈의 변위(비뚤어짐)는 만성두통, 어지럼증, 소화불량, 자세불균형의 중요한 원인으로 알려져 있다.

추골동맥이 통과하는 경추구멍

(1) 임상경험을 통한 두통의 원인

- 후두골과 경추 1번 사이에서 발생된 추골 변위, 근육, 인대의 위축
- 교통사고, 충격 등으로 인한 목 뼈(경추)의 부정렬로 인한 혈행 소통과 신경 전달의 장애
- 높은 베개 사용, 장시간 운전, 컴퓨터 사용으로 인한 목의 경직 현상

(2) 두통 해결방법

- 후두골과 경추 1번 사이를 이완해주고 변위된 목 뼈를 교정한다.
- SNPE 척추교정운동 도구를 활용하여 경직된 경추 전체 근육을 이완해준다.
- 목(경추)교정베개를 사용한다.

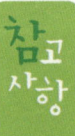

- 임상경험을 통하여 확인한 바 두통은 불치병이 아니며 비교적 치료가 잘 된다.
- NP 정밀 척추교정법을 활용하면 5분 이내에도 두통이 완전히 사라지는 경우가 흔하다. '나무손'을 잘 활용하면 두통 개선에 많은 도움이 된다.
- 바른자세로 목 뼈가 고정되면 만성적인 두통이라도 두통이 사라지는 경우가 흔하다. 두통은 불치병이 아니다.
- 두통과 얼굴 피부는 목(경추) 관리를 잘하면 좋아지는 사례가 많았다.

12 어깨 통증이 생기는 원인과 해결방안

많은 현대인들이 운동부족과 장시간 스마트 폰, 컴퓨터 사용 등으로 목과 어깨, 등이 매우 굳어 있다. 이러한 나쁜 자세 습관은 혈액순환을 방해하고 어깨근육을 딱딱하게 굳어지게 하여 어깨 통증을 유발할 수 있다.

어깨 통증을 일으키는 주요 질환으로는 어깨에 분포하는 근육들에 이상이 생기는 회전근개(Rotator Cuff) 질환과 어깨관절 주변의 조직에 염증이 생기고 운동이 제한되는 오십견(동결견-Frozen Shoulder) 등이 있다.

또한 굽은 등으로 인한 견갑골의 운동 제한도 어깨 통증을 일으킬 수 있다. 승모근, 능형근, 광배근 등 견갑골의 운동에 관여하는 근육들의 긴장은 견갑골의 움직임을 제한할 수 있다. 견갑골이 움직이지 않으면 견관절이 과하게 움직이게 되고 견관절의 과운동성은 염증을 발생시켜 통증을 유발하게 된다.

어깨 통증은 치료가 쉽지 않은 것으로 알려져 있으며 그 이유는 견갑골의 문제가 견관절의 문제를 발생시키는 등 상호 복합적이고 연쇄적인 긴장 구조 때문인 것으로 밝혀져 있다.

그 밖에도 경추가 비뚤어지거나 목디스크, 일자목과 같이 어깨의 원인이 아닌 경우에도 어깨통증에 영향을 미칠 수 있다.

(1) 염증 발생 시 주의사항
- 어깨를 움직이는 운동을 잠시 중지해야 한다.
- 염증은 시간이 흐르면 자연 치유되는 사례도 많다.

(2) 치료방법

- 견갑골의 움직임을 좋게 할 수 있도록 SNPE ①, ②, ③, ④ 운동을 매일 실시한다.
- 변위된 견관절 각도를 수정해주는 교정법을 실시한다.
- 인체를 종합적 시각으로 보아 경추와 골반을 바로잡는 것도 어깨 통증을 없애는 방법이다(인체의 근육과 인대 등은 마치 체인처럼 서로 영향을 주고받는다).
- 수면 시 바른자세를 유지시켜주는 베개를 사용하여 경추와 상부 흉추의 긴장을 이완해 주는 것이 좋다.
- NP 정밀 척추교정으로 상부 흉추와 경추를 동시에 교정해 주는 것이 바람직하다. 어깨 통증을 호소하여도 흉추와 경추의 변위를 함께 관찰하여 비뚤어진 추체를 모두 교정해야 한다.
- SNPE 척추교정운동 도구(나무손, 웨이브 베개, 도깨비손, 투레일, 도자기손 등)를 활용하여 견갑골과 상부 흉추, 경추 주변의 굳어진 근육을 꾸준히 이완시켜 주는 것이 중요하다.

> 회전근개 파열로 인한 어깨 통증은 수술을 요한다. 회전근개 파열은 어깨를 들어 올리는 힘줄(건)이 찢어진 상태로 일반적인 오십견으로 오인되는 경우가 많다.

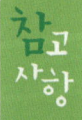

- 회전근개(Rotator Cuff)란 어깨관절낭 주위의 근육힘줄 구조로서 상완골의 머리부분을 견갑골의 관절오목에 안정시키는 극상근(가시위근), 극하근(가시밑근), 견갑하근(어깨밑근), 소원근(작은원근)으로 구성된다.
- 회전근개 파열(Rotator Cuff Tear)의 원인은 퇴행성 변화, 회전근개의 혈액 순환 장애, 어깨의 지나친 사용, 교통사고와 같은 외상, 선천적 이상 등 매우 다양한 것으로 알려져 있다.
- SNPE 바른자세운동을 실시하고 바른자세를 유지하는 것은 어깨통증 예방과 질환 해결에 도움이 된다.

13 목디스크와 관련된 임상체험사례

사례 1 **미용실 원장의 사례** 미용실 운영을 약 20년간 운영한 여성으로 부동산에 투자한 것이 크게 성공을 거두어 많은 재산을 모으신 분이다. 갑자기 손가락 마비 증세와 팔 저림, 요통, 소화불량 등의 증세가 심해져서 그동안 운영하던 미용실을 폐업하고 각종 치료(부항, 뜸, 치료, 경락마사지, 카이로프랙틱, 추나요법, 물리치료)를 받으면서 많은 시간과 재산을 투자하였으나 통증 해소에 실패했다. 이후 소개로 저자를 만나 SNPE 척추교정운동과 NP 정밀 척추교정, 경추교정베개 사용을 통해서 1개월 만에 통증이 없어졌다.

위의 사례는 손님들의 머리 손질을 위하여 목을 옆으로 기울인 자세로 오랫동안 생활했기 때문에 척추가 비뚤어져서 목과 어깨, 허리에 통증이 발생한 것이다. 척추가 비뚤어지면서 신경압박 증세가 초래되어 소화불량 증상까지 나타나게 된 경우이다. 특히 목이 비뚤어지고 경직이 심해지면서 손의 마비 증세와 팔 저림 증세가 심해진 것이다.

장시간 잘못된 생활자세 습관 때문에 발생한 질병은 바른자세운동을 자세하게 지도하고 체크하면서 경직된 근육과 인대의 긴장을 풀어주어야 한다. 즉 세밀하게 계산된 바른자세 수정법이 시행되어야 한다.

헤어디자이너(미용실)의 경우 다음의 증상이 잘 발생한다. 다음 사항에 몇 가지가 본인에게 해당되는지 체크해 보자.

① 목, 어깨에 통증이 있다.　② 비만 증세, 변비, 생리통 증세가 생겼다.
③ 요통이 있다.　　　　　　④ 나도 모르게 보약과 건강 보조식품에 관심이 많아졌다.
⑤ 쉽게 피곤함을 느낀다.　⑥ 얼굴색이 좋지 못하고 피곤한 모습이다.
⑦ 소화불량 증세가 있다.　⑧ 두통이 있다.

사례 2 20대 후반의 여성으로 댄서였다. 팔과 손이 저리고 어깨 통증이 심해 숟가락질이 힘들 정도였다. 병원에서 목디스크 수술을 기다리다 저자를 만나 2개월 정도의 시간이 흐른 뒤 모든 통증이 사라졌다. 이 여성은 직업상 과격하게 목을 흔드는 춤을 추어서 목 뼈가 비뚤어졌고 이로 인해 신경이 압박되어 통증이 생긴 것이다.

사례 3 30대 초반의 요가 강사였다. 심한 목디스크 때문에 요가 강사를 포기하고 다른 직업을 알아보던 중 저자를 만난 후 목디스크로 인한 통증이 없어진 사례이다. 목이 좋지 않음에도 불구하고 목을 거꾸로(역C자) 유지한 자세로 장시간 수련하는 등 인체역학 구조를 무시한 요가 동작 수련과 높은 베개를 오랜 세월 사용하여 목에 부담을 준 것이 원인이었다.

사례 4 40대 중반의 남성으로 조기축구 회원이고 활발한 성격 덕분에 친구가 매우 많은 분이었다. 어느날 축구 경기를 하던 중에 빠르게 날아오르는 공을 헤딩하려다 갑자기 목을 움직이지 못하게 되었고 한의원과 병원에서 물리치료를 받다가 저자를 찾아오게 되었다. 스피드를 요하는 운동과 반복된 목 근육의 지속적 사용으로 피로가 가중되어 목디스크로 진행된 경우였다. 약 1개월의 SNPE 척추교정운동 수련, NP 정밀 척추교정, 경추교정베개를 사용한 후 정상적으로 목을 움직이게 되었다.

사례 5 **40대 초반 여성**으로 두통과 팔 저림 증세 때문에 저자를 찾아온 음대교수이다. 악기를 다루지 못할 정도로 팔의 통증이 심해졌고 두통도 동반되어 침과 물리치료, 카이로프랙틱을 시술받았으나 차도가 없던 중 저자를 만나 20일 만에 **통증**이 없어진 사례로 목을 옆으로 돌린 자세로 오랜 시간 악기를 연주한 것이 원인이었다.

사례 6 **2004년에 목디스크와 어깨 통증** 때문에 저자의 연구실을 방문한 이스라엘 랍비가 있었다. 이 랍비는 미국과 영국에서 목디스크와 관련하여 미국, 영국 등에서 카이로프랙틱(Chiropractic) 수기치료를 많이 받은 경험이 있었다. 그러나 목이 뻐근하고 어깨가 무거운 증세가 계속된다는 호소를 하였다. 저자가 NP 정밀 척추교정을 하여 목의 통증과 어깨 통증을 완화시켰다.
장시간 독서와 기도로 인하여 목 근육의 경직현상이 생긴 것이 아닌가 생각된다.

사례 7 **50대 후반의 여성 교통사고 후유증** 때문에 두통과 불면증, 우울증, 심장 두근거림, 증세가 장기간 지속되던 사례가 있었다. 교통사고로 인해 발생된 여러 가지 병증 때문에 각종 명상 수련과 기도, 최면치료, 한의원과 병원을 전전하던 중 저자를 만나 SNPE와 NP 정밀 척추교정을 통하여 두통이 없어지고 불면증이 해소된 사례. 갑작스런 교통사고는 목디스크는 물론, 두통, 불면증, 심장 두근거림, 우울증의 원인이 됨을 경험한 사례였다.

바른자세와 발과의 관계

- 높은 빌딩을 세울 때 건물이 무너지지 않도록 바닥의 지반공사를 튼튼히 한다. 건물의 기초가 부실하면 건물 벽에 금이 가거나 물이 새고 건물의 수명이 오래가지 못한다. 마찬가지로 신체라는 건물에 있어서 기초공사에 해당하는 것은 발이다. 발의 구조에 변형이 생기면 무릎, 고관절, 골반, 척추, 목 등에 통증이 발생하게 된다.

- 우리 인체는 유기적 통합체이므로 신체 구조 중 어느 한 곳의 부분적 불균형은 다른 곳에 구조적인 보상적 영향과 피해를 발생시킨다.

- 하이힐 등 뒷굽이 높은 신발은 다리의 근력을 약화시키고 골반과 척추를 비뚤어지게 하며 잘못된 자세와 요통을 유발한다.

- 발의 구조와 깔창, 신발, 걷는 방법 등에 관하여 알아보기로 하자.

1 발의 구조

(1) 족근골(Tarsals) … 총 7개

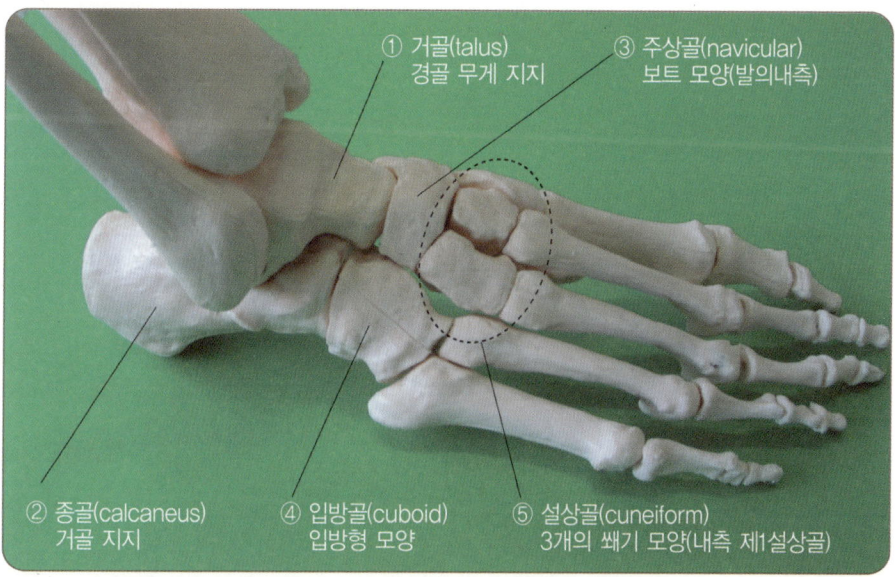

① 거골(talus) 경골 무게 지지
③ 주상골(navicular) 보트 모양(발의내측)
② 종골(calcaneus) 거골 지지
④ 입방골(cuboid) 입방형 모양
⑤ 설상골(cuneiform) 3개의 쐐기 모양(내측 제1설상골)

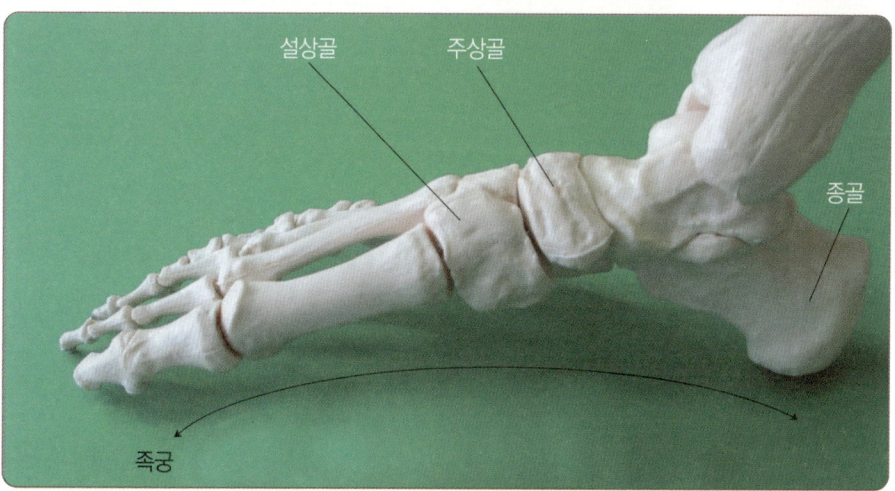

설상골
주상골
종골
족궁

2 발의 아치(The arches of the foot, 족궁)에 관하여

(1) 발목이 잘 삐는 이유

발을 구성하는 뼈들은 인대와 힘줄에 의해서 튼튼히 연결되어 있다. 만일 사고나 충격, 뒷굽이 높은 신발 등을 장시간 착용하면 뼈를 잡아주고 있던 인대와 힘줄들이 약화되어 뼈들이 조금씩 틀어지게 된다. 즉, 약화된 인대와 힘줄 방향으로 뼈들은 자꾸 이동하려 한다. 이것이 바로 한번 삐게 된 부분이 계속 삐는 원인이다.

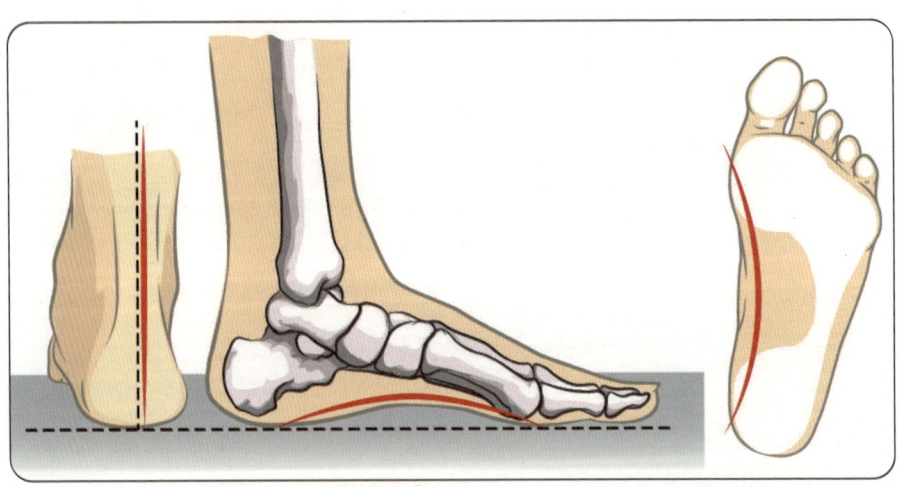

정상적인 발의 아치(Arch)

- 발바닥은 아치(Arch)모양으로 배열되어 체중을 지지하고 무게를 분산시킨다.
- 뒷굽이 높은 신발을 오래 신거나 발바닥의 아치형태가 무너지면 발바닥 통증/무좀/무지외반/티눈/요통/만성두통/휜다리(O,X자 다리)/어깨결림 등 질병 발생의 원인이 될 수 있다.
- 아치(족궁) 유지를 위하여 '족궁 보조구(발 교정구)'를 활용하는 것이 좋다.

(2) 발바닥 통증의 원인

일명 족저근막염, 족저건막염 등으로 알려진 병들은 발가락과 발바닥의 화끈거림, 통증과 이상감각, 쥐가 나는 등의 증세를 나타나게 한다. 발바닥 통증의 원인은 발가락과 발바닥 사이의 근막과 인대들의 긴장 때문에 발생한다.

굳은살, 티눈, 무좀 등은 발바닥을 지나는 신경과 혈액순환의 장애 때문에 주로 발생된다(족궁을 잘 유지하면 발바닥이 부드러워지면서 위의 증상들이 모두 사라진다).

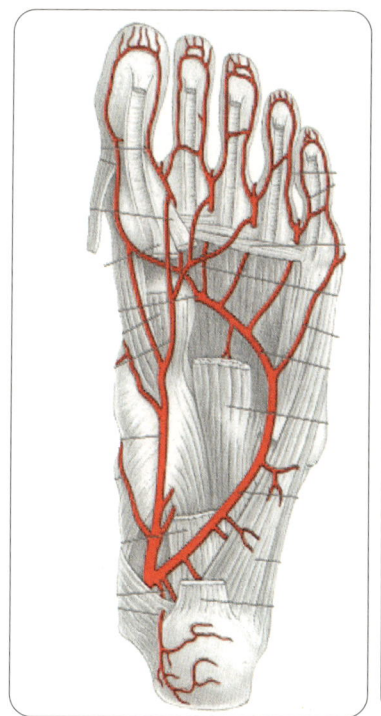 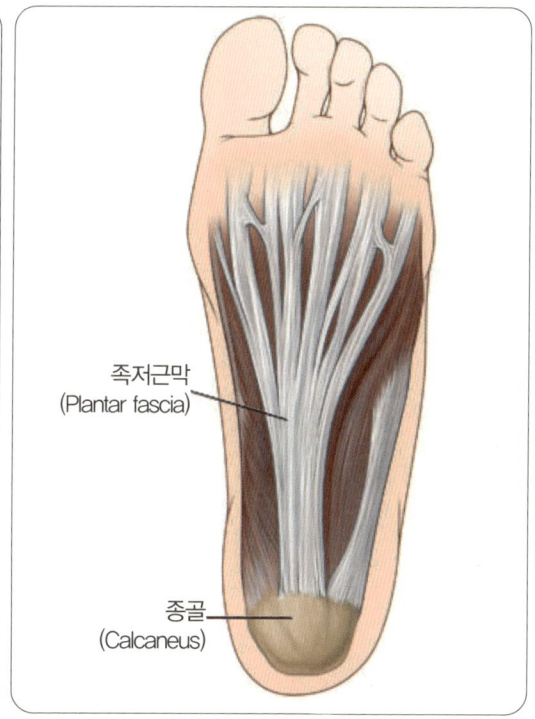

발바닥의 혈관과 족저근막

발의 아치(족궁)를 본래의 자세(NP:Natural Posture)로 회복하는 SNPE바른자세운동을 실천하면 족저근막의 긴장을 완화시켜 통증을 해결할 수 있다. 또한 하이힐처럼 뒤굽이 높은 신발은 피하는 것이 좋다.

3 정상적인 발자국/비정상적인 발자국

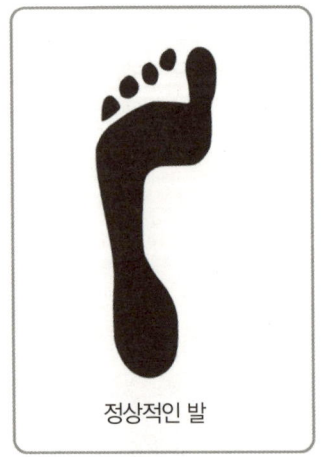

정상적인 발

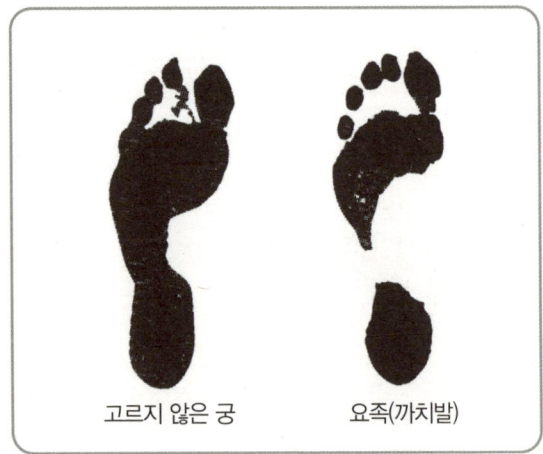

고르지 않은 궁   요족(까치발)

- 발바닥에 잉크칠을 하거나 풋 체크기(센서를 이용한 발 분석기)를 활용하면 개인별 발바닥의 구조적 상태를 파악할 수 있다.
- 발의 족궁 유지에 실패하면 발바닥의 통증, 무지외반증, 티눈, 무좀, 굳은살, 요통, 종아리 당김, 쥐나는 발, 쉽게 피로한 증상 등이 나타난다.
- 지금도 발에 무좀이 생기면 식초물에 발을 담그는 민간요법을 실시하는 사람들이 많다. 그러나 근본적인 무좀 치료방법은 발바닥의 족궁을 잘 유지시켜서 혈액순환과 신경전달이 원활해지도록 하는 것이다.

4 족궁 보조구(발 교정구)를 활용한 족궁(Arch) 유지 방법

- 족궁 유지를 위하여 특수 제작한 족궁 보조구(발 교정구)를 발바닥 밑에 깔아준다.
- 신발을 바꿔 신을 때도 족궁 보조구(발 교정구)을 분리하여 신발에 깔아준다.(※더 많은 정보는 www.smuv.co.kr 참고)

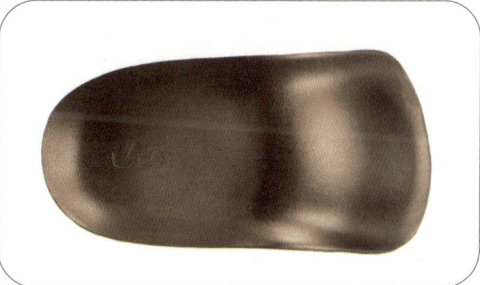

부드러운 소재로 제작된 SMUV 족궁 보조구(발 교정구)

- 너무 딱딱한 족궁 보조구(발 교정구) 제품은 발바닥을 아프게 하므로 장시간 사용에 불편하다.
- 족궁 보조구(발 교정구)는 약간 부드러운 느낌을 주는 재질로 만든 것을 사용하는 것도 좋다.
- 장시간 서 있는 사람들에겐 매우 필요하다(ex. 교사, 백화점 근무자, 아르바이트 학생 …).

개인별 깔창 주문제작 방법

- 주문 제작이며 의뢰한 사람의 발을 몰드 폼에 찍어서 석고 모형을 제작한 후 발의 크기와 모양에 맞도록 신발 깔창을 만드는 방법이다.
- 장점 : 개인별로 족궁을 정확히 찍어서 깔창을 만들 수 있다.
- 깔창 제작 시 딱딱한 재질 혹은 부드러운 재질로 선택 가능하다.

- O자 다리, X자 다리 교정용으로 깔창을 특별히 제작하기도 한다.
- 맞춤 깔창으로 제작하여도 재질이 딱딱하면 장시간 보행에 불편함을 초래하는 단점이 있다.

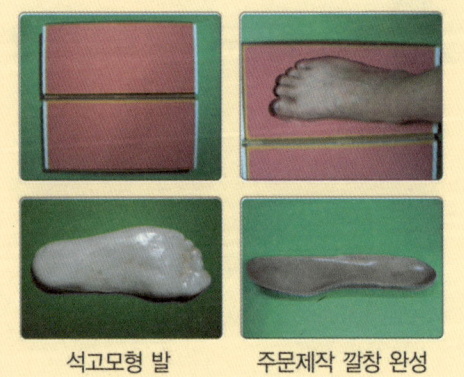

석고모형 발   주문제작 깔창 완성

(1) 발의 아치(족궁)를 유지시키는 방법

- 뒷굽이 높은 신발을 신지 않는다.
- 일반 신발 깔창 대신에 발의 아치(족궁) 유지를 위해 특수제작된 족궁 보조구(발 교정구)를 사용한다.

(2) 족저근막염을 예방하는 방법

- 족저근막염은 발뒤꿈치 뼈에서 발바닥 앞쪽으로 연결된 족저근막에 염증이 발생되어 발바닥이 찌릿찌릿하거나 통증이 발생되는 질병이다.
- 실내에서는 'SNPE ① 동작'을 족궁 보조구(발 교정구) 위에서 실시하고 'SNPE 웨이브 베개'를 자주 밟아서 아치(족궁)를 자극해 준다.
- 외출 시 아치(족궁)를 받쳐주는 족궁 보조구를 활용한 신발을 착용하면 발바닥 근막(족저근막)의 긴장과 염증으로 인한 통증을 해결하는데 도움이 된다.

5 걷는 것은 최고의 요통 치료다

수술 외에는 치료가 불가능하게 보였던 많은 요통 환자들이 걷기 운동을 통하여 요통과 허리디스크 통증을 극복하고 정상적인 생활을 하는 것을 저자는 많은 사례를 통하여 경험하였다. 그래서 내린 결론은 **"걷는 것이 곧 치료다."**

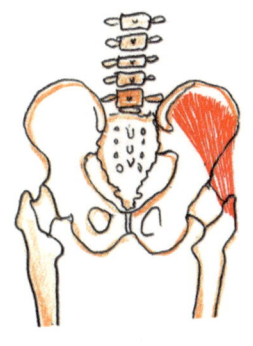

중둔근

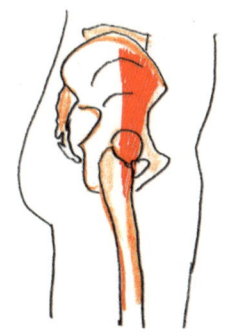

대퇴근막장근

- 걷기 운동은 햄스트링 근육, 대둔근, 대퇴근막장근, 중둔근, 대퇴사두근 등을 골고루 사용하여 고관절과 골반의 움직임을 활성화시킨다. 또한 골반을 붙잡고 있는 근육들의 근력을 강화시켜 골반의 균형을 잡도록 도와준다. 특히 '중둔근, 대퇴근막장근'은 보행 시에 골반이 수평을 유지하도록 작용한다.
- 걸을 때 뒷종아리를 최대한 신전시키는 것이 중요하다. 인위적으로 엄지발가락을 위로 당긴다는 느낌으로 걷는다.
- 요통, 허리디스크가 있는 사람들은 SNPE 바른자세 척추운동과 병행하여 하루 2시간 이상 걷기를 권장한다.

6 바르게 걷는 "3박자 보행"

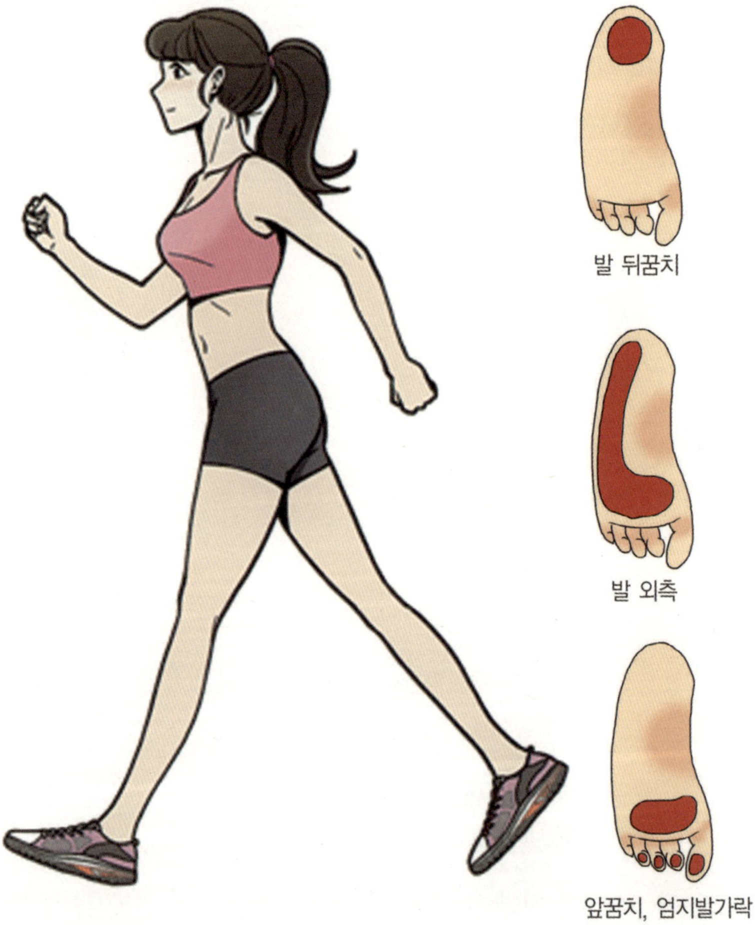

발 뒤꿈치

발 외측

앞꿈치, 엄지발가락

걸을 때 발바닥은 ① 발 뒤꿈치 → ② 발 바깥 → ③ 앞꿈치, 엄지발가락 순서로 착지한다.

7 바른자세 걷기와 신발 – 걷는 것을 우습게 생각하지 말자

척추교정(카이로프랙틱/추나요법), 침, 뜸, 수술을 하여도 요통이 재발하거나 근본적인 통증 해결이 되지 않는 이유는 무엇일까?

많은 원인이 있겠지만 이 중에서도 움직임(운동)의 양이 적어 발생하는 근력의 약화현상 때문에 척추에 변형이 생겨 요통이 지속되는 경우가 대부분이다.

본인의 체험사례를 써 준 영국 유학생 이철의 군을 예로 들어 보겠다(p.233참고). 이철의 군이 처음 저자를 방문했을 당시 한쪽 발을 절뚝거리며 걸을 정도의 요통으로 고생하고 있었고 척추 수술을 잘 권하지 않기로 유명한 대형 병원에서조차 강력하게 수술을 권유할 만큼 허리디스크에 의한 신경눌림 현상이 심각하였다.

그러나 수술적 방법보다 운동을 통한 치료방법은 없는지를 알기 위해 저자를 찾아왔을 때 SNPE 척추교정운동법과 딱딱한 베개의 사용, 걷기와 근력강화의 중요성을 설명해주었고 하루에 **최소 2시간 이상 뒷굽 낮은 신발을 착용하고 걷기**를 권유하였다.

처음엔 극심한 통증 때문에 포기하려는 마음도 있었으나 인내를 갖고 매일 걷기를 한 결과 약 3개월 후부터는 정상적인 걸음걸이로 변하게 되었고 4년의 세월이 경과한 현재까지 허리 통증이 발생하지 않고 있으며 건강한 생활을 하고 있다.

보행 시 반드시 뒷굽이 낮은 신발을 신도록 조언했으며 종아리 뒤가 당기는 운동을 강조하였다. 물론 SNPE의 다른 운동도 알려 주었지만 이철의 학생을 정상으로 만든 일등공신은 열심히 실천한 "바른자세 걷기"였다고 저자는 생각한다.

8 뒷굽이 없는 신발은 요통 및 무릎 관절통에 효과가 좋다

- 저자는 일본의 신발의학지(靴の醫學: 1994년판 日本靴醫學會)에 발표된 논문에서 뒷굽 없는 신발이 요통 및 무릎 관절통 환자에게 상당한 효과가 있었다는 임상실험 결과자료를 접한 후 기능성 신발에 관하여 많은 관심을 갖게 되었다.
- 만성 요통환자, 자세 불균형, 비만, 무릎 통증 등으로 고생하던 많은 사람들이 뒷굽 없는(heelless) 신발을 착용한 후 놀라울 정도의 증세 호전과 통증이 없어지는 경우를 저자는 수년간에 걸쳐서 직접 목격하고 경험할 수 있었다.
- 일반 신발은 발 앞꿈치로 걷기 때문에 대퇴부 근육을 주로 사용한다. 그러나 뒷굽 없는 신발은 평소 잘 사용하지 않아 경직된 종아리 뒤쪽 근육의 움직임을 좋게 하여 요통 및 무릎관절통에 효과가 좋다.

(1) 신발의학지(靴の醫學: 1994년판 日本靴醫學會) 실험 효과 요약
- 요통 환자의 경우 3개월 이상 신고 다녀야 효과가 있었다.
- 무릎 관절통 환자는 4개월 이상 신고 다녔을 때 유효한 효과가 나타났다.
- 실험 대상자들을 CT로 조사한 결과 대부분 근력이 강화되었다.
- 5일간만 신었던 사람들은 오히려 증상이 악화되는 것처럼 느껴지는 경우도 있었다.
- 2개월 이상 뒷굽 없는 신발을 착용한 대부분의 사람들이 요통, 무릎관절통에 좋은 효과가 있었다고 답하였다.

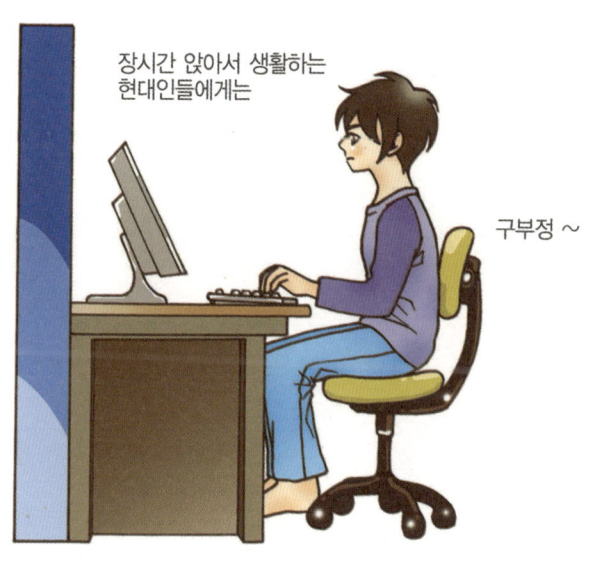

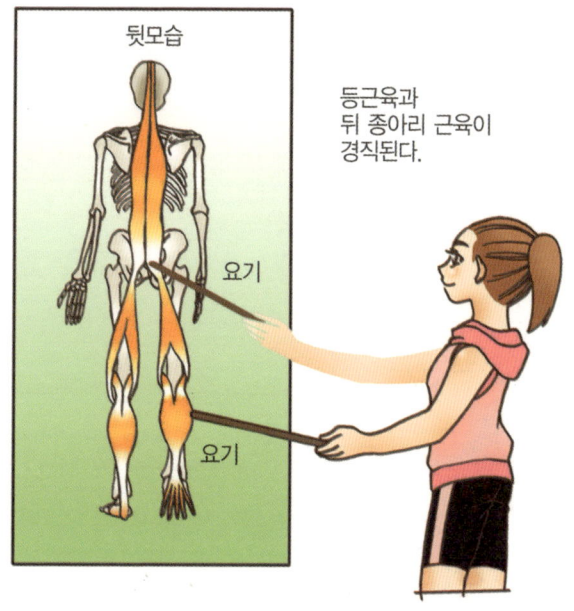

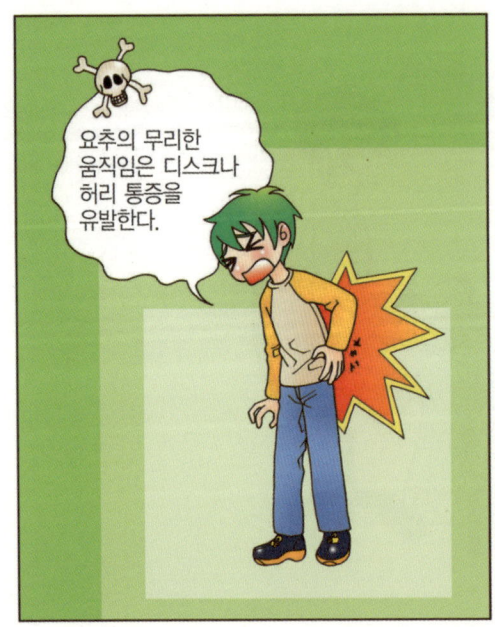

※ 서 있는 것보다 앉아 있는 것이 허리에 더 부담을 준다.

- 평소에 SNPE 수련을 꾸준히 실천하면 종아리 근육 뒤쪽의 경직 현상을 완화하는 데 도움이 될 수 있다.
- 허리 통증 예방을 위하여 평소에 종아리 근육 뒤쪽을 이완하는 스트레칭 및 걷기를 많이 하는 것이 필요하다.

9 바른자세 걷기 기능성 신발

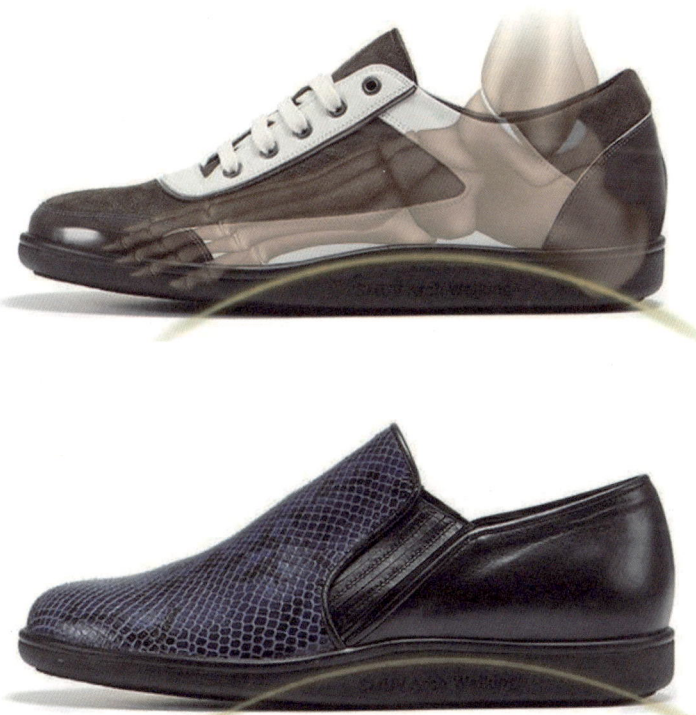

- SMUV 아치워킹 기능성 신발은 발(foot)의 족궁(arch)를 보호할 수 있도록 신발의 깔창(Insole)과 밑창(Outsole)을 특수 설계하여 제작하였다.
- 인체의 정상적(Normal) 무게중심 선(Gravity Line)은 뒤쪽에 있다. 따라서 인체역학(Kinesiology)원리를 적용하여 SMUV 아치워킹 신발의 무게중심도 뒤에 있도록 설계, 제작되었다.

10 좋은 신발 선택법

- 뒷굽이 높은 신발(하이힐)을 신고 가는 사람들의 발목을 5분간만 관찰해 보자. 발목이 중심을 못 잡고 좌우로 불안정하게 움직이는 것을 알 수 있다.
- 밑창은 부드럽고 탄력이 있어야 발바닥 전체로 충격을 고루 분산시킬 수 있다. 또한 좋은 신발은 발목을 보호할 수 있어야 한다. 신발의 뒷굽은 높지 않거나 없는 것이 좋으며 발에 가해지는 충격을 줄여서 무릎과 골반이 받게 될 충격을 완화시켜주는 것이 좋다.
- 현대의 많은 여성분들이 생리통을 호소하고 있다. 장시간의 의자 생활, 뒷굽 높은 신발의 착용으로 인한 종아리 근육의 위축 등으로 골반 움직임의 제한을 초래한다. 골반 움직임의 제한은 골반 내의 여성관련 장부의 기능도 저하시켜 생리통을 발생시킨다.
- 발 관절을 자유롭게 움직일 수 있는 것이 좋으며 뒷굽이 높은 신발은 발 관절의 움직임에 제한을 초래하고 상체를 앞으로 굽어지게 만들어 좋지 않다.
- 뒷굽이 낮은 신발은 보행 시 발, 무릎, 허리 관절들을 충격에서 보호해 주며 미세근육을 움직여 혈액순환을 촉진시켜 주고 평지에서도 등산할 때와 같은 근력강화와 자세 수정의 효과를 기대할 수 있다.
- 운동화는 몸에 부담이 되지 않는 가벼운 것이 좋다.

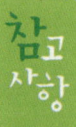

- 뛰는 것보다 걷는 것이 운동 효과가 크며 충격량이 적어 관절 보호에 유리하다.
- 마사이족은 육류를 주식으로 하는 식생활에도 불구하고 콜레스테롤 수치가 낮다. 이는 하루 3만보 이상 걷기 때문이며 바른자세 걸음걸이로 인해 근육도 튼튼하여 척추 질병이 드물다고 한다.

11 신발 관련 이야기

- 외국에선 '족부의학'이라 하여 오래 전부터 발 건강과 관련한 연구가 활발하게 진행되어 왔다.

- 늦은 감은 있지만 국내에서도 최근에 웰빙(well being) 바람을 타고 발 건강에 유익한 발 마사지, 깔창(족궁보호), 다양한 기능성 신발 등이 소개되고 있다.

- 직립보행을 하는 인간의 특성상 바른자세 유지를 위해서 신발의 중요성은 더욱 강조되어야 한다. 뒷굽이 높은 신발의 착용은 정상적인 인체의 역학구조를 해치며 요통, 만성피로, 발바닥의 굳은살, 비뚤어진 자세를 유발한다.

- 경사진 바닥 위에 건물을 세울 수 없듯이 뒷굽이 높은 신발을 신고 보행하게 되면 발바닥의 각도를 경사지게 만들어 인체의 다른 부분이 균형을 잡기 위해 보상적으로 자세가 변형된다.

- 만성요통과 피곤함을 자주 느끼는 사람들은 뒷굽이 낮은 신발로 교체하여 하루 2시간 이상 걷기를 하면 증세 호전에 많은 효과를 경험할 수 있다.

- 저자는 요통과 무릎 통증으로 고생하는 사람들에게 뒷굽이 낮은 기능성 신발을 착용하고 하루 2시간 이상을 걷게 한 결과 많은 사람들이 요통과 무릎 통증이 없어지는 임상사례를 다수 경험하였다. 특히 고관절 통증으로 고생하는

사람들은 고관절을 교정하거나 침치료, 물리치료를 받아도 재발하는 경우가 많은데 뒷굽이 없는 기능성 신발을 착용하고 하루 2시간 정도씩 걷고 난 후 고관절 통증이 크게 감소하는 사례를 경험할 수 있었다. 이는 인체의 근육이 발목, 무릎, 고관절까지 체인처럼 연결되어 있어 각 관절끼리 서로 영향을 주고 받기 때문일 것이라 여겨진다.

- 종아리 뒤쪽의 경직된 근육을 이완시켜 주는 뒷굽이 낮은 기능성 신발은 요통 개선과 다이어트에 중요한 역할을 한다는 것을 체험과 임상실험을 통하여 확인할 수 있었다.

> **저자의 조언**
> - 앞으로 국내에서 다양한 기능성 신발이 연구되고 보급되는 사회적 환경이 조성되길 기대해 본다.
> - 해외로 수출되는 신발 상품이 되려면 고부가 가치의 기능성 신발 개발도 하나의 해답이 될 것이라 전망해 본다.

12 기능성 신발에 관하여

- 척추교정방법과 인체역학운동을 연구하고 개발하면서 바른자세 관리와 요통 치료 시 신발의 중요한 역할에 관하여 소홀히 다루어진 부분을 깨닫게 되었다. 근골격계 질환으로 고생하는 현대인들의 숫자가 증가하는 이유는 걷기 운동 부족 때문인 경우가 대부분이다. 가볍고 편한 기능성 신발을 착용하고 걷는 것이 걷기 운동을 장려하는 것에 도움이 될 수 있어 저자는 기능성 신발 개발에 많은 관심을 갖게 되었다.

- 예전에 변리사(특히 지적재산 변호사) 시험 공부를 한 경험이 있어서 특허청을 방문하여 기능성 신발과 관련하여 특허 출원된 것을 조사하였다.

- 저자가 경험한 기능성 신발들은 뒷굽이 높은 일반 신발들의 단점을 보완하여 뒷굽이 없거나 푹신한 소재를 첨가하여 편안한 보행, 재활운동, 다이어트, 요통개선 등에 많은 도움이 되었으나 기능성이 너무 강조된 일부의 신발은 보행 시 발목이 자주 꺾이거나 정지상태 시 중심을 잡기 어려운 단점이 있었고 착용감과 보행에 불편함을 초래하는 경우도 있었다.

- 저자가 처음에 관심을 갖고 연구한 것은 족궁 보조구(발 교정구)와 뒷굽을 완전히 절단한 신발, 밑이 둥근 신발(일명 마사이워킹화)였다. 일반 신발에 깔창(족궁 보조구)을 부착하고 보행을 하면 인체의 중심을 잡아주고 족궁을 자극하는 장점이 있다. 딱딱한 재질의 족궁 보조구(발 교정구) 착용 후 장시간 보

행 및 정지 상태일 때 발바닥에 통증을 느끼는 사람들은 약간 부드러운 재질의 족궁 보조구(발 교정구)를 사용하는 것이 바람직하다.

- 뒷굽을 완전히 절단한 신발의 경우엔 종아리 뒤쪽 근육 자극이 강하게 되어 평소 쓰지 않던 근육이 자극되는 장점도 있었으나 장시간 보행에 적합하지 않고 과운동성으로 인한 피로현상이 발생하여 평상시 신고 다닐 수 있는 신발의 기능으로 적합하지 않았다. 즉, 재활운동 치료 목적으로 일시적인 사용에 필요한 신발이었다.

- 밑이 둥근 신발(마사이워킹용 알려진 신발)은 위에서 설명한 뒷굽을 완전히 절단해 공간이 있는 부분을 쿠션 소재로 둥근 형태로 만들어 채워 넣은 것이다. 밑이 둥근 신발은 뒷굽을 완전히 절단한 신발의 단점을 보완하여 뒷굽에 쿠션 소재를 부착하여 보행에 도움을 주는 기능이 있었다. 그리고 걷기 운동이 부족한 현대인들에게 걷기 운동을 자극하는 새로운 모델의 신발 형태를 제시한 장점도 있었다.

- 그러나 밑이 둥근 신발(마사이워킹용 알려진 신발)을 경험해 보면 정지상태일 때 심한 흔들림, 우천 시 미끄러짐, 보행 시 발목이 자주 꺾이는 현상 등이 발생되어 단점으로 지적되었다. 그리고 마사이족들은 맨발로 다니거나 장시간 걷는 것이 습관화되어 건강한 것이지 일명 마사이신발로 알려진 밑이 둥근 신발을 신고 다니지 않음을 알아야 한다. 즉, 마사이워킹은 언어적 조합이지 특수한 워킹법이 아니다. 마사이족들의 생활환경이 많이 걸어야 살 수 있는 환경이라 할 수 없이 많이 걸어야 하는 것이고 많이 걷다 보니 성인병, 근골격계 통증, 요통 등의 질환 예방이 가능했다는 것이다.

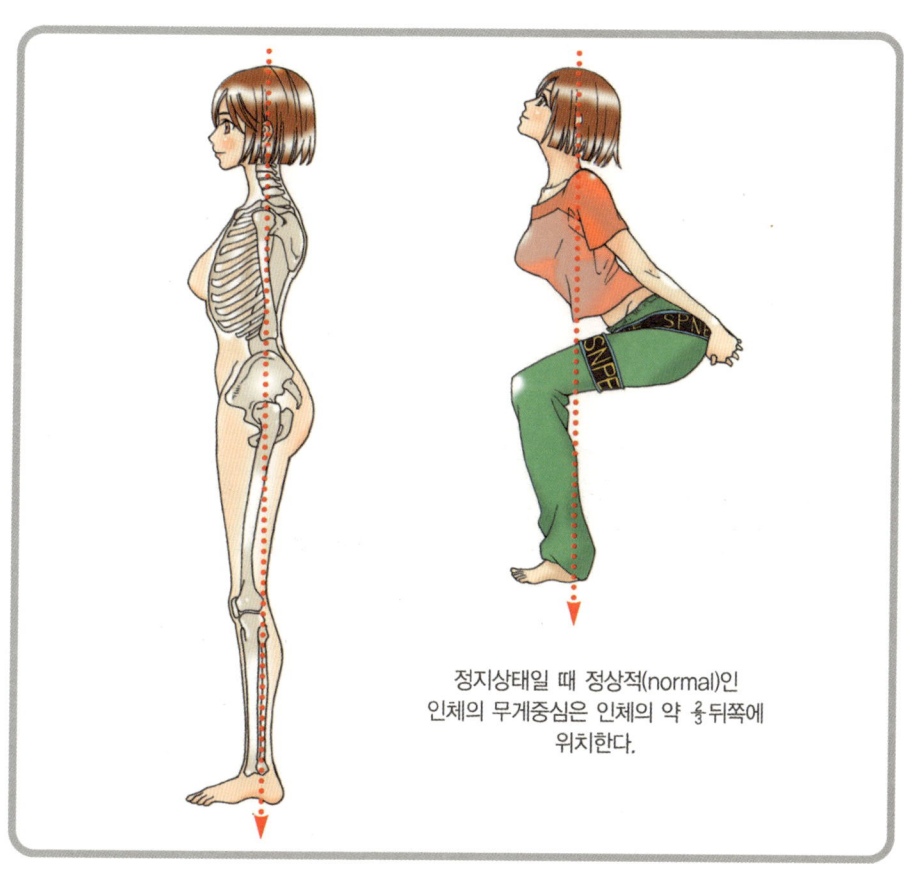

정지상태일 때 정상적(normal)인 인체의 무게중심은 인체의 약 ⅔뒤쪽에 위치한다.

- 인체를 옆에서 관찰하면 정상적(normal)인 무게중심 중력선(Gravity line)은 인체의 귀 부분에서 발 뒤쪽의 복숭아뼈 부분을 지나게 된다. 즉, 정지 상태일 때 가장 안정된 자세는 무게중심을 발 뒤쪽에 두는 것이 중요함을 명심하자.
- p.138에 소개한 SNPE ① 동작 수련 시 무릎이 발끝을 넘지 않고 몸의 무게중심을 발 뒤쪽(복숭아 뼈) 부분에 두고 발 앞쪽이 살짝 들리는 기분으로 SNPE ① 동작을 수련하도록 지도하는 이유는 인체역학구조와 무게중심을 고려했기 때문이다.
- 족궁 보조구(발 교정구)의 착용은 인체의 정상적(normal) 체형유지에 도움을 주어 자세교정에 긍정적 역할을 할 수 있다.

- 그런데 현대인들 신발의 무게중심은 과연 어디에 있는가?

- 일반 구두와 하이힐은 물론 소위 기능성 신발(밑이 둥근 신발)이라고 알려진 신발들도 무게 중심이 앞으로 기울어져 있는 단점이 있다.

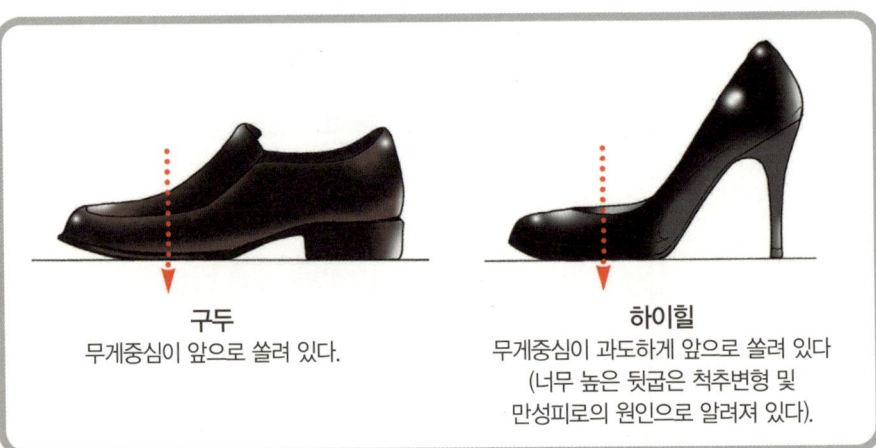

구두
무게중심이 앞으로 쏠려 있다.

하이힐
무게중심이 과도하게 앞으로 쏠려 있다
(너무 높은 뒷굽은 척추변형 및
만성피로의 원인으로 알려져 있다).

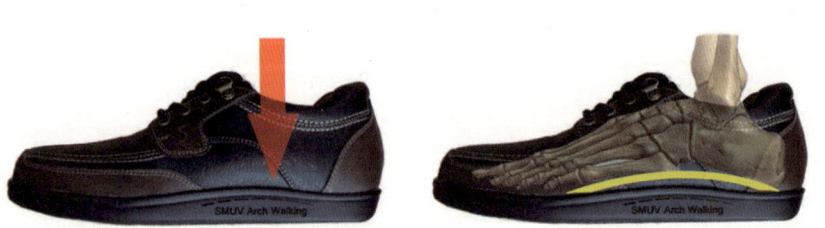

- 족궁 보조구는 인체의 무게 중심이 뒤에 있도록 도움을 준다.
  ※ 족궁 보조구 착화 후 SNPE ① 바른자세운동이 가능하다.(p.138 참고)
- 족궁 보조구를 착용하고 걷는 것은 발의 족궁(Arch)을 보호하고 발 바닥 전체를 자극하여 혈액 순환 촉진에 도움이 된다.
- 장시간 걸어도 발이 편안하고 전신의 피로감이 덜한 신발이 좋은 신발이다.

13 족궁 보조구(발 교정구 Orthotics)

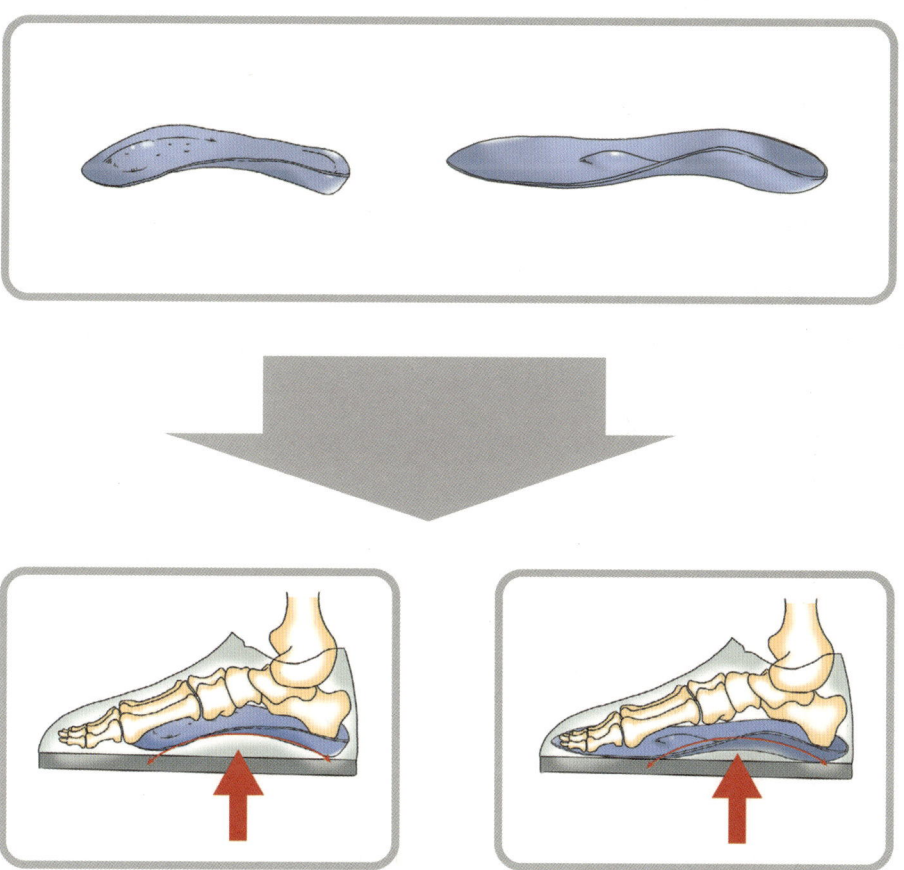

- 족궁 보조구(발 교정구 Orthotics)를 착용하는 것은 발의 아치(Arch, 족궁)를 자극하여 혈액 소통에 도움을 주고 신체의 균형을 바로잡아주어 체형관리 및 자세 교정에 많은 도움이 된다.

14 인체의 균형 테스트

인체의 무게중심이 정상적으로 뒤로 가 있으면 척추의 밸런스가 바르게 정렬되어서 아래의 그림과 같이 타인에게 균형테스트를 실시했을 때 신체의 중심이 앞뒤로 흔들리지 않는다.

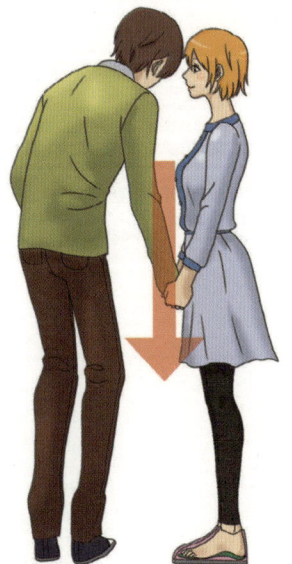

I. 체험자가 족궁 보조구(발 교정구) 위에 바르게 선 상태에서 양 손을 앞으로 깍지낀다.

  타인이 체험자 옆에 서서 한 손으로 주먹을 쥐고 위에서 수직으로 힘껏 눌러보면 척추의 밸런스가 바르게 정렬되어 신체 중심이 앞으로 잘 기울지 않는다.

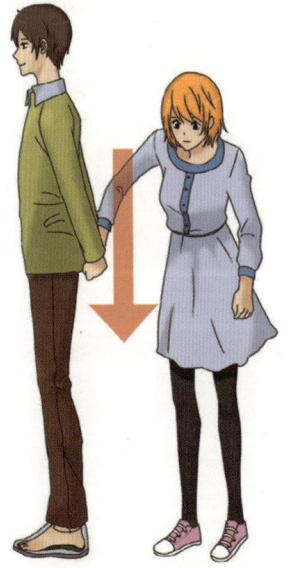

II. 체험자가 족궁 보조구(발 교정구) 위에 바르게 선 상태에서 양 손을 뒤로 깍지낀다.

  타인이 체험자 옆에 서서 한 손으로 주먹을 쥐고 위에서 수직으로 힘껏 눌러보면 척추의 밸런스가 바르게 정렬되어 신체 중심이 뒤로 잘 기울지 않는다.

족궁 보조구(발 교정구)를 착용 후 SNPE ① 동작

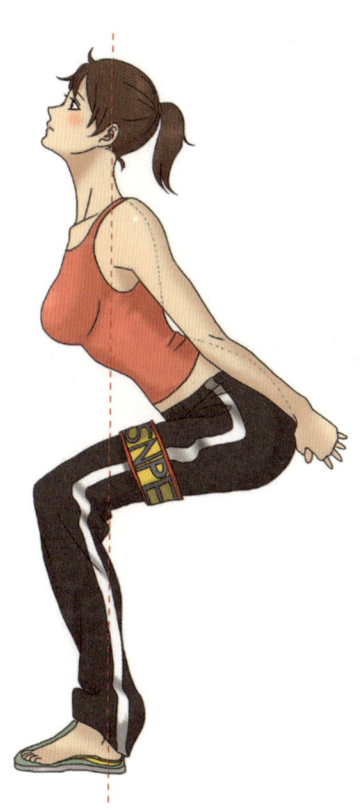
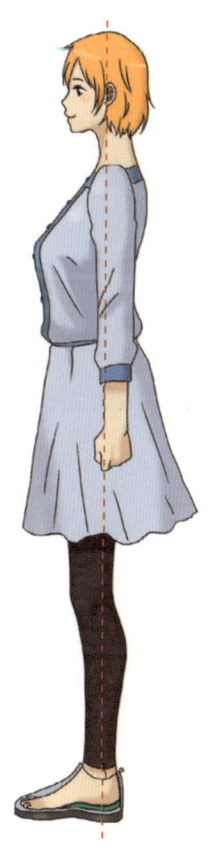

족궁 보조구(발 교정구)를 착용 후 SNPE ① 동작을 취하면 무게중심이 자연스럽게 뒤로 이동하여 안정적인 자세가 가능하다.

- 족궁 보조구(발 교정구)를 착용 후 서 있으면 자연스럽게 무게중심이 인체의 뒤쪽으로 위치하게 된다.
- 족궁 보조구(발 교정구)는 자연스럽게 자세교정이 되도록 도움을 줄 수 있다.

15 특수 설계된 SMUV 족궁 보조구(발 교정구 Orthotics)

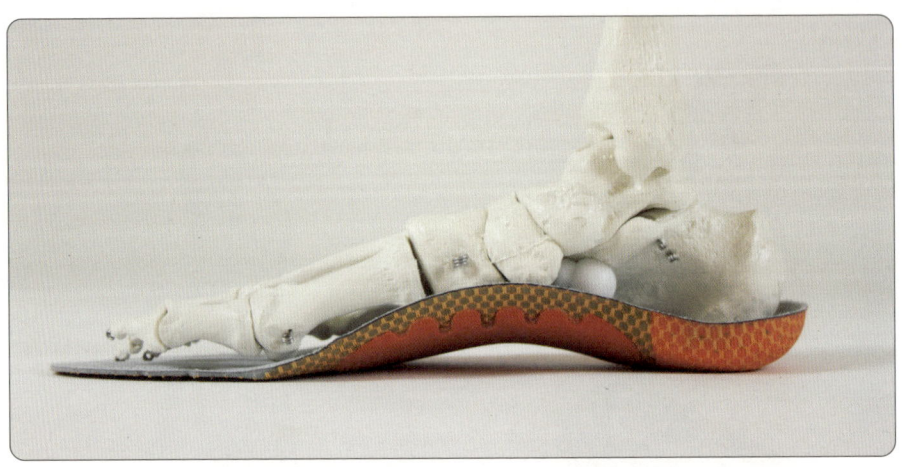

SMUV 기능성 맞춤깔창 족궁 보조구(발 교정구)

- SMUV 족궁 보조구(발 교정구)를 착용하여 SNPE ① 척추운동을 실시하면 인체역학 바른 자세를 취하기 좋은 장점이 있다.
- SMUV 족궁 보조구(발 교정구)는 맞춤깔창, 체중분산, 무게중심을 바로잡는 기능이 있다.
- SMUV 족궁 보조구(발 교정구)는 여러 개의 신발에 사용이 가능하며 발 바닥과 발의 아치(Arch, 족궁)를 편안하게 지지할 수 있도록 탄성, 복원력을 과학적으로 실험하고 설계한 후 특허를 획득한 기능성 발 교정 제품이다.

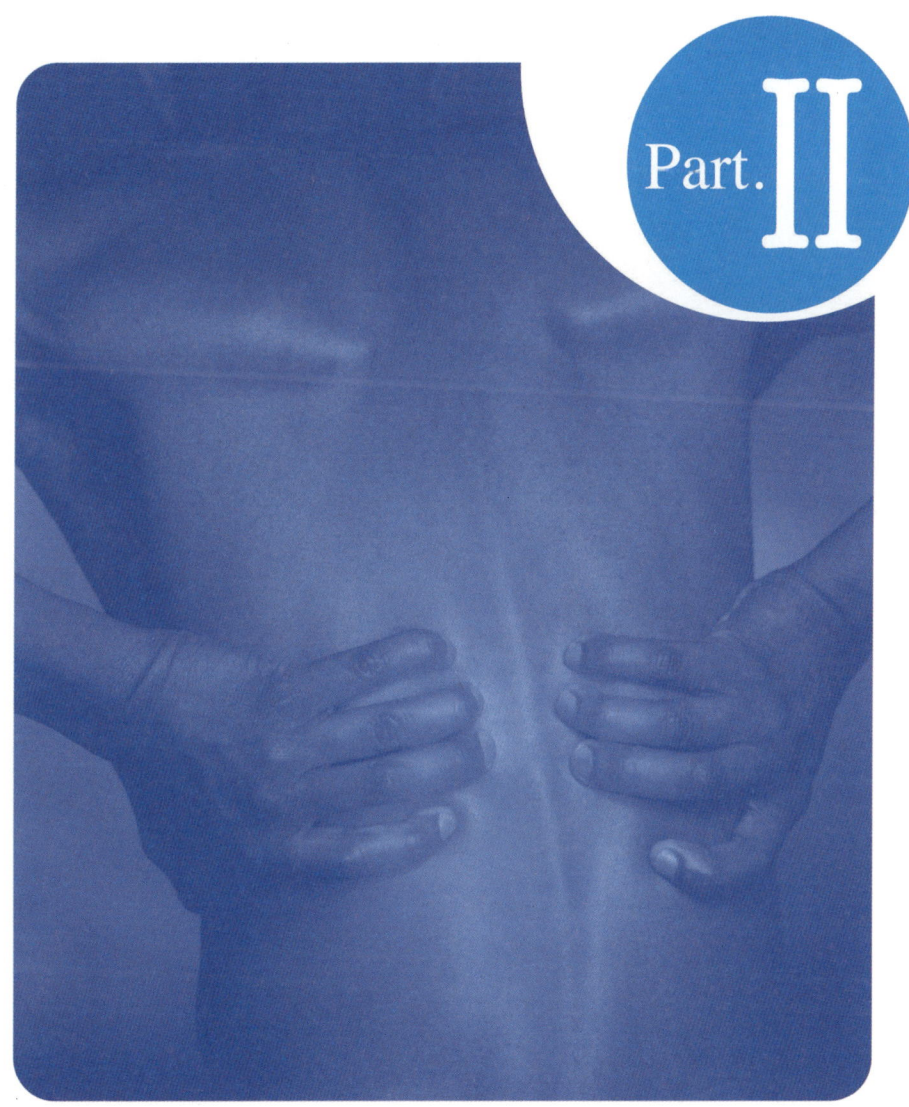

Part. II

SNPE 척추교정운동

Self Natural Posture Exercise

Chapter 01

SNPE 척추교정운동

1 SNPE 척추교정운동이란?

　Self Natural Posture Exercise의 약자로 자기 스스로(Self) 인간 본연의 자세를 (Natural Posture) 회복하는 운동(Exercise) 이라는 의미이다. 즉, 자기 스스로 비뚤어진 척추를 바로잡을 수 있는 자세교정 운동법이다.

- 비뚤어진 척추는 만병의 근원이 된다.
- 바른자세는 정신과 신체를 건강하게 만들어 준다.
- 척추의 변형은 원인 모를 질병의 원인이 된다.
- 척추가 건강해야 인생이 행복하다.
- 모든 통증은 굳어짐 때문에 발생되는 것이며 SNPE 척추교정운동은 굳어짐을 부드럽게 만들어 각종 통증을 없애준다.
- SNPE 척추교정운동은 몸을 따뜻하게 만들어 준다. 몸이 따뜻해야 면역력이 좋아지고 각종 질병을 예방할 수 있다.

2 SNPE 척추교정운동의 특징

SNPE 척추교정운동의 특징은 3U이다.
첫째, United(종합적이다). 둘째, Unique(독특하다). 셋째, Useful(실용적이다).

- SNPE 척추교정운동은 저자가 실제로 경험한 임상사례를 바탕으로 근·골격계 질환 때문에 고생하는 사람들을 위하여 요가, 필라테스, 피트니스, 카이로프랙틱, 추나요법, A.K(응용 근·신경학), 근육운동학 등을 공부하고 연구하여 만든 종합적(United)인 운동방법이다.
- 수년간의 임상사례와 결과물, 논리적인 접근을 통한 설득력 있는 치료 운동의 메카니즘과 인체역학 원리를 설명한 독특한(Unique) 운동 방법이다.
- 통증을 없애고, 바른자세를 만들어 준다. 또한, 부작용 없이 효과적이며 빠르게 좋은 결과들이 나오는 실용적(Useful)인 운동 방법이다.

인체는 360°의 원 형태로 근육이 형성되어 있다. 그러므로 인체를 감싸고 있는 모든 근육을 부드럽게 변화시켜 열을 발생시키면 골반교정과 자세수정이 되고, 허리 통증이 사라진다.

SNPE 바른자세 체형교정운동은 인체 역학적 원리를 응용하여 인체를 감싸고 있는 360°의 모든 근육을 부드럽게 변화시키고 Natural Posture(인간 본연의 자세) 회복에 도움이 되는 운동 프로그램으로 구성되어 자연치유력을 높여준다.

골반과 관절의 발산(벌어짐)은 몸을 차갑게 만들고 원인 모를 통증과 자세변형의 원인이 된다.

SNPE의 모든 동작은 수렴(모아줌)의 원리 그대로 점진적인 근육이완운동을 유도하여 몸에 열을 발생시키고 굳어진 곳을 부드럽게 변화시킨다. 이런 과정을 통하여 각종 통증이 없어지고 비뚤어진 자세는 자연스럽게 교정된다.

SNPE 척추교정운동 수련을 통하여 기존의 굳어있던 전후좌우의 모든 근육이 부드럽게 변화되면 요통, 허리디스크의 통증이 없어지고 비뚤어진 자세가 자연스럽게 교정되는 경우가 많다.

이유는 비뚤어진 자세와 통증의 원인이 되었던 근육의 굳어짐과 신경전달장애, 몸의 온도가 내려가는 저체온 증상이 SNPE 수련을 통하여 근육이 부드럽게 변화되고 신경전달과 혈액순환, 산소공급이 원활해지면서 몸이 따뜻하게 변화되기 때문이다.

3 SNPE 척추교정운동 벨트 사용의 기대 효과

- SNPE 수련 시 이용하는 벨트는 고관절 및 골반의 변위를 바로잡아주며, 변형된 **천장관절**(Sacroiliac Joint, 薦腸關節) 교정, 허리 통증 완화, 자세교정, 몸매관리에 도움이 된다.
- 벨트로 고관절, 골반, 다리를 묶어주는 것은 몸을 따뜻하게 만들어 주며 골반과 연결된 많은 근육과 인대들의 변형을 수정하여 비뚤어진 골반과 고관절이 교정된다. 특히 요통, 출산 후 몸매관리, 자세교정, 요실금 등에 효과가 좋다.
- 벨트를 활용한 수렴(모아주는) 운동은 척추교정의 시간을 단축한다.

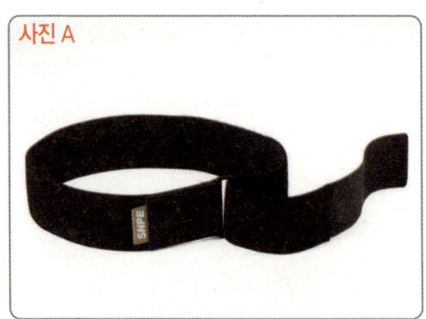

SNPE 고관절, 골반교정 벨트
(고무 성질의 탄력성 있는 벨트)

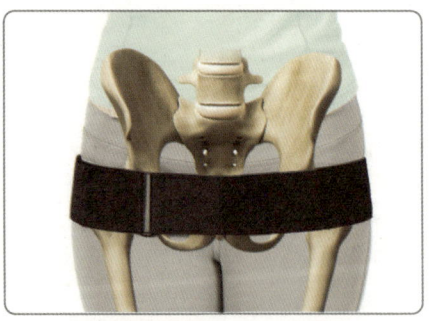

고관절 부위에 SNPE 고관절 벨트 착용

- 고관절과 골반의 변위를 교정하기 위하여 〈사진 A〉고무 성질의 탄력성이 있는 벨트를 착용하고 'SNPE 바른자세운동'을 수련하면 효과가 좋다.

- 〈사진 A〉의 고관절 및 골반교정 벨트는 평소 걷거나, 공부, 장거리 여행, 수면 시 착용하면 고관절의 벌어짐(외전) 현상을 빠른 시간에 교정할 수 있다.
- 천골과 장골(천장관절)이 벌어지면 골반 변위는 물론 요통의 원인이 될 수 있다. 〈사진 B〉의 SNPE 프리미엄 골반밴드를 사용하면 천골과 장골(천장관절)의 변위 교정과 동시에 고관절 교정에 유리하다.
- O자 다리(휜 다리) 교정을 원하는 사람들은 〈사진 A〉, 〈사진 B〉의 고관절 및 골반교정 벨트(고무 성질의 탄력성 있는 벨트)와 〈사진 C〉의 SNPE 바른자세 벨트를 동시에 자주 사용하면 교정 효과가 좋다(p.130 치아교정의 원리 참고).

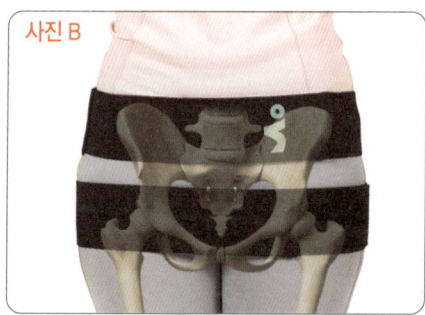
SNPE 프리미엄 골반밴드 착용(앞)
(산후 골반관리, 골반교정에 도움이 됨)

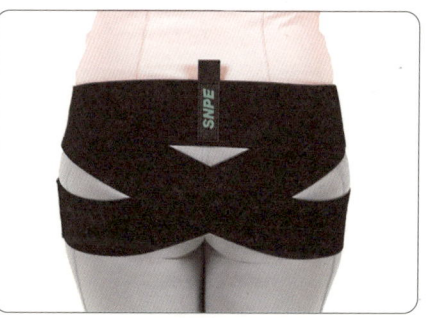
SNPE 프리미엄 골반밴드 착용(뒤)

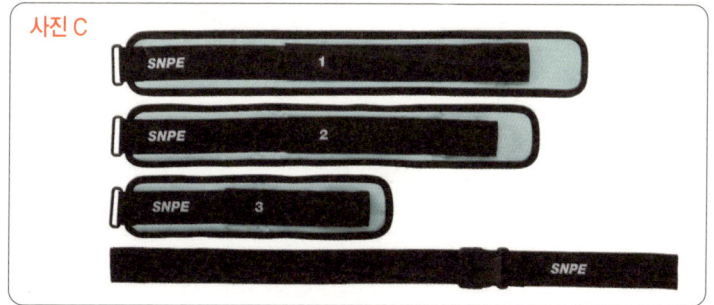
SNPE 바른자세 벨트
(발목, 종아리, 허벅지 벨트와 버클형 벨트를 포함하여 총 4가지 벨트가 있다.)
SNPE 바른자세학회 홈페이지(www.snpe.co.kr) 참고

4 치아교정 원리를 응용한 SNPE 척추교정운동

　장시간에 걸쳐서 보철과 탄력성 있는 작은 스프링, 고무 등의 도구를 활용한 지속적인 견인을 통해서 점진적인 치아교정이 가능하다는 점에서 SNPE 벨트를 척추교정운동 시 사용하면 좋겠다는 힌트를 얻었다. 단단한 치아도 교정(파골세포와 조골세포의 영향)되므로 비뚤어진 체형도 교정될 수 있다는 믿음을 갖게 되었다. 교정 후에도 치아 배열의 변위를 예방하기 위하여 치아교정 보조기를 착용하듯이 SNPE 벨트를 계속적으로 사용하여 운동하는 것은 체형변화의 재발 방지와 예방적 차원에서 중요하다. 저자가 치아교정 원리를 응용하여 SNPE 척추교정운동 시 SNPE 벨트를 활용한 느낌과 경험은 다음과 같다.

- 만성요통이 없어졌으며 몸이 따뜻해짐을 느꼈다. 치아도 교정되듯이 비뚤어진 체형도 교정될 수 있다는 자신감을 얻었다. 서두르지 말고 점진적으로 확실한 교정을 해야 한다.
- 벌어진 골반과 변위된 자세교정 시 벨트를 활용하자(고무성질의 탄력성 있는 벨트와 비탄력성의 벨트 사용).
- 보철장치 후 음식을 씹는 근육운동을 하면서 비뚤어진 치아를 교정하듯이 벌어지고 변위된 골반을 교정할 때 여러 가지 벨트를 활용하여 묶어주고 운동했을 때 자세교정이 잘되고 각종 요통이 사라졌다.
- 짧은 시간에 생리통, 요통이 없어졌으며 차갑던 몸이 따뜻해지고 혈색이 깨끗해졌다는 SNPE 척추교정운동 체험담을 많이 듣게 되었다.
- 처음에 힘든 과정만 잘 극복하면 모두들 좋은 결과를 얻었다.

치아교정 원리를 응용한 SNPE

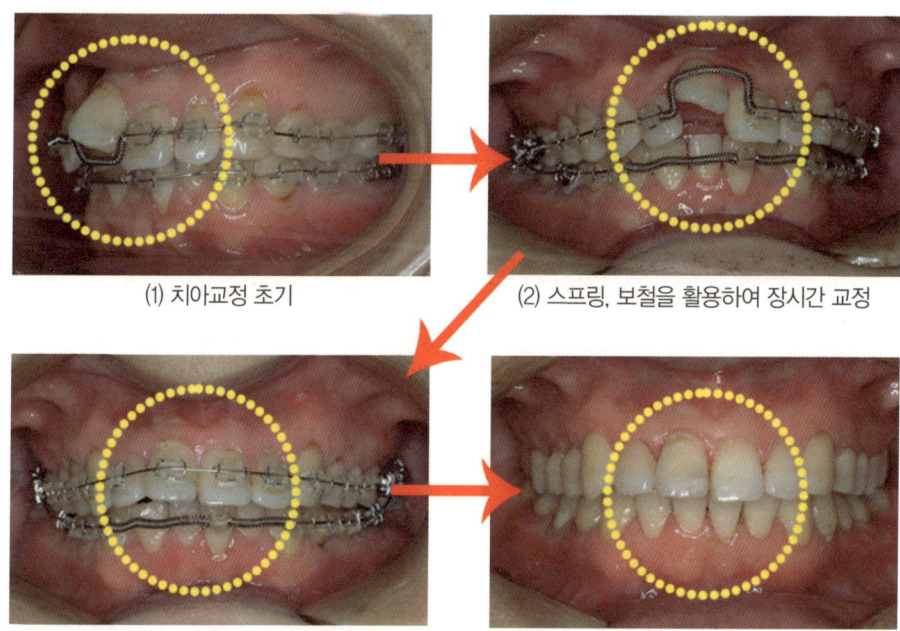

(1) 치아교정 초기
(2) 스프링, 보철을 활용하여 장시간 교정
(3) 장시간 치아교정 후 가지런해진 치아배열
(4) 치아교정 후

- 치아교정을 위해서 철사와 스프링, 고무 등을 이용한 교정도구를 사용해서 치아의 틀어진 배열 상태를 교정하듯이 SNPE 척추교정운동 시 자세수정을 위하여 벨트를 사용하여 운동한다.
- 일시적인 힘을 이용하지 않고 점진적인 이동과 근력회복, 공간확보를 이용한 순리적인 교정효과는 성공적인 결과를 이끌어 낸다.
- 치아교정 과정에서 철사의 견인력을 이용하여 파골세포와 조골세포의 상호 역할에 의해서 치아를 이동시키듯이 SNPE 척추교정운동 시 골반교정 벨트를 활용하면 근육의 불균형 작용을 수정할 수 있다.

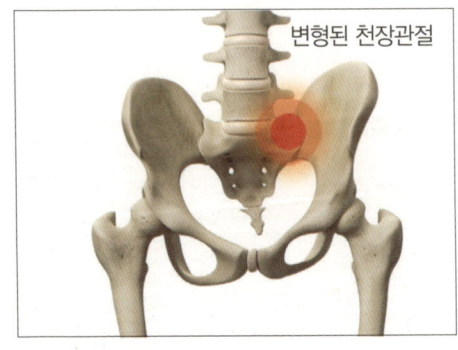
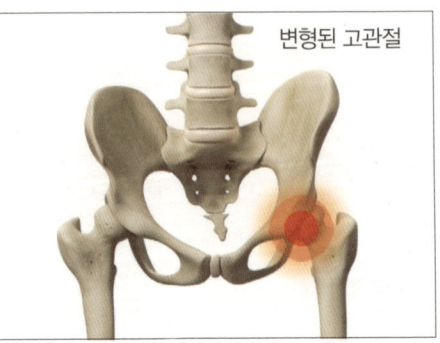

비뚤어진 자세, 잘못된 운동습관은 고관절, 골반의 변형과 통증의 원인이 된다.

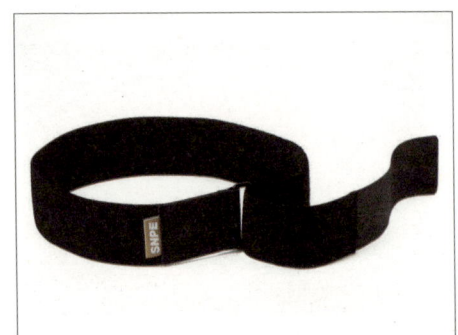
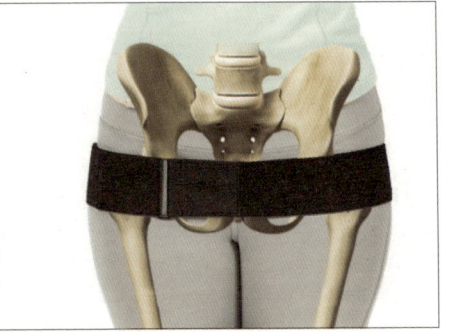

치아교정의 원리를 적용한 'SNPE 고관절, 골반교정 벨트'를 착용하여
점진적인 고관절, 골반교정이 되도록 돕는다.

- 급격한 충격이나 과도한 힘에 의한 교정은 인체 생리상 거부반응을 나타낸다.
- 빠르게 지은 건물이 부실하듯이 인체를 대상으로 한 체형교정도 충분한 시간과 점진적인 노력(인체역학구조에 맞는 운동)을 통하여 튼튼한 신체구조를 만드는 것이 필요하다.
- SNPE 척추교정운동 시 다리를 묶고 동작을 하는 것은 몸을 따뜻하게 만들어 준다. 모든 병은 냉한 곳에서 발생된다(다리를 묶고 정지하는 것이 아니라 움직여 준다).
- 빠른 시간에 효과가 나타난다는 모든 방법들은 시간이 흐른 후에 판단해보

면 부작용 또한 많이 발생했음을 알 수 있다. 점진적인 교정방법이 인체에 유익하다.

- 체형변화는 근육과 인대의 변형을 동반하는 것이 특징이다. 자동차도 오래 운행하면 부속품들을 조이는 나사가 느슨해지듯이 사람들도 나이가 들면서 인체 내 각 관절들 사이에서 부조화가 발생하여 각종 통증과 척추가 비뚤어지는 등의 자세변형이 발생된다. 즉 느슨해진 것은 조여주어야 한다.

- **SNPE 척추교정에서 벨트를 사용하는 것은 치아교정 시 사용되는 철사 등의 교정도구에 해당된다. 또한 많은 임상과정을 겪으며 느낀 점은 벨트(탄력성, 비탄력성)를 사용하면서 SNPE 척추교정운동을 했을 때 기적 같은 자세교정의 변화는 물론 요통, 생리통, 소화불량, 비만, 변비 등이 잘 치유된다는 것이었다.**

- 우리 인체의 척추(뼈)를 서로 연결시켜 주고 형태를 유지시켜 주는 것은 인대와 근육의 역할이다. 즉 척추(뼈) 주변 인대와 근육의 상하좌우 비대칭적 경직현상은 뼈가 비뚤어지는 원인을 제공하여 측만증 및 척추변형의 원인을 제공한다.

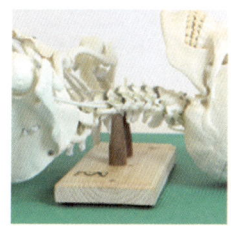 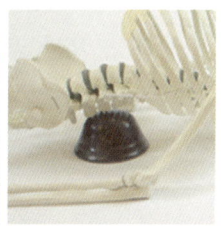 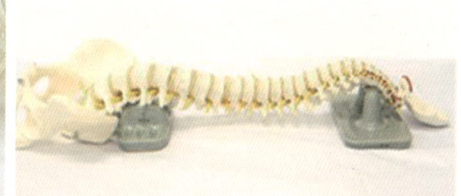

치아교정의 원리를 적용한 SNPE 척추운동 도구들

- 근육의 비대칭적 상태를 개선하고 변위된 관절들을 바로잡는 방법이 SNPE 척추교정운동법이다. 주로 **고관절, 골반, 다리를 묶는 SNPE 벨트를 사용하여 관절 수정과 근육교정운동을 하고, SNPE 도구를 사용하여 변형된 척추를 바로잡는 것이 SNPE 척추교정운동의 특징**이다.

- 순간적으로 뼈를 교정한다고 바른자세가 되는 것이 아니다. 순간적으로 뼈를 교정한다고 굳어진 근육이 부드러워질 수 없다. 순간적으로 뼈를 교정하는 것은 일시적인 것이며 지속성이 없다.
- 근력(筋力)이란 말이 있듯이 척추(뼈) 주변의 근육에 힘이 생기게 하고 상하좌우 근육의 균형적 발달을 도모하는 것이 진정한 자세교정이며 건강한 삶을 유지할 수 있는 방법이다.
- 타인에 의한 척추교정을 하면 척추가 교정되는 것처럼 착각하는 사람들이 많다. 그러나 척추는 근육의 협조 없이 교정되지 않는다. **경직된 근육을 부드럽게 만드는 것은 척추교정(카이로프랙틱/추나요법), 지압, 마사지, 침술 등으로 되는 것이 아니다. 타인의 힘에 의해서 부드럽게 변화되는 것은 일시적이다.**
- 근육이 딱딱하게 경직되는 현상은 혈액순환에 장애가 있음을 알려주는 신호다. 혈액순환의 장애는 산소공급의 저하를 초래하고 산소공급의 저하는 다양한 통증과 질병의 원인이 된다. 부드러운 근육을 만들기 위해서는 자기 스스로 하는 SNPE 척추교정운동과 절제된 식습관이 필요하다. 근육을 부드럽게 만들어 주는 것은 절대로 남이 대신할 수 없다. 근육 이완제와 약에 의존해서도 안된다(부작용을 생각해야 함).
- SNPE 척추교정운동은 측만증 예방, 자세교정, 요통, 비만, 생리통, 산후 몸매관리, 어깨 통증 개선에 많은 치유효과가 있었고 임상적으로 확인하였음을 다시 한 번 밝혀 둔다.

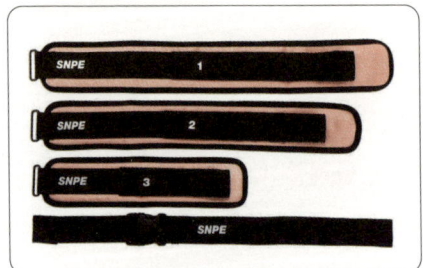

치아교정의 원리를 적용한
SNPE 바른자세 벨트

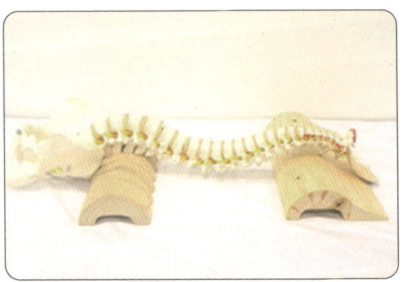

치아교정의 원리를 적용한 SNPE 도구 :
SNPE 웨이브 베개와 목, 후두골 교정베개

5. SNPE 수련은 여성의 질병예방과 산후 몸매관리에 좋다

- 여성들의 비뚤어진 골반은 불임, 생리통, 요통의 원인이 된다. 많은 여성들이 출산 후에 요통과 부인과 질병의 고통을 호소하는 경우가 많다. 출산 시 골반이 벌어지면서 근육과 인대도 함께 늘어난다. 출산을 위하여 부드러워진 장골 안의 관절들은 작은 충격이나 잘못된 자세 습관으로도 쉽게 골반이 비뚤어지게 만든다.
- 골반 안에는 여성들의 건강과 관련된 중요한 장부가 자리를 잡고 있다. 그러므로 건강한 골반 관리는 매우 중요하다.
- 몸이 따뜻하면 여성 건강관리에 좋고 임신하기 좋은 조건이 된다.
- 여성들의 골반이 비뚤어지는 것은 건강한 아이의 출산을 방해하며 출산 시 고통의 원인이 된다.
- 골반이 벌어지면 몸이 냉해진다. 몸이 냉한 것은 만병의 원인이 된다.
- 골반이 수축되면서 몸이 더워진다. SNPE 척추교정운동을 하면 벌어진 골반이 수축된다. 골반이 수축되면 몸이 더워진다.

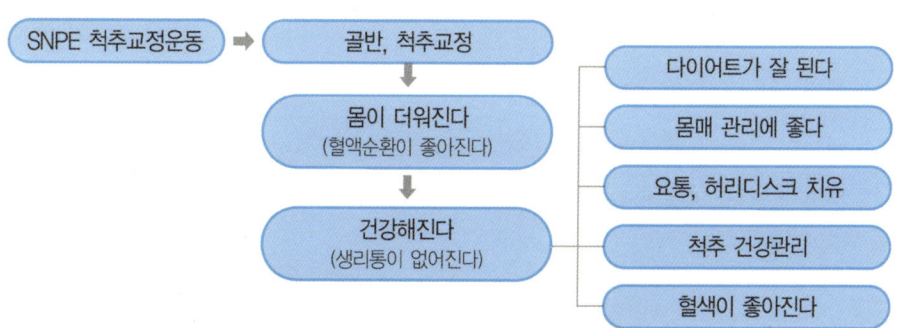

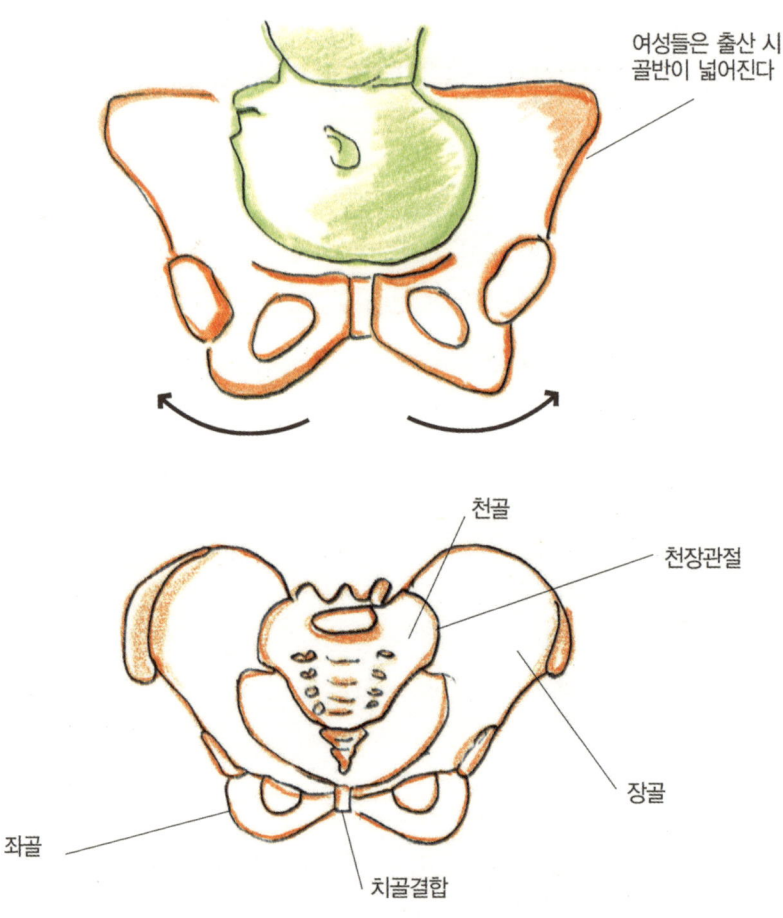

- 출산 시 부드러워진 장골 안의 관절들은 잘못된 자세습관 및 충격에 의해서 쉽게 비뚤어질 수 있다.
- 비뚤어진 골반 때문에 많은 부인과 질병이 발생한다.
- 골반의 변위는 요통·생리통 등의 원인이 된다.

6 SNPE 바른자세 척추교정 운동 시 주의사항

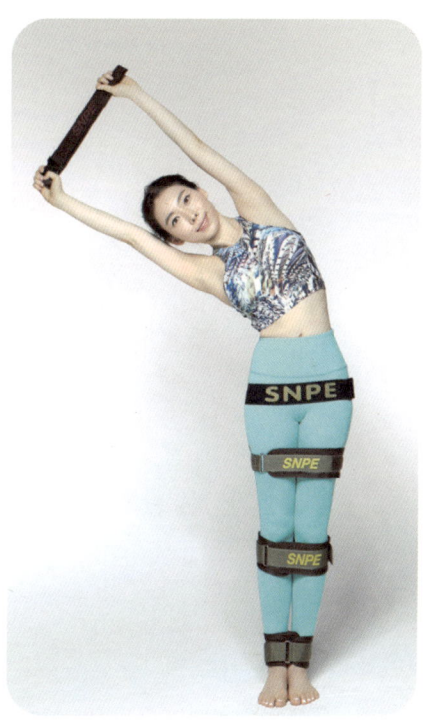
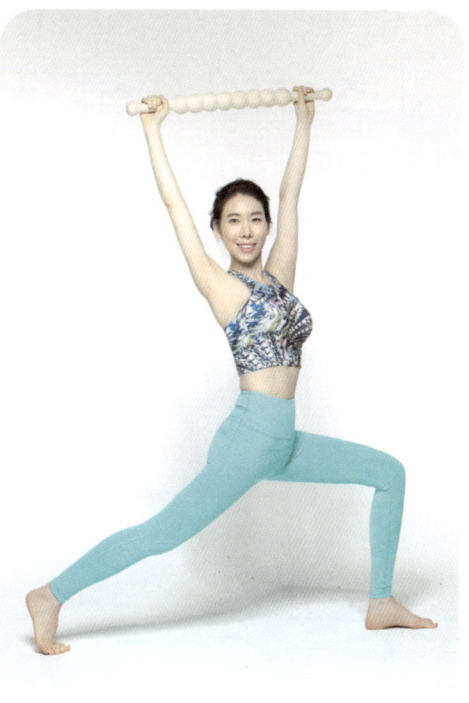

- **Imagination** : 나는 할 수 있다는 신념(信念)을 갖는다.
- **Smooth** : 빠른 것보다 느리고 천천히 수련한다.
- **Exhale** : 내쉬는 호흡에 근육을 이완하며 동작을 진전시킨다.
- **Check** : SNPE 척추교정운동 전후의 자세체크를 반드시 한다.
- **Step by step** : 무리한 동작은 삼가고 점진적으로 천천히 수련한다. 남과 비교하지 않는다.

Chapter 02
SNPE 바른자세 & 척추교정운동 실천

1 SNPE ① 손 뒤로 깍지끼고 의자자세

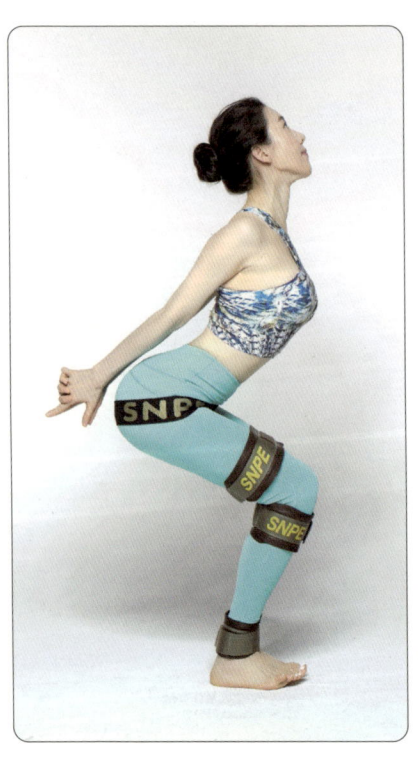

- 앉을 때 뒤에 의자가 있다고 생각하면서 90° 정도로 앉는다.
- 손을 뒤로 깍지낀 상태에서 호흡을 내쉬면서 엉덩이를 뒤로 뺀다.
- 무릎이 발끝을 넘지 않도록 한다.
- 눈의 시선은 상방 45° 정도를 응시한다.
- 허리곡선은 전만 형태를 유지시킨다.
- SNPE ① 자세를 약 30초 정도 유지한다.
- 자세가 익숙해질수록 시간을 연장하여야 한다.
- 발의 모양은 11자 형태를 취한다.
- 몸의 무게중심을 발 뒤쪽 복숭아뼈 근처에 둔다.

●● 기대효과

- 허리 뼈를 본래의 자세(C자형)로 회복시켜주는 운동으로써 요통, 척추디스크 환자에게 매우 좋다.
- 양 손을 등 뒤로 깍지를 끼는 동작으로 답답한 가슴이 시원해지고 어깨 통증을 완화시킨다.
- 굽은 어깨가 펴지며 양쪽 어깨 높낮이 불균형을 바로 잡아준다.
- 변위된 고관절, 골반 수정에 도움이 된다.
- 처진 엉덩이에 탄력이 생긴다(힙업 효과).
- O, X자(휜 다리)다리 교정에 효과적이다.
- 하체의 근력이 강화되고 기초 체력이 향상된다.
- 몸을 따뜻하게 변화시켜 다이어트에 좋다.
- SNPE ① 수련 시 목을 뒤로 젖혀주어 목주름을 예방할 수 있다.
- 목뼈 본래의 자세(C자형)로 회복시켜주는 운동을 반복하여 목통증 완화 및 목디스크 예방에 도움을 준다.
- 비뚤어진 척추가 바로잡힌다(척추교정의 효과가 탁월하다).
- 몸에 열이 생긴다(몸이 따뜻하게 변화된다).
- 척추측만증 예방 및 치료에 도움이 된다.
- 산후 몸매관리에 좋다(벌어진 골반 수축 효과).
- 변위된 천장관절 교정에 효과가 크다(고관절·골반교정 벨트 묶고 운동 시).

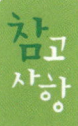
- 처음엔 무릎, 고관절, 허벅지, 허리 등에 통증이 발생되는 경우가 많다.
- 동작을 취할 땐 고관절, 허리 부분에 의식을 집중한다.
- 초보자의 경우 등 뒤로 깍지를 꼈을 때 어깨에 강한 힘이 자극되면 어지럼증이 발생할 수 있으므로 힘을 너무 세게 주지 않도록 한다.

(1) SNPE ① 동작의 상세설명 : 손 뒤로 깍지끼고 의자자세

- SNPE벨트를 모두 착용했을 때 중심을 잡기 어려운 사람은〈그림 A〉와 같이 무릎 위 벨트만 묶은 상태에서 SNPE ① 동작을 한다.
- 〈그림 B〉와 같이 무릎 위와 고관절에 벨트를 묶은 상태에서 SNPE ① 동작을 할 수 있다.
- SNPE ① 동작 상태에서 골반을 위 아래로 조금씩 움직이며 상하운동을 한다.
- 상하운동을 하면서 조금씩 뒤로 엉덩이를 빼고 가슴부분을 계속해서 확장한다.
- 견갑골 사이를 가깝게 하여 등 근육의 수축과 이완을 반복한다.
- 운동 시 엉덩이, 허벅지, 고관절, 허리부위에 자극이 강하게 오도록 한다.
- 요통 환자는 하루에 30분 이상을 실시하는 것이 좋다.

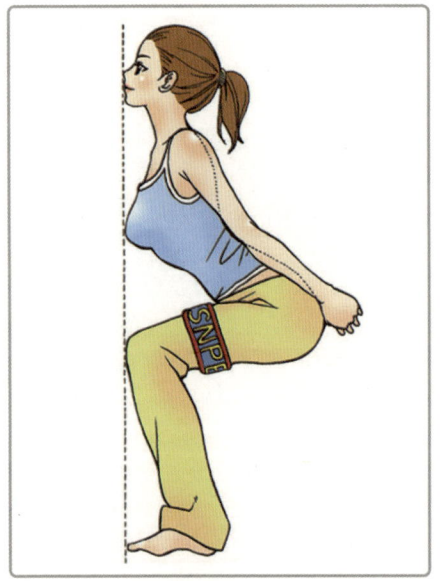

〈그림 A〉 무릎 위만 SNPE 벨트를 묶었을 때

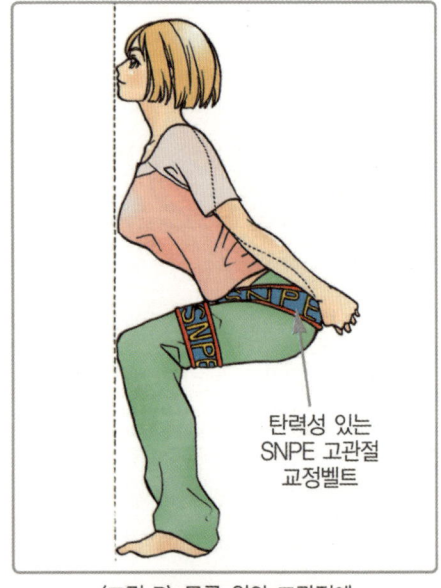

〈그림 B〉 무릎 위와 고관절에 SNPE 벨트를 묶었을 때

탄력성 있는 SNPE 고관절 교정벨트

※ SNPE ① 수련 시 벨트를 묶지 않고 발을 11자 형태로 벌리고 수련하는 것도 가능하다. 그러나 SNPE 벨트와 고관절, 골반교정 벨트(탄력성 벨트)를 함께 착용하고 SNPE ① 동작을 수련했을 때 더 좋은 효과를 볼 수 있다는 것이 10년 이상 SNPE 척추교정운동 임상사례의 결과이다.

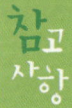

- 처음 운동을 하시는 분들은 다리가 후들거리며 무릎, 허벅지, 허리 등 다양한 곳에서 통증이 느껴지므로 인내를 갖고 꾸준히 실시해야 한다.
- 벽에 대고 SNPE ① 동작을 연습하면 몸의 정렬을 바르게 하는 장점이 있다.

(2) SNPE ① 동작 자세 판별법

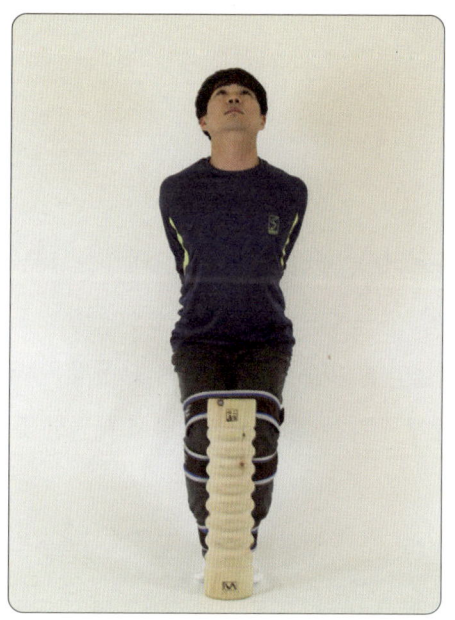

바른자세

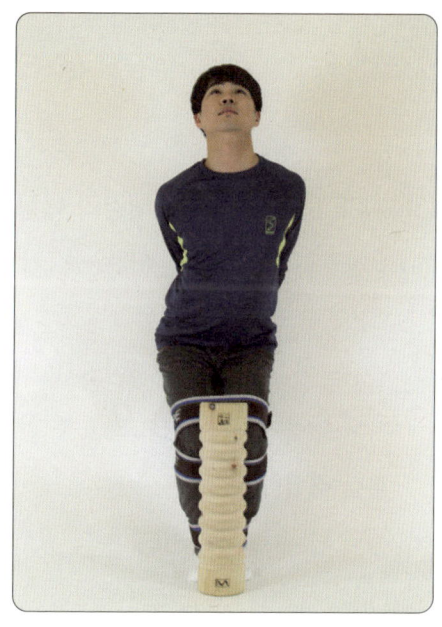

비뚤어진 자세
(SNPE ① 동작 시 한 쪽으로 치우친 자세를 취한다.)

•• 자세 판별법

- SNPE ① 동작을 시킨 후 앞에서 자세를 관찰한다.
- 척추가 비뚤어진 사람은 중심선에서 한쪽으로 휜 상태로 동작을 한다.
- 본인의 자세가 궁금한 사람은 상대방에게 카메라로 촬영을 부탁하여 본인의 자세를 확인하면 된다.
- 자세 판별법은 비뚤어진 척추와 자세 불균형을 확인하는 매우 정확한 방법이다(정면의 거울을 보면서 자신의 자세를 판별한다).
- SNPE ① 동작 시 한 쪽으로 몸이 비뚤어진 사람은 거울을 보고 똑바로 동작을 연습하여 점진적인 체형 교정이 되도록 한다.

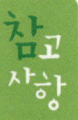
- 매일 30분 이상 꾸준히 수련하면 처음의 틀어진 자세가 바른자세로 변화된다.
- 운동하는 사람은 무의식적으로 운동하지만 정면에서 관찰하는 사람은 상대방의 비뚤어진 척추 방향을 정확히 판별할 수 있다.

(3) SNPE ① 동작의 창안배경과 특징

- 요통 치료를 위해서 재활운동, 카이로프랙틱, 필라테스, 요가, 태극권, 해부학, 단전호흡, 키네시올로지(인체운동학), 인체 해부학, 근육학 등을 공부하고 연구하여 만들어낸 동작이 SNPE 동작들인데 그중에서도 **SNPE ① 동작은 저자도 많은 실험을 해보고 요통 환자에게 권해본 결과 요통치료에 탁월한 효과를 경험하였다.**

- 특히, 공간의 제약 없이(버스, 지하철 등을 기다리면서, 독서실, 사무실, TV 보면서, 산 정상에서 좋은 공기 마시면서) 운동할 수 있는 장점이 있다.

- 특히, 공부하는 학생들은 공부 쉬는 시간에 10분 정도만 SNPE ①을 실시하면 집중력이 좋아지고 피로회복에 많은 도움을 주어 학습능력이 향상된다.

- 저자는 SNPE ① 동작 개발 시 실제로 산에 올라가서 많이 연습해 보았다. 좋은 공기를 마시면서 운동을 하니 저절로 호흡수련이 되고 복부가 따뜻해지면서 하체가 강해짐을 경험하였다.

- SNPE ① 동작을 처음하는 분들은 다리가 후들거린다고 한다. 심지어 계단을 내려갈 때 힘들어하는 경우도 있다. 그러나 동작이 익숙해지면 괜찮아진다.

- 특별히 강조하고 싶은 것은 "많은 요통 환자들의 허리 통증 치료"에 매우 탁월한 효과를 경험하였으며 경미한 척추측만증, 자세변형, 비뚤어진 척추로 고생하는 분들에게 적극 추천하는 바이다.

(4) SNPE ① 동작은 고관절(hip joint)을 바로잡아준다

- 고관절은 우리의 인체 관절 중에서 가장 크고 중요한 역할을 하는 관절이다. 특히, 보행 시 바른자세 유지와 골반 균형에 핵심적 역할을 한다. 고관절이 변위되면 골반을 비뚤어지게 한다.
- 요추에 문제가 없는 요통의 경우 "고관절" 때문에 발생되는 요통일 확률이 높다.
- 인체의 고관절은 자동차 바퀴에 비유될 수 있다. 좌우 자동차 바퀴의 불균형은 정상적인 차 운행을 방해한다.
- 마찬가지로 좌우 고관절의 불균형 변위는 직립생활을 하는 인간에게 해로운 구조적 문제뿐만 아니라 각종 통증 및 질병의 원인이 된다.

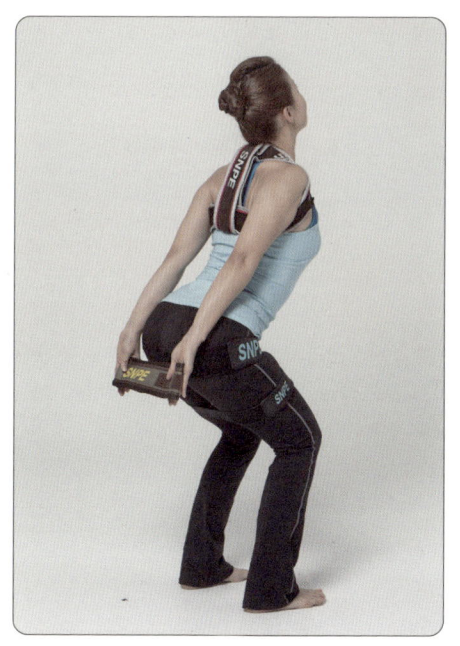

SNPE ① 동작 시 고관절 부위에 SNPE고관절 벨트를 묶고 실시한다. SNPE 바른자세 벨트를 어깨에 착용하여 어깨 교정에 활용할 수도 있다.

- SNPE ① 수련 시 고관절, 골반을 감싸는 탄력성의 고관절 벨트를 사용하고 무릎 위와 아래, 발목은 SNPE 바른자세 벨트를 묶고 하는 것이 좋다.

※ 주의사항
초보자, 노약자들은 처음 벨트를 묶고 수련하는 것이 힘들 수 있다. 벨트를 묶고 수련할 때 중심 잡기 어려운 사람들은 처음엔 벨트 착용을 중지하고 숙달되기 전까지 발을 벌린 상태에서 SNPE ① 동작을 수련하는 것이 좋다.
어깨가 굳어서 등 뒤로 깍지끼기가 잘 안될 경우 벨트를 넓게 잡고 동작을 실시한다.

(5) 고관절 문제는 요통의 원인이 될 수 있다.

요통의 원인으로 허리디스크(추간판) 탈출이 가장 큰 원인으로 알려져 있다. 그러나 고관절의 변위도 허리 뼈와 골반의 변형을 초래하여 요통을 발생시킬 수 있음을 알아야 한다.

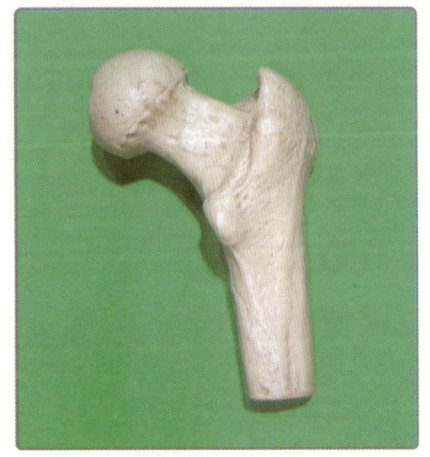

평소에 SNPE ①을 꾸준히 수련하는 것은 비뚤어진 고관절의 변위를 바로잡을 수 있고 고관절과 골반의 변위를 예방할 수 있다. SNPE ① 동작을 통하여 심한 요통, 척추디스크 환자가 좋아지는 경우를 많이 경험하였다.

① 고관절이 비뚤어짐 ➡ ② 천골, 장골 비뚤어짐 ➡ ③ 요추에 문제 발생 (요통이 생긴다)

참고사항
- 청소년들을 대상으로 한 바른자세운동 프로그램이 매우 부족한 실정이다. 특히, 초·중·고등학생들을 위한 SNPE 척추교정운동을 전국적으로 보급해서 비뚤어진 척추를 바로잡고 근·골격계 질환을 예방해야 한다.
- 건강한 신체를 유지해야 하는 청소년들에게 SNPE 척추교정운동 지도는 요통예방 및 치유에 도움이 되었으며 키 크는 성장발달에 많은 도움을 주었다.

2 SNPE ② 무릎 꿇고 다리 묶어 뒤로 눕기

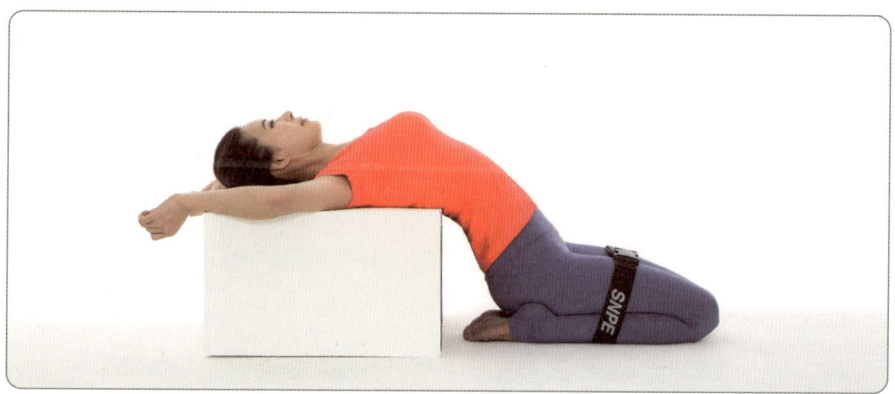

〈사진 A〉 처음 SNPE수련을 하거나 초보자는 SNPE ② 동작 시 등 뒤에 높은 쿠션을 받치고 실시한다.

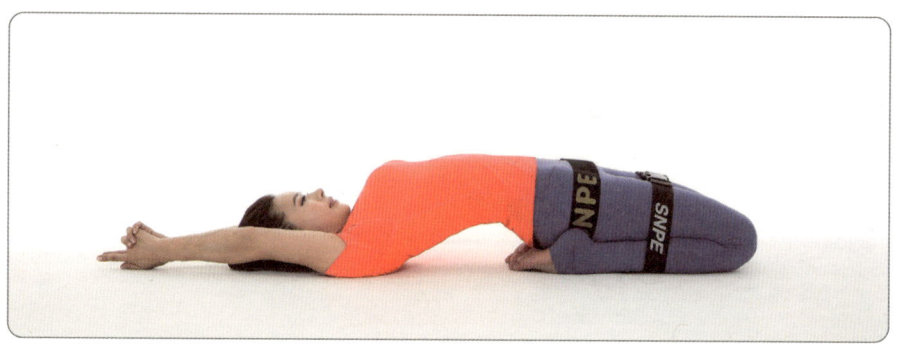

〈사진 B〉 숙련자는 양쪽을 깍지끼고 팔을 위로 펴서 근육을 최대한 신전시킨다.

- 무릎을 꿇고 앉아 허벅지 중간 부위를 'SNPE 버클형 벨트'로 묶어준다.
- 손으로 바닥을 짚으며 천천히 뒤로 누워 호흡을 내쉬면서 등을 바닥에 닿도록 하고 팔을 머리 위로 뻗는다.

- 동작이 익숙해진 사람은 〈사진 B〉의 동작으로 5분 정도를 고정된 자세로 유지할 수 있다.
- 초보자는 처음에 〈사진 A〉와 같이 등 뒤에 쿠션을 받치고 동작을 한다.
- 동작이 숙달되면 〈사진 B〉동작으로 넘어간다.

기대효과

- 생리통에 탁월한 효과가 있다(오랜 임상경험 상 생리통에 좋은 효과를 경험하였다).
- 만성 요통 환자에게 좋다(요근과 장골근이 신전된다).
- SNPE ②번 동작은 골반 앞쪽의 굳어진 근육을 신전시키고 허리의 C자 형태로 회복시켜준다.
- 복부 앞쪽의 굳어진 근육을 부드럽게 변화시켜주고 몸이 따뜻해진다.
- 대퇴사두근(Quadriceps Femoris muscle)-대퇴직근/외측광근/중간광근/내측광근이 신전되어 골반의 균형이 잡히고 예쁜 다리(허벅지)를 만들어준다.
- 출산 후 여성의 복부 주름과 늘어난 복부 근육을 탄력있게 만들어준다.
- 횡격막의 긴장을 이완시켜 깊은 호흡을 도와주어 가슴이 답답한 증상 해결에 도움을 준다.
- 소화불량에 많은 도움이 된다(기혈순환을 돕는다).
- 변비 해결에 도움이 된다.

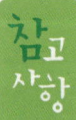

- 요통이나 척추 경직이 심한 사람은 SNPE ② 자세를 취할 때 등이 바닥에서 많이 들린다.
- 수련이 숙달되어 자세가 안정되면 바닥과 등의 간격이 좁아진다.
- 초보자나 요통 환자, 척추경직이 심한 사람은 무릎의 앞부분이 위로 많이 들려 올려진다.
- 앉아서 오래 생활하는 사무실 근무자, 학생들은 집에 돌아와서 SNPE ② 동작을 매일 실천하면 건강한 척추건강 관리에 매우 유익하다.

(1) SNPE ② 동작 자세 판별법

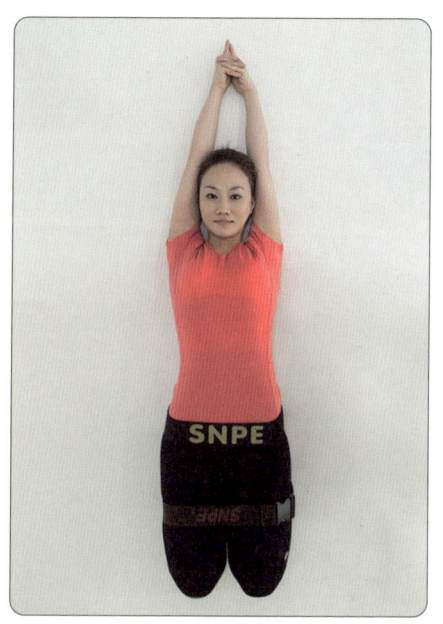
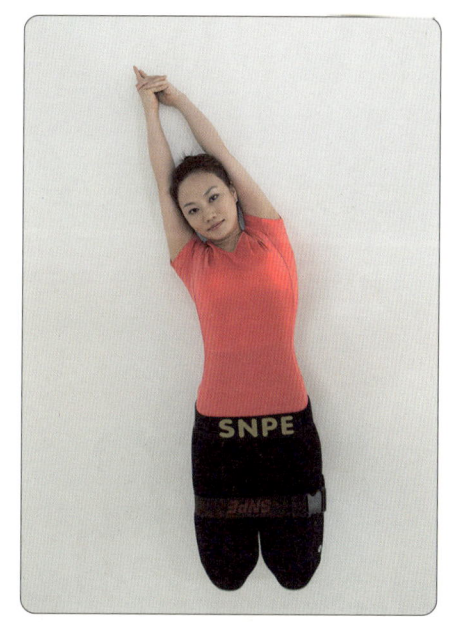

바른 자세   비뚤어진 자세
(SNPE ② 동작 시 한 쪽으로 치우친 자세를 취한다)

●● 자세 판별법

- SNPE ② 동작 수련 시 위에서 관찰한다.
- 척추가 비뚤어진 사람은 좌우로 불균형된 자세로 눕게 된다.
- 카메라를 활용하여 처음과 나중의 자세변화를 확인할 수 있다.
- 수련을 통하여 근력이 강화되면 비뚤어진 자세가 똑바로 변화된다.
- SNPE ② 동작 수련 시 카메라를 이용하여 무릎 아래에서 머리쪽을 향하여 바닥과 수평으로 촬영해 본다. 좌우 골반(전상장골극 : A.S.I.S.-Anterior Superior Iliac Spine)의 높낮이를 보고 골반의 불균형을 판별할 수 있다.

(2) SNPE ② 대형 각도기를 이용한 자세 판별법

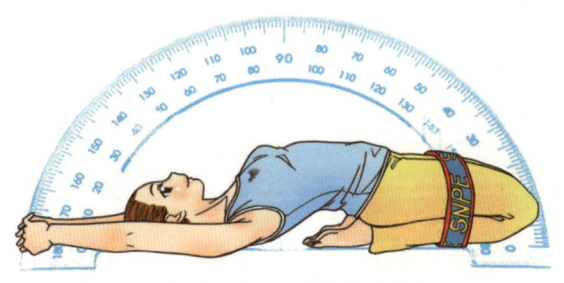

〈그림 A〉 숙달된 사람

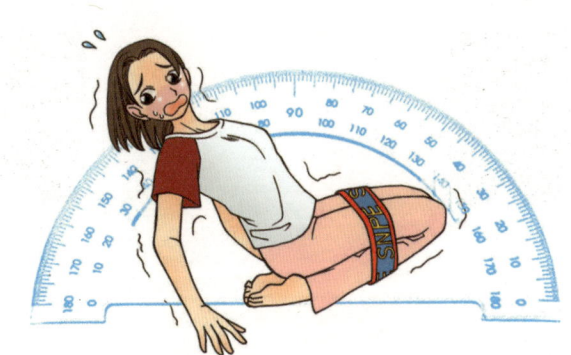

〈그림 B〉 초보자(근육 경직이 심한 사람이나 요통 환자)

- 연습을 많이 하여 자세가 좋아지면 〈그림 A〉 형태를 취한다.
- 요통이 심하거나 등 뒤 근육이 굳은 사람은 〈그림 B〉 형태를 취하게 된다.
- 요통이 심하거나 장요근, 복직근, 대퇴직근, 등 근육이 경직된 사람들은 〈그림 B〉처럼 바닥과 등의 간격이 멀어지고 무릎이 위로 들린다.
- SNPE 수련을 꾸준히 하여 근육이 부드러워지면 〈그림 A〉처럼 바닥과 등의 간격이 좁아진다.

(3) SNPE ② 동작 응용 자세 (2인 1조/도구 · 쇼파 · 이불 등 이용)

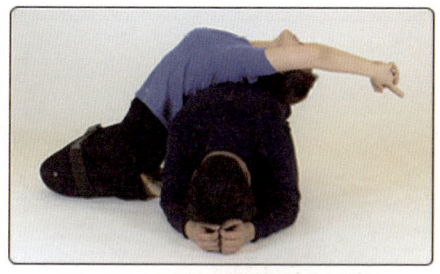

2인 1조로 엎드린 사람 등 위에 기댄다.

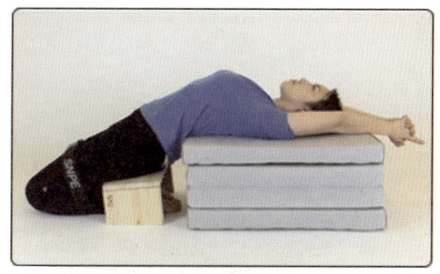

SNPE의자와 쿠션을 이용하여 SNPE ② 실시

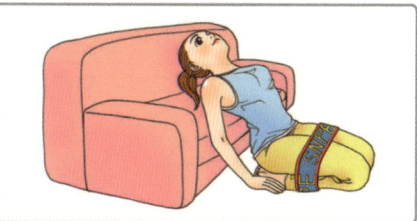

쇼파를 활용한 SNPE ② … 초보자인 경우

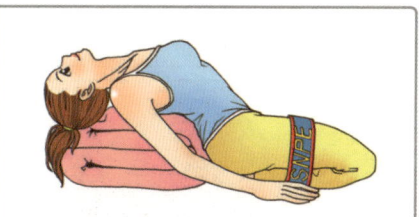

이불을 활용한 SNPE ② … 초보자인 경우

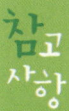
참고사항

- SNPE ② 동작을 처음 수련하는 사람들은 등 뒤에 두꺼운 이불이나 쇼파 등을 받치고 한다.
- 초보자들은 처음부터 SNPE ② 동작의 완벽한 자세를 욕심내지 말고 점진적인 연습을 통해서 대퇴직근, 장·요근, 복직근 등을 충분히 이완시킨 후 SNPE ② 동작을 완성시켜 나간다.
- SNPE ② 동작 시 무릎, 발목이 안 좋은 사람들은 무릎, 발목의 통증을 호소하는 경우가 있다. 동작이 익숙해지면 무릎과 발목 주변의 긴장이 이완되고 균형잡힌 근육이 형성되어 통증이 없어진 사례가 많다.
- 매일 조금씩 SNPE ② 응용 동작을 연습하면 나중엔 등 뒤 어떤 물건에도 의지하지 않게 된다.

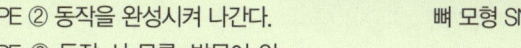

뼈 모형 SNPE

(4) SNPE ② 응용 자세 (2인 1조 무릎 누르기)

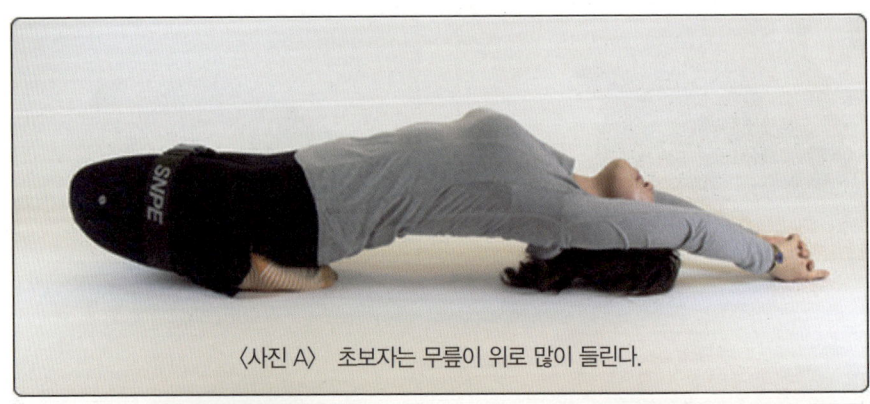

〈사진 A〉 초보자는 무릎이 위로 많이 들린다.

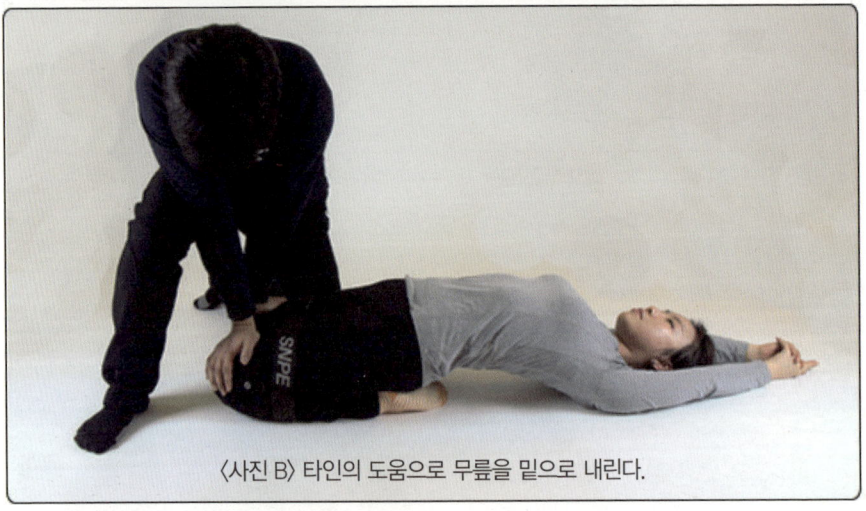

〈사진 B〉 타인의 도움으로 무릎을 밑으로 내린다.

- 〈사진 A〉는 초보자의 경우 무릎이 많이 위로 들어 올려진다. 그럴 경우 자기 스스로 무릎을 바닥에 내리면서 복부 전면의 근육을 신전시키는 방법이 있다.
- 〈사진 B〉는 타인의 도움을 받아서 상대편의 사람이 SNPE ② 동작 시 올라오는 무릎을 위에서 밑으로 천천히 내려준다. 꾸준한 SNPE수련이 완벽한 동작을 만든다.

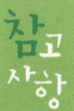
- 초보자 대부분은 SNPE ② 동작 시 무릎이 위로 올라온다. 그럴 경우 호흡을 길게 내쉬며 천천히 팔을 위로 뻗고 최대한 무릎이 바닥에 닿도록 한다.
- 골반의 좌우 불균형이 교정되고 척추측만증 예방, 요통치료 개선에 많은 효과를 기대할 수 있다.
- 현대인들은 앉아서 오래 생활하는 시간이 많아지면서 복부전면, 대퇴전면부의 근육에 긴장감이 심하다. 그래서 복부비만, 생리통, 좌우 불균형 골반 구조, 측만증, 요통 등의 질병으로 고생하고 있다.
- SNPE ② 동작 수련의 생활화는 복부 전면의 혈행소통을 좋게 도와주어 위에 열거된 질병 개선에 많은 도움을 준다.

(5) SNPE ② 동작 시 주로 작용되는 근육

●● (대/소)요근 … (major/minor)Psoas/大·小腰筋

요근은 제12흉추에서 출발하여 제5요추까지의 추체와 추간판 외측면을 따라서 장골근과 함께 대퇴골 소전자에 마지막 근육이 붙어 있다.

●● 장골근 … Iliacus/腸骨筋

장골근은 장골와 상부 2/3, 장골능내측, 천골 저부에서 출발하여 대요근과 함께 대퇴골 소전자에 붙는다.

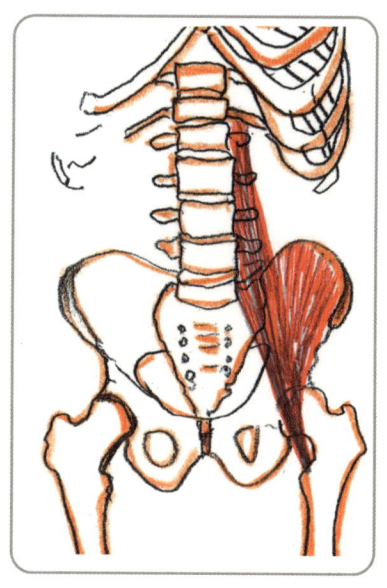

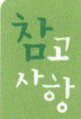
- (대·소)요근, 장골근의 경직현상은 "만성요통"의 원인이 된다.
- SNPE ② 동작은 (대·소)요근·장골근 이완에 커다란 역할을 한다.

•• 박근(Gracilis/薄筋)

- 치골 결합부분에서 출발하여 경골 내측 상부에 근육이 붙어 있다.
- 대퇴골의 내회전과 굴곡, 내전 기능을 담당한다.

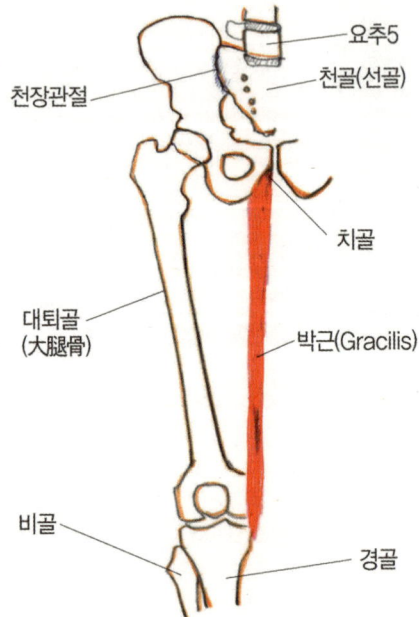

•• 봉공근(Sartorius/縫工筋)

- 전상장골극에서 근육이 출발하여 경골 내측상부에 마지막으로 정지한다.
- 고관절 외회전 기능과 슬관절을 내측에서 안정화시킨다.
- 슬관절, 고관절 굴곡 기능

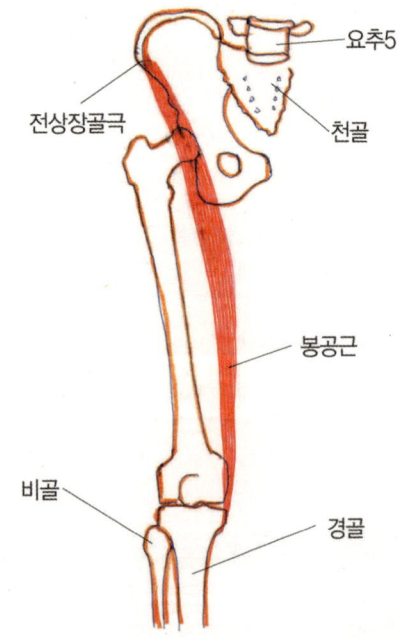

대퇴사두근(Quadriceps Femoris/大腿四頭筋)

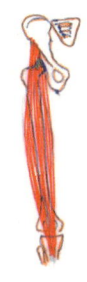

1. 대퇴직근(Rectus femoris/大腿直筋)
   - 기시 : 전하장골극, 관골구, 상연의 구
   - 정지 : 슬개골 상연에서 슬개골 인대와 겹쳐져 경골 결절까지
   - 작용 : 슬관절 신전, 고관절 굴곡

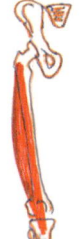

2. 외측광근(Vastus lateralis/外側廣筋)
   - 기시 : 대퇴골 후면의 외측 거친 선
   - 정지 : 슬개골 외측면에서 슬개인대와 합쳐져서 경골 결절까지
   - 작용 : 슬관절 신전, 슬개골을 외측으로 당긴다.

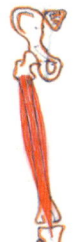

3. 중간광근(Vastus intermedius/中間廣筋)
   - 기시 : 대퇴골 전외측면의 근위부 2/3
   - 정지 : 직근과 광근의 건과 함께 슬개골 상연에 이르고 슬개인대와 합쳐져서 경골결절까지
   - 작용 : 슬관절 신전

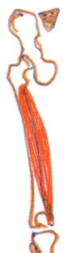

4. 내측광근(Vastus medialis/內側廣筋)
   - 기시 : 전자간선, 대퇴골 후면의 거친 선
   - 정지 : 슬개골 내측연에서 슬개인대와 합쳐져서 경골결절까지
   - 작용 : 슬관절 신전, 슬개골을 내측으로 당긴다.

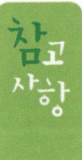
- 대퇴사두근의 근육 위축은 골반의 움직임 제한의 원인이 되며 좌우측 근육의 불균형은 골반을 틀어지게 한다.
- 자세수정과 비뚤어진 척추교정을 위해서는 반드시 대퇴사두근의 근육을 이완시켜 주어야 한다. SNPE ② 동작은 대퇴사두근 신전에 확실한 효과가 있다.

(6) SNPE ② 생리통과 요통에 좋고 몸이 따뜻해지는 원리 설명

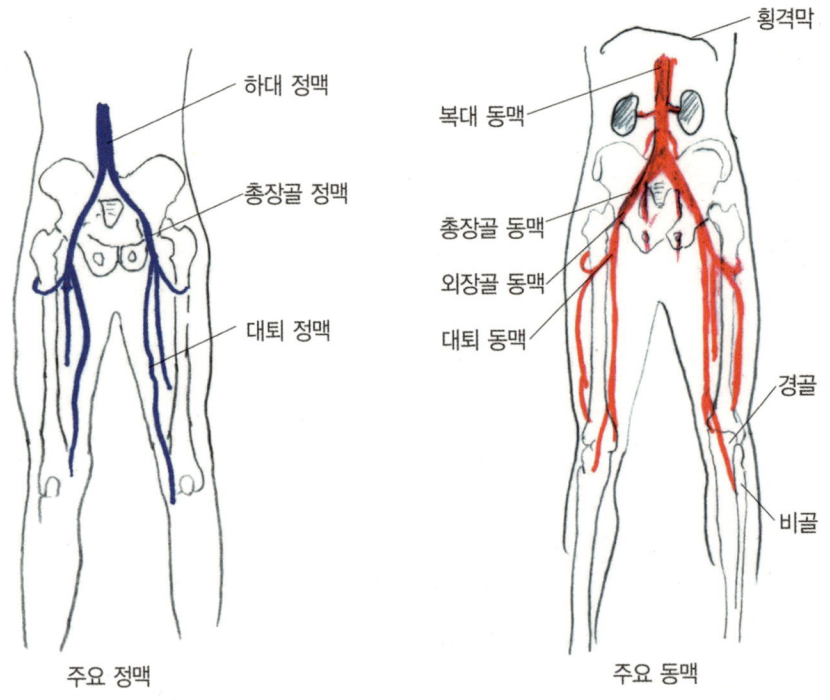

주요 정맥 / 주요 동맥

- SNPE ② 동작은 동맥과 정맥의 흐름을 좋게 하여 몸을 따뜻하게 만들어 준다.
- 우리는 위 페이지의 그림에서 주요 동맥과 정맥의 분포도를 확인하였다.
- 그림에서 확인하였듯이 복대동맥, 총장골동맥, 대퇴동맥, 하대정맥, 총장골정맥, 대퇴정맥 등의 혈관들이 복부에서 장골을 지나 다리 쪽으로 분포되어 있다.

- 많은 현대인들이 운동 부족과 비뚤어진 자세로 생활을 하여 골반이 틀어져 있고 좌우 척추 근육이 비대칭한 불균형 상태이다. 또한 앉아서 주로 업무를 본다거나 장시간 허리를 숙여 공부를 해야 하는 현대인들의 생활패턴으로 인하여 복부 근육과 골반 앞쪽의 근육 위축현상이 심하여 혈행소통에 장애가 생기고 몸이 냉한 사람들이 많다.

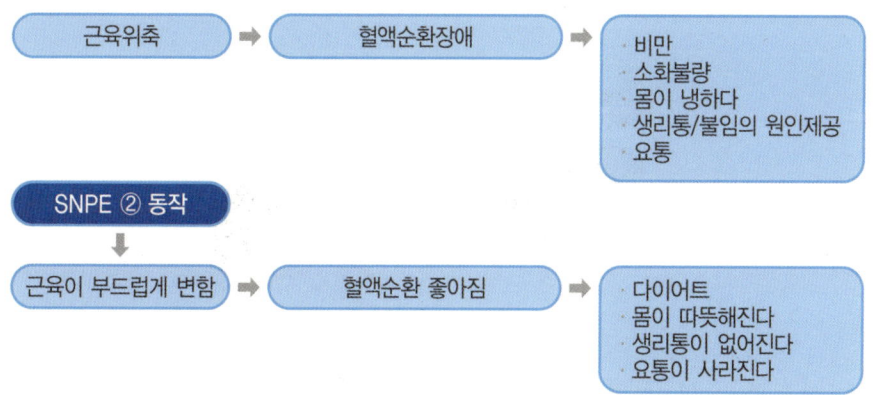

- 요통이 발생하면 각종 척추교정(카이로프랙틱/추나요법/마사지)과 침·뜸 등의 치료 시 환자를 엎드리게 하고 등 뒤에서 근육과 척추를 바로잡는 시술을 한다. 하지만 이런 시술을 하여도 요통치료에 한계가 있는 것은 골반 앞쪽의 위축된 근육을 이완시키지 못하였기 때문이다.

- 골반 균형 유지를 위한 근육은 뒤에만 있는 것이 아니고 앞, 옆, 뒤 골고루 360° 근육이 분포되어 있음을 명심해야 한다. 타인에 의해서 등 뒤에서 주로 실시되는 척추교정방법으로는 근육이완에 한계가 있으니 자기 스스로 근육을 이완시키는 운동을 꾸준히 하여야 한다.

- 근육의 점진적인 신전을 통한 이완은 원활한 혈액순환과 산소공급이 잘 되게 하여 각종 통증을 사라지게 할 수 있다.

3 SNPE ③ 엎드려 무릎 굽혀 다리 들기

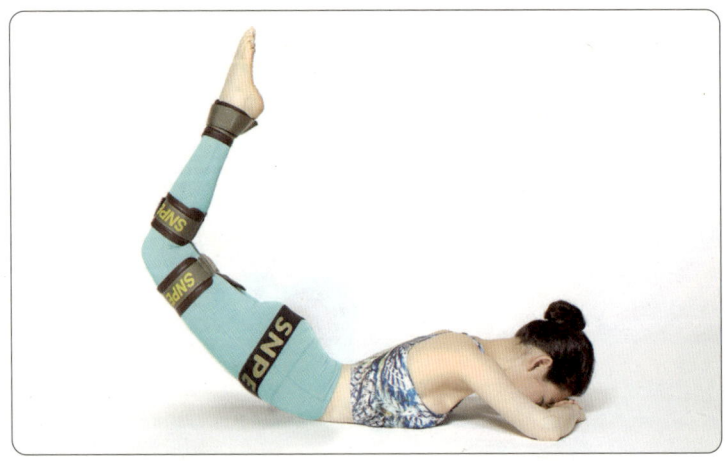

- SNPE 벨트로 다리를 묶고 엎드린 자세에서 손등을 포개어 이마에 댄다.
- 무릎을 구부려 다리를 위로 들어올린 상태로 약 10초간 유지한다.
- 양 손을 이마 아래 두는 것이 힘든 사람은 양 손을 골반 옆에 두고 수련한다.
- 상체는 들지 않고 하체만 들어 올린다.
- 초보자나 요통 환자, 허리 근육이 약한 사람은 다리를 들어 올리는 높이가 매우 낮다. 그러나 수련이 익숙해지면 다리를 높게 들어 올리게 된다.
- 요통 환자들은 하루에 30분 이상 SNPE ③ 동작을 꾸준히 실시하면 허리 근육을 강화하고 통증을 완화시키는 효과를 기대할 수 있다.

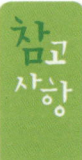

- SNPE ③ 동작 시 처음에 무릎 통증을 호소하는 사례가 많다. 대부분 휜다리이거나 고관절, 무릎, 발목 관절의 정렬이 바르지 못 한 사람들인 경우가 많으며 동작이 적응될 때까지는 무릎을 펴고 실시한다.
- 반복하여 SNPE ③ 동작을 수련하면 무릎 관절과 주변 근육의 불균형도 바르게 교정되면서 자연스럽게 무릎 통증이 없어진다.

• **기대효과**

- 요통 자연치유 및 척추디스크 예방에 효과가 크다.
- 벌어진 골반의 조임에 효과가 좋다.
- 등 뒤 척추근육, 허리 강화효과
- 골반 변위 교정에 효과가 크다.
- 출산 후 몸매 관리
- 휜 다리 교정(O,X다리)
- 자세 교정에 매우 효과적
- 척추기립근, 대둔근 근력에 도움을 준다.
- 힙업 효과

(1) SNPE ③ 동작 자세 판별법

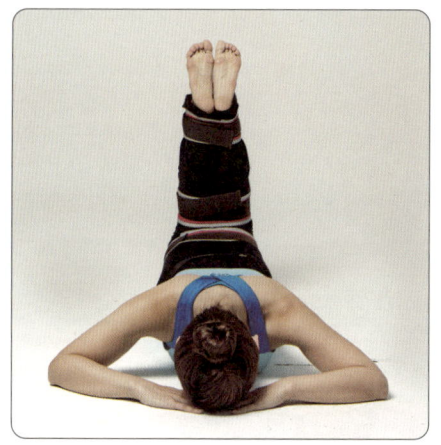

〈사진 A〉 바른 자세

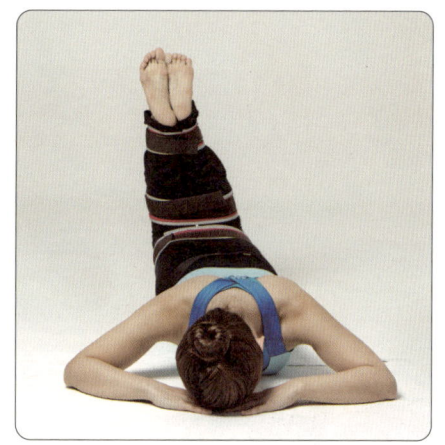

〈사진 B〉 비뚤어진 자세
(SNPE ③ 동작 시 한쪽으로 휜다)

• **자세 판별법**

- SNPE ③ 동작을 취하게 한 후 위에서 동작을 관찰한다.
- 척추가 휜 사람은 〈사진 B〉처럼 좌우 어느 한쪽으로 휘어진 자세를 취한다.
- SNPE ③ 동작을 꾸준히 실천하면 〈사진 A〉처럼 바른 자세로 바뀌게 된다.

(2) SNPE ③ 대형 각도기를 이용한 자세 판별법

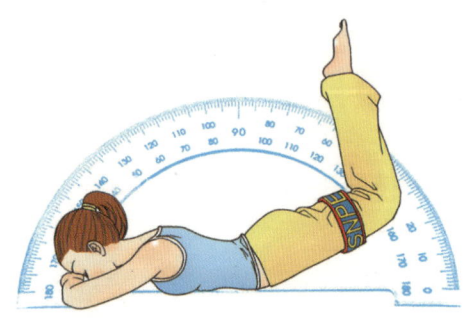

〈그림 A〉 숙달된 사람 (무릎이 위로 잘 올라간다)

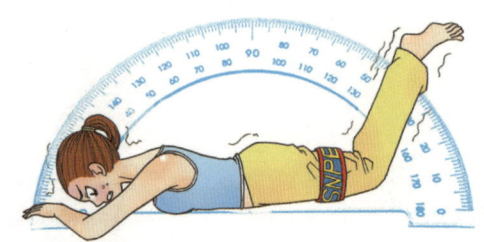

〈그림 B〉 초보자나 근육 경직이 심한 요통 환자 (무릎을 위로 올리기 힘들다)

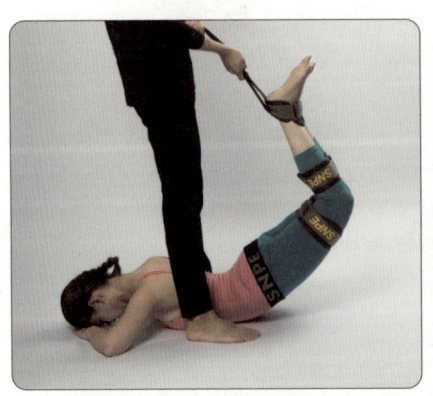 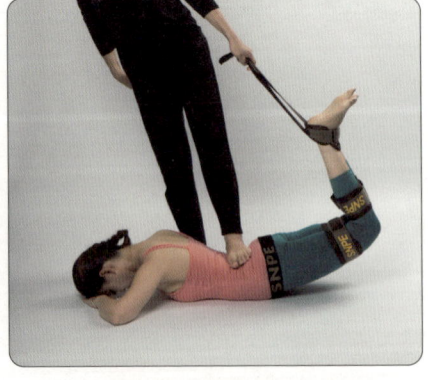

SNPE ③ 동작 시 SNPE 벨트를 이용하여 2인 1조로 상대방의 다리를 들어올려 준다.

4 SNPE ④ 어깨, 등, 허리 자극주며 구르기

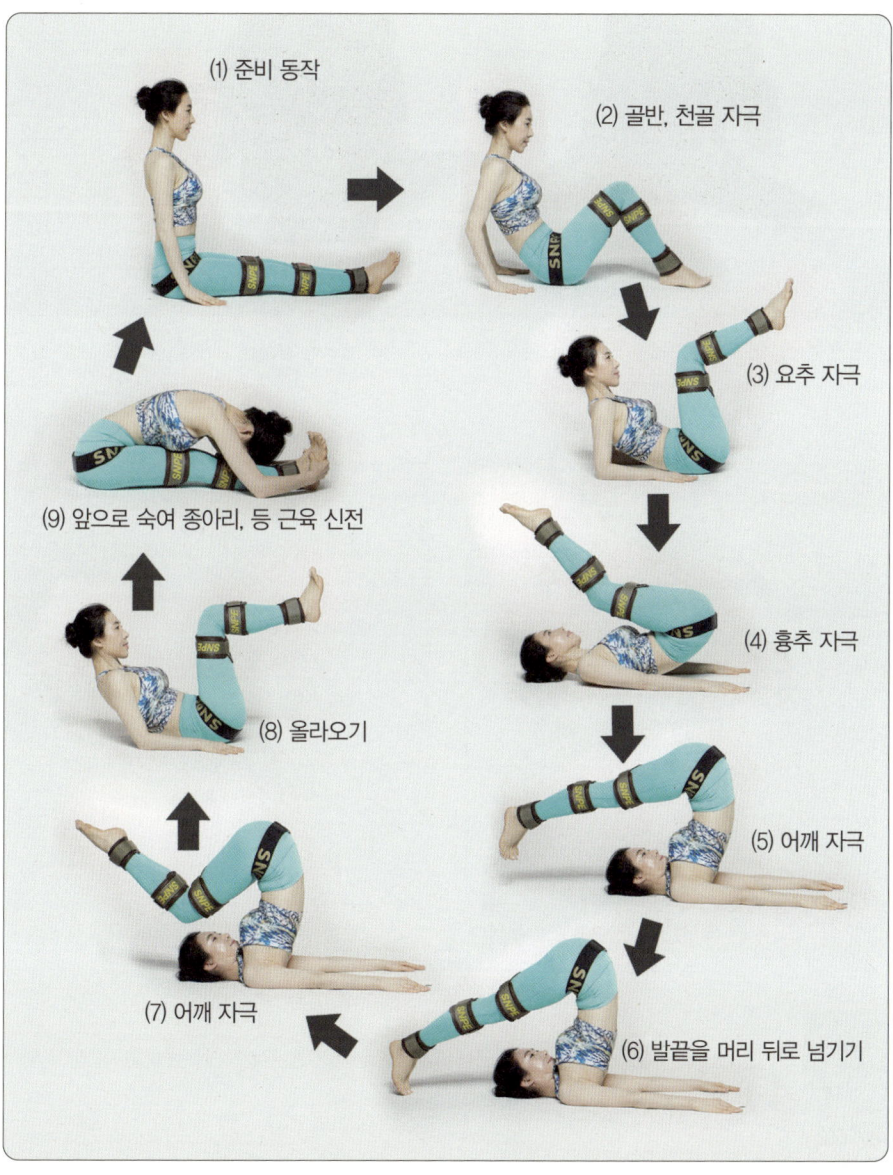

159

(1) SNPE ④ 한쪽 등, 어깨 자극주며 구르기

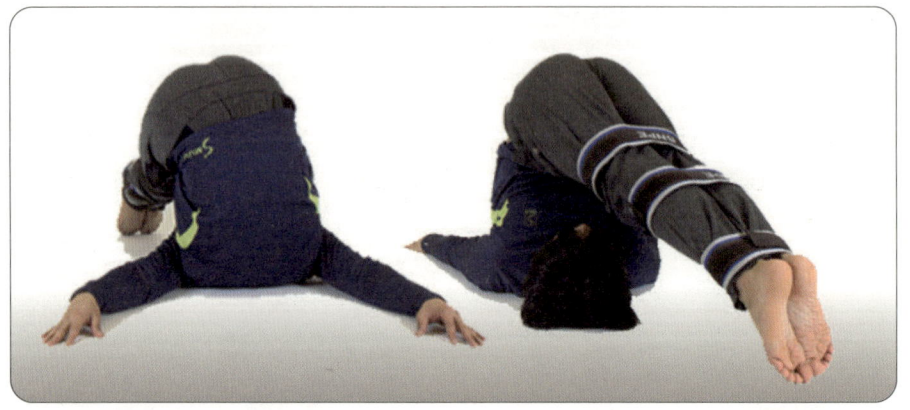

오른쪽 등, 어깨 자극 주며 구르기 (오른쪽 어깨가 바닥에 닿도록 발끝을 오른 어깨 위로 넘긴다)

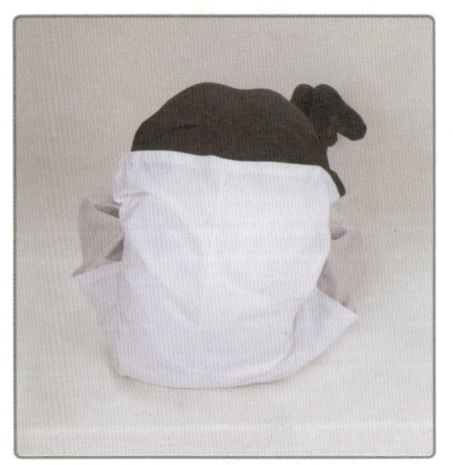

양 손을 다리 뒤로 깍지를 끼고 한쪽으로 구른다

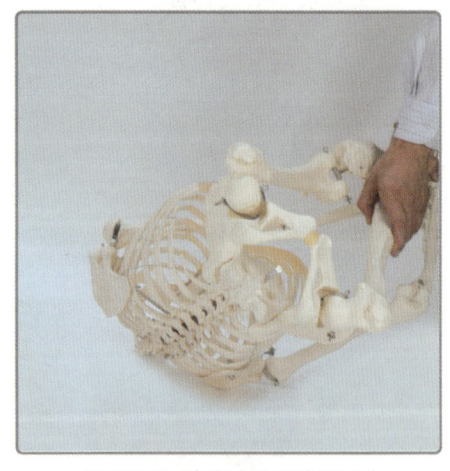

오른쪽 등, 어깨 자극 주며 구르기

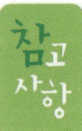
- 현대인들은 좌우 등 근육의 불균형이 많다. 굳어 있는 부분의 등 근육을 더 많이 자극하면서 구르기를 실시한다.

•• 등 좌우 불균형의 사례

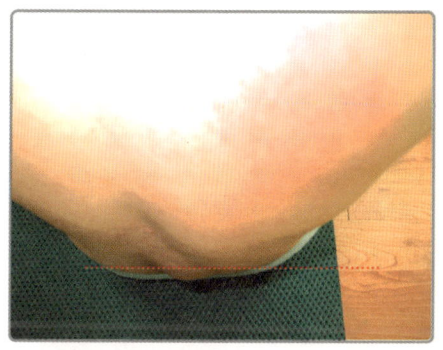

위에서 본 모습(우측 등이 튀어 나왔다)

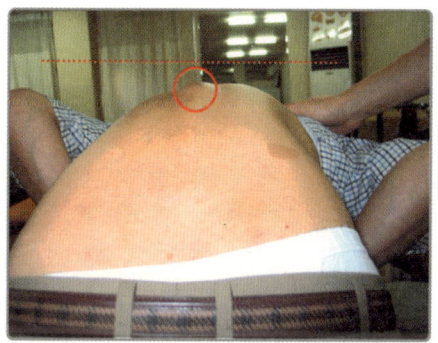

허리를 숙였을 때 등 뒤에 크게 튀어나온 것이 보인다.

- 우측 등이 좌측 등보다 많이 나왔음을 주목한다. 오랜 세월 한쪽 방향의 컴퓨터를 사용하면서 허리를 비튼 채 생활한 결과이다.
- 이런 상태의 사람들은 인내를 갖고 꾸준히 SNPE 척추교정운동을 하는 것이 현명하다.
- 좌우 등의 높낮이가 심하게 차이가 나는 것을 관찰한다. SNPE ④ 구르기 동작 시 똑바로 구르지 못하고 어느 한쪽으로 편향되게 구른다.

참고사항

- 많은 현대인들은 좌우 등 높이가 다른 경우가 많다. 컴퓨터를 좌우 어느 한쪽에 오래 두고 작업을 했거나 바이올린 연주, 야구, 골프, 테니스, 배드민턴 등 편중된 자세를 요구하는 동작을 오래 했을 경우 발생되기 쉽다.
- 특히, 어린이나 성장기 청소년 시기에 바른자세 교육을 정확히 시켜 척추측만증, 요통 등을 예방해야 한다.
- 자세가 비뚤어지면 성장장애, 생리통, 학습능력 저하, 소화불량 등이 초래된다.
- 등 근육이 많이 굳어 있는 수험생, 사무실에서 컴퓨터를 장시간 사용하는 사람, 운전을 장시간 하는 분, 피아노 등의 악기를 장시간 연주하는 사람들에게 등, 어깨, 목에 자극 주는 구르기 운동(SNPE ④)은 매우 필요하다.
- 오랜 시간 서서 근무하시는 분들(선생님, 미용사, 병원, 백화점 근무자)은 귀가해서 반드시 구르기 운동(SNPE ④)을 하길 적극 권한다.

(2) SNPE ④ 운동 시 참고 사항

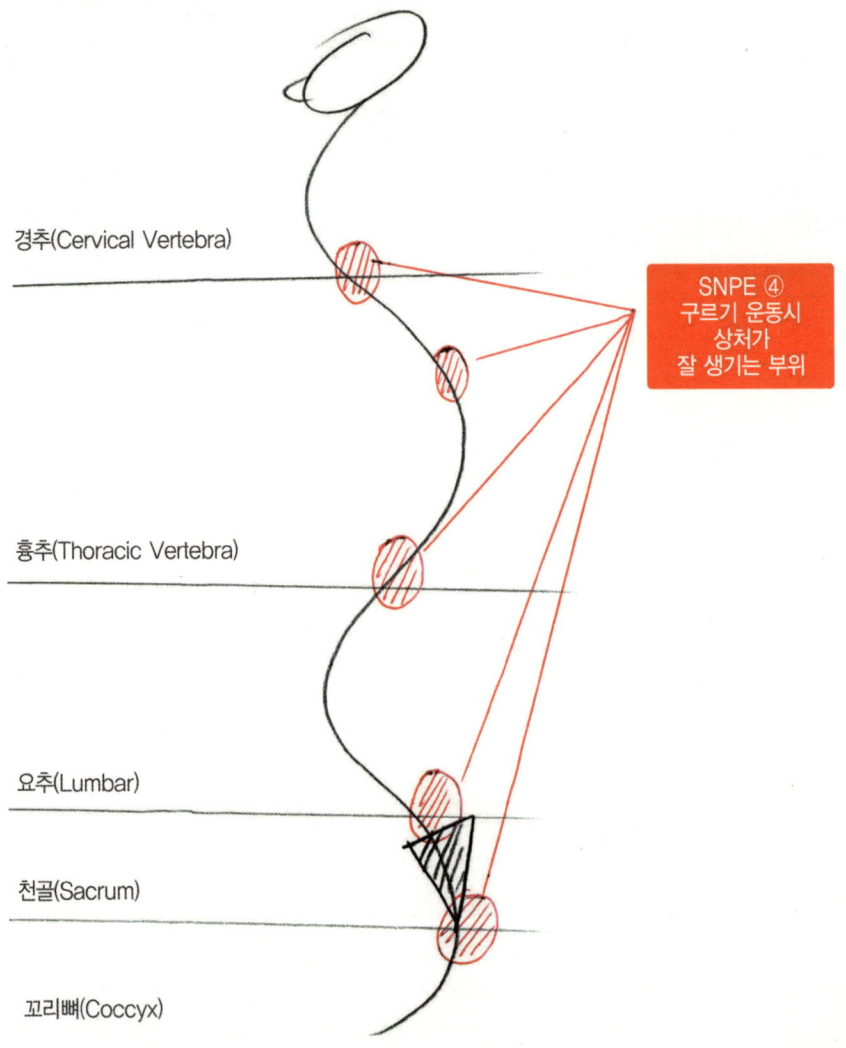

많은 현대인들은 장시간 앉아서 생활(공부/업무)하기 때문에
목, 등(어깨), 허리가 불편하다

(3) SNPE ④ 구르기와 관련된 이야기

- 옛날 어른들이 소화 안될 때 등을 밟아주던 추억
- 소화불량, 술 취했을 때 등 두드려주는 행동
- 산에 올라 노인들이 나무에 등을 반복하여 부딪혀 주는 행동
- 누운 상태에서 등 자극을 주는 등 자극 마사지 기계
- 척추교정, 카이로프랙틱, 추나요법 등에서 등 뼈를 교정하는 행위

- 위의 다섯 가지 이야기 모두 등 뒤 척추를 자극하여 자율신경계의 항상성을 도와 건강한 신체를 회복하려는 행동들이다.

- 저자도 약 10년 동안 SNPE ④ 구르기를 실시했고 타인들에게 구르기를 지도하면서 느낀 점은 타인에게 척추를 교정받거나 기계 등에 의존한 등 뒤 자극보다는 본인 스스로 운동하는 것이 중요하다는 것이다.

- 딱딱한 바닥 위에서 통증을 못 느낄 정도로 구르기 운동이 익숙해질 정도가 되면 뻣뻣했던 등 뒤 근육이 부드러워지고 허리, 어깨, 목 등의 통증이 없어지는 경우를 무수히 관찰하였다. 즉 타인에게 척추교정, 지압, 마사지 등을 받거나 기계를 이용한 등 자극보다 본인 스스로(Self) 하는 SNPE ④ 구르기 동작이 등 뒤 근육을 더욱 부드럽게 만들어 준다.

- 근·골격계 질환의 원인은 경직된 근육과 인대, 비뚤어진 척추 때문에 발생한다.

- SNPE(Self Natural Posture Exercise), 즉 자기 스스로 인간 본연의 척추, 자세를 회복하는 운동을 하여 굳어진 근육을 부드럽게 하고 비뚤어진 척추를 바로 잡는 것이 건강한 삶을 유지하는 방법이다.

근육이 부드러워지면	→	・혈액순환이 좋아진다 ・신경전달이 좋아진다 ・척추교정 효과 ・피부가 고와진다 ・몸이 따뜻해진다	・통증이 사라진다 ・피곤함이 없어진다 ・다이어트가 확실하다 ・성격이 밝아진다

- SNPE ④ 구르기를 지도하다 보면 운동 중에 "속이 울렁거린다, 머리가 어지럽다, 구토 증세가 난다, 두통이 발생한다"고 호소하는 사람들이 간혹 있다. 이런 증세를 호소하는 사람들을 오랫동안 관찰하고 상담하여 보니 자세의 불균형이 심하거나 순환기 계통의 장애, 소화불량, 근·골격계의 문제점을 지니고 있는 경우가 대부분 있었다.

- 목디스크 환자이거나 목과 어깨 쪽의 근육이 약한 분들 중에서 뒤로 구르기를 할 때 머리를 바닥에 떨어뜨려 충돌하는 경우가 간혹 있다. 이런 경우 머리 뒤에 쿠션이 있는 방석 등을 미리 깔아 두는 것이 좋다. 수련이 익숙해져서 목에 힘이 생기면 머리를 뒤로 떨어뜨려 바닥에 충돌하는 증상이 사라지게 된다.

- 척추가 건강하거나 어린아이 경우에는 아무리 단단한 바닥 위에서 구르기를 하여도 등에 상처가 나거나 통증이 발생하지 않는다. 혹시 등 뒤에 상처가 생기거나 통증이 발생하면 '나의 문제점이 바로 이곳이었구나' 하는 자각의 기회로 활용하는 것이 현명하다. 처음에 구르기가 전혀 안되는 사람도 있다. 그러나 꾸준히 연습하면 누구나 잘하게 된다.

- 처음엔 쿠션이 있는 요가매트나 얇은 이불 위에서 SNPE ④ 구르기를 하는 것도 좋은 방법이지만 계속 수련하여 시멘트 바닥 위나 나무바닥 위에서 구르기를 실시하여도 통증이 없는 단계가 되어야 한다. 하루에 최소한 200회 이상 SNPE ④ 구르기 동작을 실천하도록 권장한다.

•• 실제 임상사례

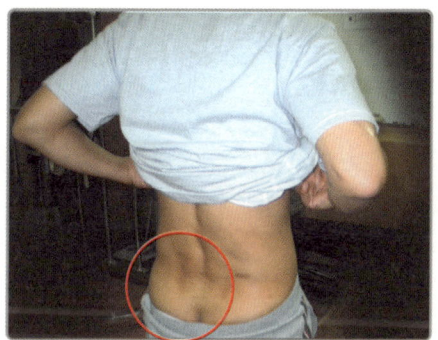

서 있을 때 등, 허리 척추(뼈)를 관찰

(전혀 이상이 없어 보인다. 변위된 척추를
찾아내는 것이 어렵다.)

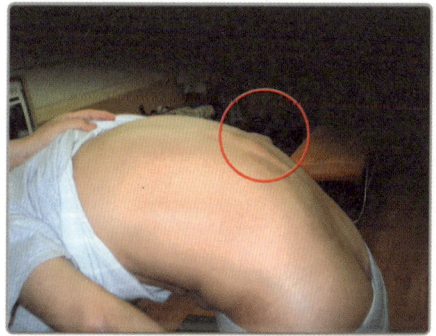

허리를 숙여서 목, 등, 허리 척추(뼈)를 관찰

(척추가 후방으로 돌출되어 보이는 부분에서 척추의
변형이 자주 발견되었고 통증 및 굳어짐을 호소하는
경우가 많았다.)

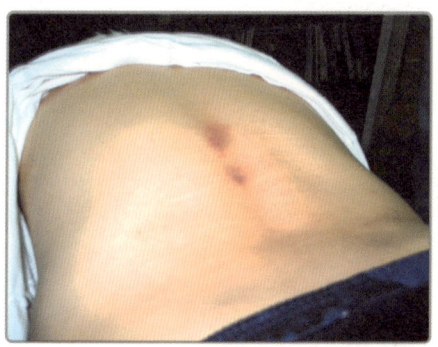

허리를 숙인 채 오랫동안 공부한 학생

(위 사진은 p.249의 〈허리디스크 수술 없이 SNPE
바른자세운동 후 정상이 되다〉 체험사례자의 SNPE
운동 과정 사진이다. 처음엔 상처와 통증이 있었으나
나중엔 모두 사라졌다.)

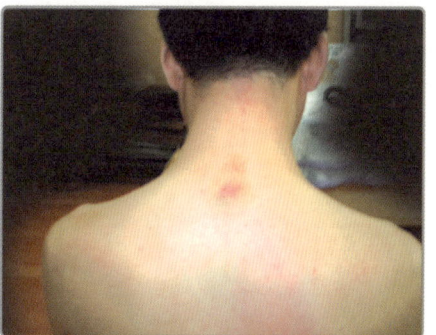

20년 이상 컴퓨터 관련한 직종에 근무
하여 장시간 목을 숙인 채 생활한 결과

(어깨 결림과 고혈압으로 오랫동안 고생했다.
SNPE ④ 구르기 운동을 한 후 목, 어깨의 척추
부분이 붉은색으로 변화된 것을 주목한다.
1년 이상 SNPE ④ 구르기와 SNPE 생식을 실천
하여 어깨 통증, 고혈압이 개선되었다.
경추 7번과 흉추 1번 근처에 상처가 발생하였다.)

(4) SNPE ④ 구르기 동작 … 특별한 사례

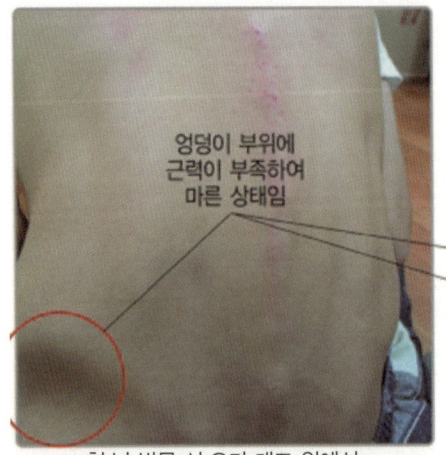

첫 날 방문 시 요가 매트 위에서
20회 정도 구르기 동작 시 등 뒤 모습
부드러운 요가 매트 위에서도 등에 상처가 생긴 사례

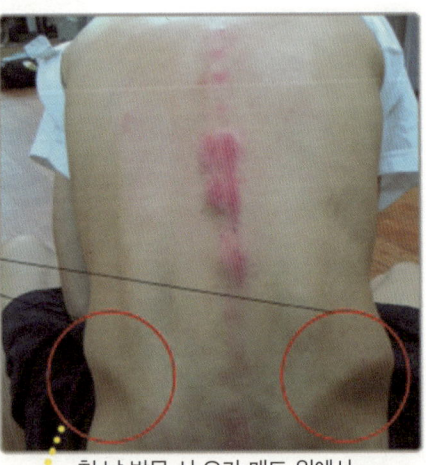

첫 날 방문 시 요가 매트 위에서
100회 정도 구르기 동작 후 사진

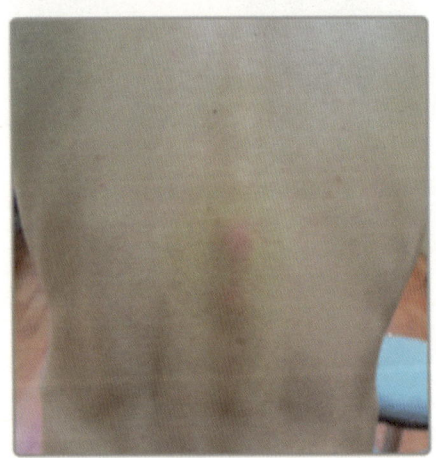

50일 후 모습 사진
그동안 꾸준히 SNPE ④ 구르기 운동을 했음
등 뒤 모든 통증이 사라졌고
상처도 많이 없어졌음을 확인한다.

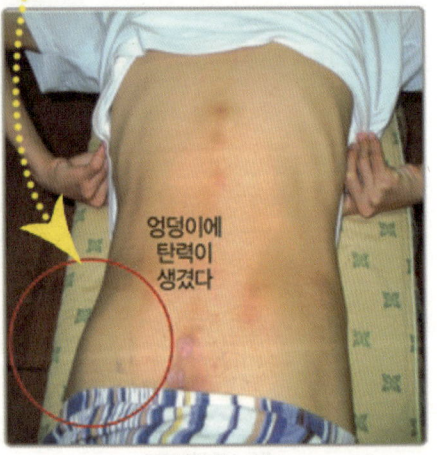

3개월 후 모습
그동안 꾸준히 SNPE ④ 구르기 운동을
200~300회 실시했음

참고사항

- 특별한 사례를 소개해 드린 의도는 이렇게 심한 사람도 인내를 갖고 꾸준히 운동을 하여 좋아졌다는 사실을 알려드리고 싶었기 때문이다.
- 처음에 저자를 방문했을 때는 몸이 너무 허약하여 미국으로 유학갈 계획을 포기하였고 심한 소화불량으로 음식을 제대로 먹지 못하는 상태였다. 엉덩이에는 살(근육)이 너무 없어서 70대 노인의 골반 같았다.
- SNPE ①, ②, ③과 SNPE ④ 구르기 200~300회를 매일 실시하였다. 하루 1회 생식식사, 후두골과 경추 이완, NP 정밀 척추교정을 실시한 후 소화불량이 사라졌고 몸 전체에 근육이 붙게 되었다. 가장 큰 특징은 얼굴색이 매우 깨끗하게 변화되었고 성격이 많이 밝아졌다는 점이다. SNPE 운동의 특징은 마른 사람은 살이 찌고 비만인 사람은 체중이 감량된다는 것이다.

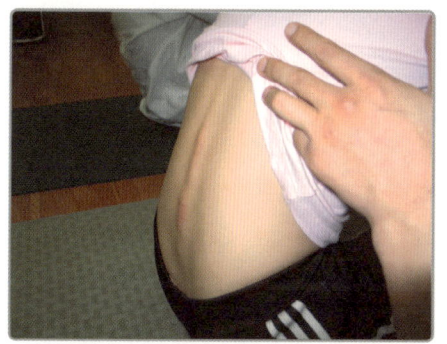
20대 여성

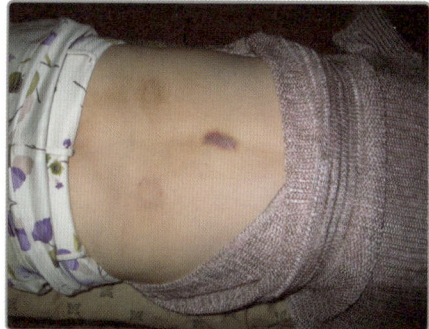
50대 여성

- SNPE ④ 구르기 운동 시 등 뒤에 '혹' 및 '상처'가 발생하기도 한다. 일부 사람들은 당황하거나 두려워하는 사람들도 있는데 근육의 경직 및 척추의 변형을 알려주는 신호로 받아들이는 것이 현명하다.
- SNPE ④ 구르기 운동 시 천골(Sacrum), 꼬리뼈(Coccyx) 부분에서 피부가 벗겨지거나 통증을 호소하는 사람들이 있는데 시간이 지나면 상처, 통증이 사라지는 경우가 대부분이다.

(5) SNPE ④ Basic 구르기 기대효과

- 몸이 따뜻해져서 손, 발 찬 것이 없어진다.
- 소화불량, 변비, 생리통, 다이어트, 어깨 결림, 요통 치료에 효과가 좋다.
- 근육이 부드럽게 변화되어 근육 사이의 혈행소통이 좋아져 피부 트러블이 사라지며 얼굴의 피부톤이 건강하게 변한다.
- 목, 어깨, 등, 허리의 딱딱하게 굳은 근육을 부드럽게 만들어 다양한 근육통 해결에 도움이 된다
- 복부 근육의 수축, 이완 운동을 통하여 복부 근력 강화와 내부 장기 운동성을 돕는다.
- 만성 피로 증후군, 변비 해결, 생리통 완화에 많은 도움이 된다.
- 근막 통증 증후군, 척추 후관절 증후군, 척추측만증 해결에 도움이 된다.
- 신경과 혈행의 흐름이 원활해져 자율신경 실조증 해결에 많은 도움이 된다.
- 구르기 운동을 많이 하면 좌우 어깨의 높낮이, 등의 불균형이 많이 해소된다.

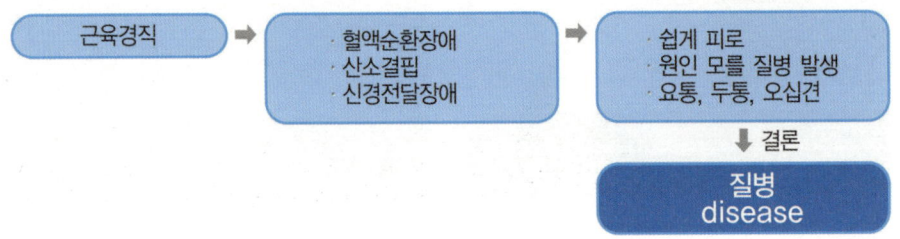

(6) SNPE ④ 운동 시 발생되는 통증, 상처, 몸의 변화에 관하여

- SNPE ④ 구르기 운동 시 상처가 나거나 통증이 있는 부위는 본인에게 문제가 있는 곳을 알려주는 신호라고 이해하면 된다.
- 사람마다 등 뒤 척추뼈에 생기는 상처 부위가 다르다.
- SNPE ④ 구르기 운동을 많이 해도 혹이나 상처가 전혀 발생하지 않는 사례도 많다.
- 처음에 등 뒤에 난 혹이나 상처는 SNPE ④ 수련 과정에서 일시적으로 더 커진 것 처럼 느껴질 수 있으나, 지속적인 수련 후 나중에 매우 적어지거나 사라지게 된다.
- 가끔 어떤 분들은 목, 등, 허리 뼈 및 골반의 특정 부위가 "혹" 처럼 크게 튀어나오는

경우도 있다. 그러나 당황하지 말고 꾸준히 SNPE ①, SNPE ②, SNPE ③, SNPE ④를 실시하고 SNPE도구(투레일, 원형 도자기, 도자기 손 등)를 사용하면 혹처럼 튀어나온 부분은 모두 사라지거나 증상이 개선된다.(p.219 사례 참고)

- 젊은 사람일수록 상처가 빨리 없어진다. 시간이 오래 되었거나 근육경직이 심한 사람들은 서서히 없어진다.
- 많은 현대인들은 꼬리뼈 부분에 상처가 나는 경우가 많다(어려서부터 의자생활을 오래 해서 천골과 꼬리뼈 부분이 뒤로 후방변위된 결과이다).
- 마른 체형의 사람일수록 꼬리뼈, 등 뒤 극돌기 부위에 상처가 많이 발생한다.
- 몸이 뻣뻣하거나 근육 경직이 심한 사람은 구르기 운동 시 "퉁퉁" 소리가 나거나 어지럼증, 구토 증상, 두통 등 여러가지 통증을 호소하는 경우도 있다. 이때 많은 사람들이 두려워하고 SNPE운동을 꾸준히 해야하는지 의문을 갖고 고민하는 경우가 있는데, 꾸준한 수련으로 등의 경직된 근육이 부드러워지면 SNPE ④ 구르기가 자연스러워지고 다양한 증상과 통증이 해결된다.(근육 경직현상이 심하고 오래된 사람일수록 위에 언급된 증상과 통증이 많이 발생한다. 그러나 좌절하지 않고 꾸준한 SNPE수련으로 모든 증상과 통증이 해결된 사례가 많았다. 이러한 두려움을 느끼는 사람들은 SNPE체험사례를 읽어보면 많은 도움이 될 것이다.)
- 딱딱한 등 근육과 어깨 통증으로 고통을 호소하는 현대인들이 많다. 침, 뜸, 척추교정, 지압, 마사지, 부항요법 등을 하여도 딱딱한 등 근육의 경직을 부드럽게 변화시켜 주기엔 한계가 있다. SNPE ④ 구르기 동작은 딱딱한 등 근육의 경직을 부드럽게 변화시켜 준다. 처음엔 요가 매트 등 쿠션 있는 것을 바닥에 깔고 구르기를 실시하지만 나중엔 딱딱한 마루 바닥은 물론 아스팔트 도로 위에서도 구르기 동작을 자연스럽게 할 수 있어야 한다.

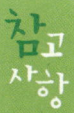

- 다리에 'SNPE 벨트'를 3곳 이상 묶고 구르기 운동할 때 운동 효과가 더욱 좋다.
- 목디스크 환자나 목의 힘이 약한 사람은 뒷머리를 바닥에 부딪치는 경우가 있다. 이럴 경우 뒷머리가 바닥에 닿는 부분에 방석을 깔아준다.
- 좌우 등 근육 불균형이 심한 사람은 똑바로 구르지 못하고 어느 한 쪽으로 편중된 자세로 구르는 경향이 있다.

(6) SNPE ④ 구르기 운동 시 자극되는 근육의 종류

•• 광배근(Latissimus Dorsi/廣背筋)

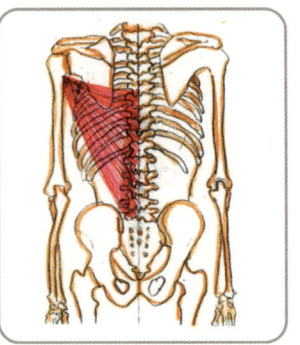

- 기시 : 제 7~12흉추, 제 1~5요추의 극돌기, 흉요근막, 장골능, 천추극돌기, 견갑골 하각
- 정지 : 상완골 결절
- 작용 : 견갑골 하각 내·하방으로 당김, 팔(상완)을 뒤로 들어올린다(신전), 상완골의 내전, 내회전

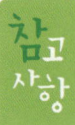
- 어깨 통증이 오래 갈 경우 광배근과의 연관성을 고려하여 골반을 바로잡는 것이 중요하다.
- 광배근의 근육이 위축되면 팔이 내전된다.

•• 이상근(Piriformis/梨狀筋)

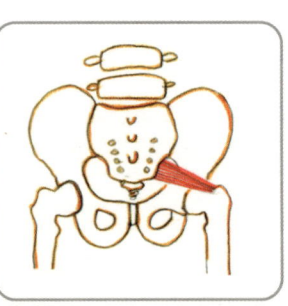

- 기시 : 천골전면
- 정지 : 대좌골공을 통해서 대퇴골 대전자 상면
- 작용 : 고관절의 외회전

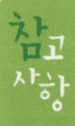
- 이상근 증후군(Piriformis Syndrome)의 원인이 되기도 한다.
- 이상근의 과긴장은 천골과 고관절의 변위를 발생시킨다.
- 이상근은 요통을 발생시키는 원인을 제공하기도 하며 고관절 및 자세수정 시 중요한 역할을 한다.

요방형근(Quadratus Lumborum/腰方形筋)

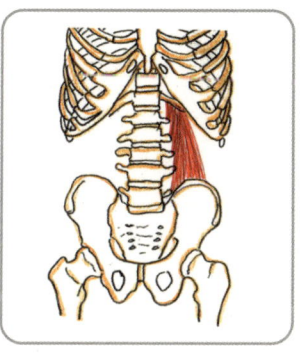

- 기시 : 장요인대, 장골능
- 정지 : 12번 늑골 아래, 제 1~4 요추 횡돌기
- 작용 : 척추기립근과 함께 상체를 뒤로 젖히는 역할

  척추 측면 굴곡

  숨을 들여 마실 때 횡격막 작용 보조

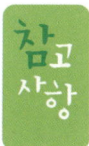
- 요방형근은 허리와 골반의 균형을 잡아주는 중요한 역할을 한다.
- 요방형근이 위축되면 요통은 물론 엉덩이까지 통증이 생길 수 있어 허리디스크로 오인되기 쉽다.

능형근(Rhomboideus/菱形筋)

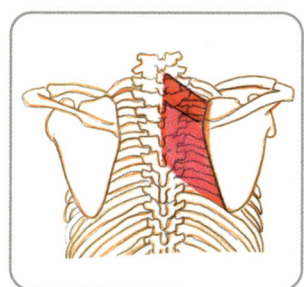

소능형근(Minor Rhomboid)

- 기시 : 목덜미 인대, 제 7경추와 제 1흉추의 극돌기
- 정지 : 견갑골 내측연, 견갑골 기저부

대능형근(Major Rhomboid)

- 기시 : 제 2~5흉추 극돌기
- 정지 : 견갑극 하단
- 작용 : 견갑골 상방, 내측으로 당긴다.

•• 승모근(상부·중부·하부, Trapezius/僧帽筋)

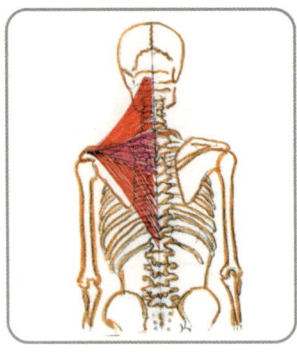

상부승모근
- 기시 : 후두골, 항인대, 제 1~7경추 극돌기
- 정지 : 쇄골외측 1/3, 견봉
- 작용 : 견갑골의 거상과 상방회전

중부승모근
- 기시 : 제 1~5흉추 극돌기
- 정지 : 견갑극, 견봉
- 작용 : 견갑골 내전과 상방회전

하부승모근
- 기시 : 제 6흉추~제 12흉추 극돌기
- 정지 : 견갑극
- 작용 : 견갑골 하강과 상방회전

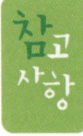
- 승모근의 경직현상은 후두골과 측두골 변위의 원인이 된다.

•• 견갑거근(Levator Scapula/肩胛擧筋)

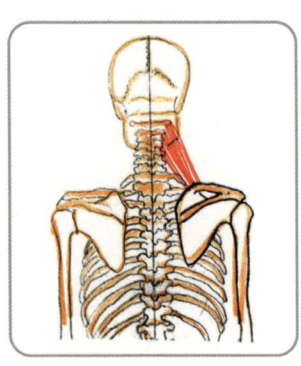

- 기시 : 경추 1~4(횡돌기)
- 정지 : 견갑골 상각
- 작용 : 견갑골을 위로 당긴다.

극상근(Supraspinatus/棘上筋) · 극하근(Infraspinatus/棘下筋)

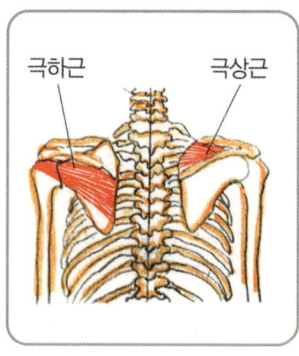

극상근

- 기시 : 극상와 내측 2/3
- 정지 : 상완골 대결절 상연
- 작용 : 삼각근을 도와 견갑골 외전 상완골을 올린다.

극하근

- 기시 : 극하와 내측 2/3
- 정지 : 상완골 대결절
- 작용 : 상완을 뒤쪽으로 당기고 바깥쪽으로 돌린다.

소원근 · 대원근(Minor · Major Teres/小 · 大圓筋)

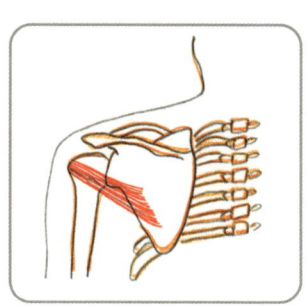

소원근

- 기시 : 견갑골 외측연 후면의 상부 2/3
- 정지 : 상완골 대결절의 하부
- 작용 : 상완을 뒤쪽으로 당기고 바깥쪽으로 당긴다.
  견관절 외전 시 삼각근과 함께 작용

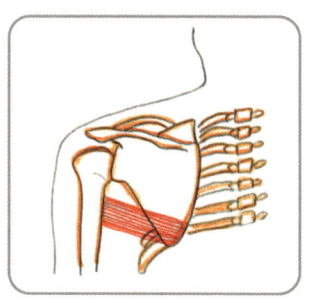

대원근

- 기시 : 견갑골 하각
- 정지 : 상완골 소결절 밑의능, 상완골 이두근의 안쪽
- 작용 : 견괄절의 내전 내회전, 신전 상완을 후방·안쪽으로 당긴다. 견관절 외전 시 삼각근과 짝을 이루어 작용한다.

대둔근(Gluteus maximus/大臀筋)

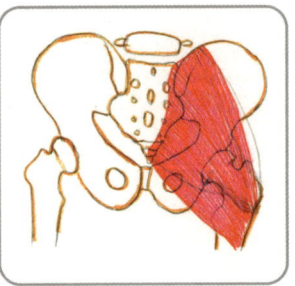

- 기시 : 천골과 미골의 후면, 장골상둔선
- 정지 : 대둔골 둔근조면, 대퇴근막의 장경인대
- 작용 : 고관절 신전, 대퇴를 고정시켜 몸을 직립시킨다. 대퇴 외회전

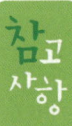

- 대둔근이 긴장되면 천골의 움직임을 감소시킨다.

한 쪽 대둔근 위축 ➡ 천골이 측방 변위 ➡ 골반이 틀어짐 ➡ 요추변형

중둔근(Gluteus medius/中臀筋) · 소둔근(Gluteus minimus/小臀筋)

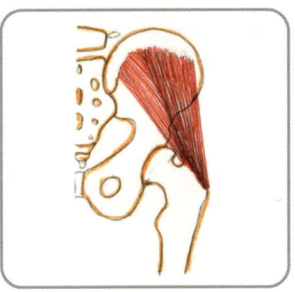

중둔근

- 기시 : 장골능
- 정지 : 대전자의 외측면
- 작용 : 하지를 바깥쪽으로 벌린다.
  고관절의 외전과 내회전

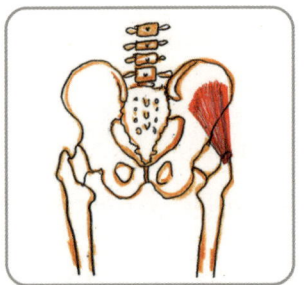

소둔근

- 기시 : 전·하둔근 사이에 있는 장골의 외측면
- 정지 : 대전자 전면
- 작용 : 대퇴의 외전과 내회전

5 SNPE ⑤ 앉아서 상체 숙이기

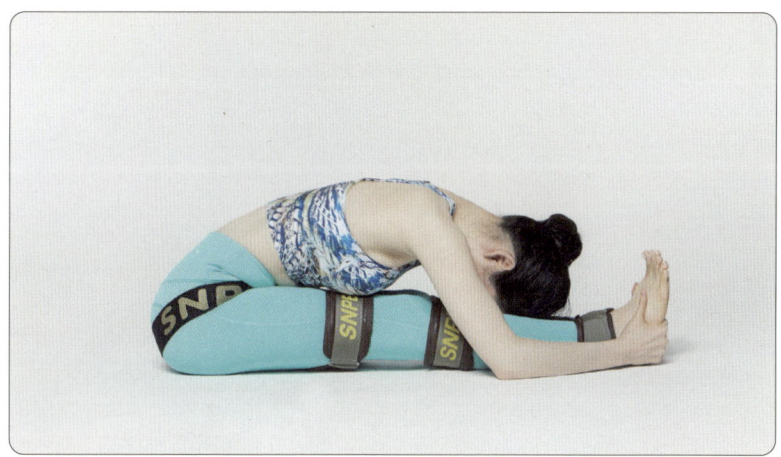

- 무릎 위·아래, 발목에 'SNPE 벨트'를 묶고 앉는다.
- 숨을 들여 마시면서 상체를 곧게 펴고 숨을 내쉬면서 천천히 상체를 숙이며 복부가 허벅지에 닿도록 한다.
- 동작이 익숙해지면 상체 전체가 다리에 닿도록 한다.
- 동작을 10회 이상 반복한다.
- 상체를 숙일 때 발가락을 몸 쪽으로 당겨준다.

•• 기대효과

- 대퇴의 뒷부분 햄스트링 근육(Hamstrings)을 신전시켜 종아리 뒤 근육을 이완시킨다.
- 종아리 뒤 근육의 신전을 도와 혈액순환을 원활히 하여 다리 쥐나는 현상을 예방할 수 있다.

- 햄스트링 근육이 이완되어야 경직된 골반을 움직일 수 있다(이유 : 햄스트링 근육은 골반과 종아리 뒤쪽을 연결하고 있다).
- 허리 통증이 없어진다.

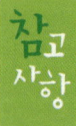

- 종아리 뒤쪽 근육의 경직현상은 요통의 원인을 제공한다.

6 SNPE ⑥ 서서 상체 숙이기

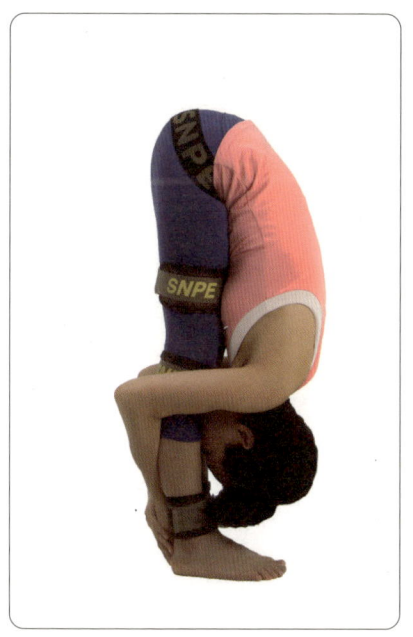

- 무릎 위·아래, 발목에 'SNPE 벨트'를 묶는다.
- 상체를 아래로 숙일 때 숨을 내쉬면서 복부를 허벅지에 가깝게 붙인다.
- 목에 힘을 빼고 상체를 숙여서 양 발목을 잡는다.

•• 기대효과

- 장소의 제한 없이 좁은 공간에서도 수련이 가능하다.
- 햄스트링 근육(Hamstrings)과 골반 뒤쪽 근육 전체를 자극한다.
- 허리 통증과 종아리 당기는 증세를 완화시킨다.
- 긴장된 종아리 뒤쪽 근육 전체를 이완시켜 준다.
- 자세교정 효과

- 대다수 현대인들은 의자에 앉아서 많은 시간을 생활하거나 장시간 운전을 하면서 종아리 뒤쪽 근육이 충분히 이완·신전되지 못하여 햄스트링 근육의 위축이 심한 상태로 일상 생활을 하고 있다.
- 갑작스런 요통은 햄스트링 근육 위축현상과 관련이 깊다.

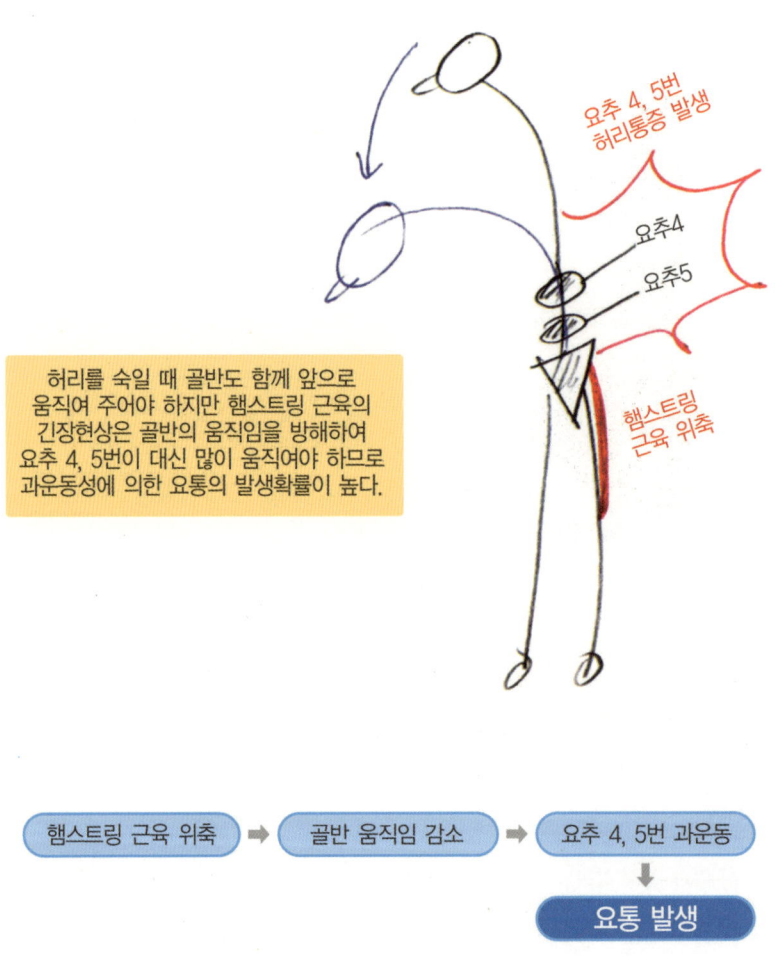

햄스트링 근육(Hamstring Muscle)

- 우리는 TV나 신문 등에서 유명한 스포츠 선수가 햄스트링 근육이 뭉쳐서 경기에 결장한다는 보도를 자주 접할 수 있다.
- 햄스트링 근육은 뒤쪽의 골반과 대퇴골, 무릎에 걸쳐서 연결되어 있다. 즉, 햄스트링 근육의 위축현상은 골반의 움직임을 감소시킬 수 있다. 골반의 움직임 제한은 연쇄적으로 요추와 흉추의 비정상적인 보상적 동작을 만들어 통증을 유발시킨다.

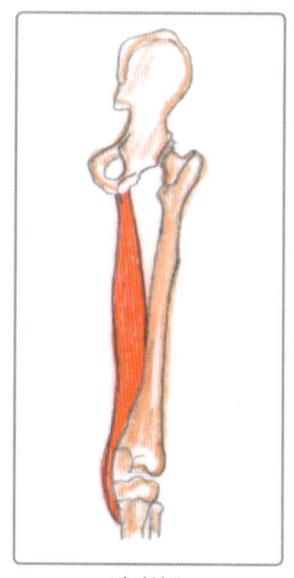

반건양근
(Semitendinosus/半腱樣筋)

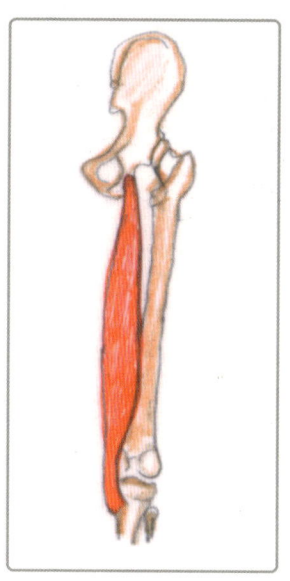

반막양근
(Semimembranosus/半膜樣筋)

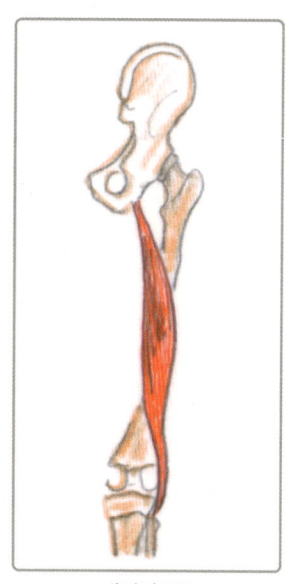

대퇴이두근
(Biceps femoris/大腿二頭筋)

7 SNPE ⑦ 고관절 수정운동 (앉은 자세)

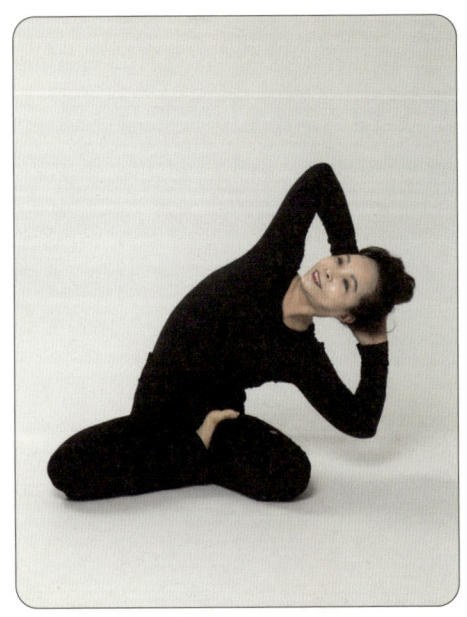

- 고관절 수정운동 전에 양쪽의 변형된 고관절의 외전 상태를 파악하여 실시하는 것이 중요하다. 누워서 양 발을 비교했을 때 바닥 방향으로 많이 벌어진 쪽의 발이 외전된 고관절이라 판단하면 된다(67쪽 참고).

- 왼쪽 고관절이 외전되었을 경우 위의 사진처럼 왼쪽 다리를 바깥쪽으로 접고 오른발을 왼쪽 허벅지 위에 올려 놓는다.

- 양 손을 머리 뒤로 깍지 끼고 외전된 고관절 쪽으로 상체를 기울인다.

- 동작이 익숙해질수록 옆으로 허리를 숙이는 각도의 폭이 커진다.

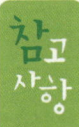
- 위 사진의 시범자는 60대 중반의 여성으로서 SNPE 동작이 잘 되는 것을 확인할 수 있다. "연습은 완벽을 만든다."라는 말이 있듯이 선택, 집중, 반복 수련을 통해 모든 SNPE 동작을 완성할 수 있다.

8 SNPE ⑧ 고관절 수정운동 (누운 자세)

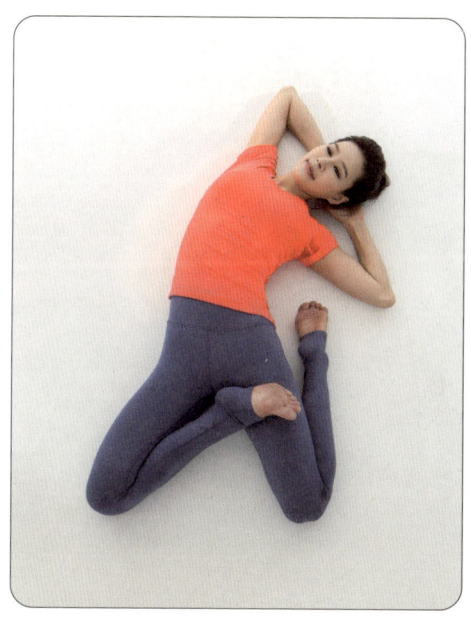

- 왼쪽 고관절이 외전되었을 경우 왼쪽 다리를 바깥쪽으로 접고 고관절 수정운동 앉은 자세를 취한다.
- 양 손으로 바닥을 짚으며 등을 바닥에 대고 뒤로 천천히 눕는다.
- 누운 상태에서 양 손을 머리 뒤로 깍지끼고 상체를 왼쪽으로 기울인다.
- 호흡을 내쉬면서 상체를 조금 더 옆으로 숙여주어 상체와 하체를 신전시킨다.

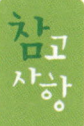
- 만약 오른쪽 고관절이 틀어졌을 경우 반대의 동작을 취한다.
- 발등을 반대쪽 다리위에 올리기 힘든 경우에는 바닥에 내려놓고 진행한다.

9 SNPE ⑨ 허리 비틀기 (누워서 무릎 굽힌 자세)

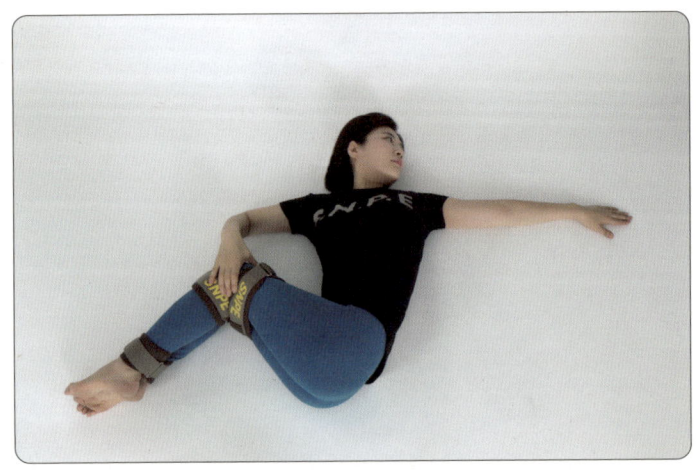

- 다리를 'SNPE 벨트'로 묶고 누워 양팔을 펴서 바닥에 내려놓고 무릎을 구부린다.
- 구부린 무릎을 오른쪽 바닥에 가슴가까이 최대한 당겨 내려놓고 오른손으로 무릎을 감싸준다.
- 무릎과 시선을 서로 반대방향으로 교차시킨 후 약 5초간 자세를 유지한다.
- 좌우 방향을 바꿔가며 실시한다.
- 교차운동 시 호흡을 내쉬면서 요추 부위를 신전시킨다.

•• 기대효과
- 척추 교정
- 자세 수정
- 허리 근육 긴장을 해소
- 요통 예방 및 치료

10 SNPE ⑩ 허리 비틀기 (누워서 다리 편 자세)

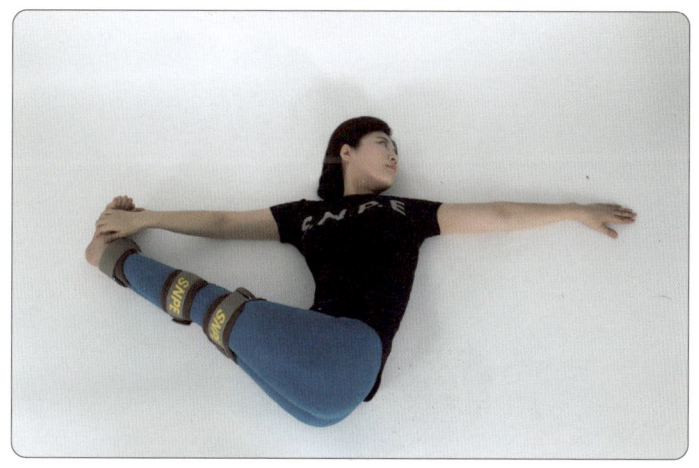

- 다리를 'SNPE 벨트' 로 묶은 후 바닥에 누워 양팔을 벌린다.
- 다리를 들어올려 편 상태에서 오른쪽, 왼쪽으로 움직이며 서로 반대방향으로 허리를 비틀어 준다.
- 반대 방향으로 허리를 비틀 때 호흡을 내쉬고, 동작을 약 5초간 유지한다.
- 좌우 방향을 바꾸어 가면서 동작을 취한다.
- 허리 비틀기 동작 시 무릎을 굽힌 자세로 동작을 취하는 것보다 양 다리를 편 상태에서 허리를 비틀어 주는 것이 허리에 자극이 더 강하다.

• 기대효과

- 요추, 흉추 근육에 자극을 준다.
- 요통 예방 및 치료
- 자세 수정

11 SNPE ⑪ 허리 비틀기 (앉은 자세)

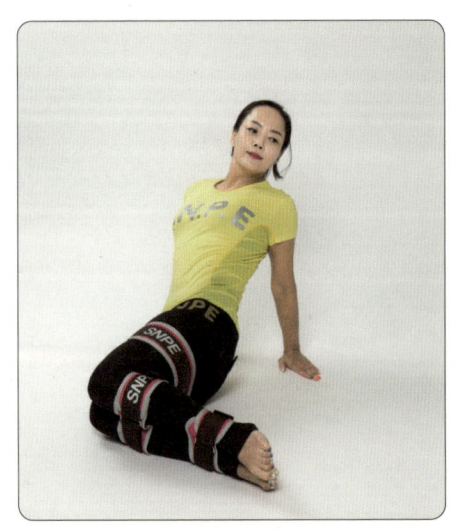

- 앉은 자세에서 'SNPE 벨트'를 무릎 위·아래, 발목에 묶어준다.
- 상체와 하체를 서로 반대 방향으로 비틀어준다.
- 비틀어준 상태에서 약 5초간 유지한다.

기대효과

- 요통 환자들은 매일 20~30회 이상 실시하면 요통 감소 효과가 있다.
- 자세 수정 효과
- 다이어트 효과

12 SNPE ⑫ 주먹으로 복부자극 상하 시소운동

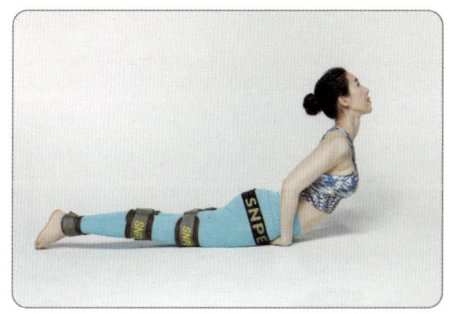
<사진 A> 상체를 들어올린다.

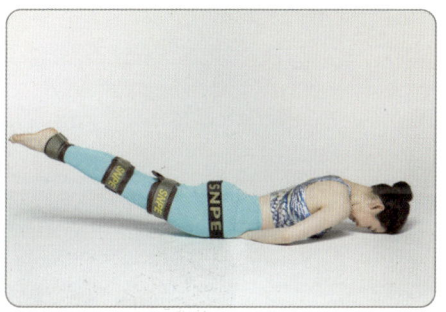
<사진 B> 하체를 들어올린다.

- 상체를 들어올릴 땐 숨을 들여마시고 상체가 내려올 땐 숨을 내쉰다.
- 주먹을 가볍게 쥐고 배꼽 밑이나 옆에 위치시킨다.
- 천천히 상체를 들어올린 후에 앞으로 숙이면서 반동으로 하체를 들어올린다.
- 앞·뒤로 시소 동작을 하면서 주먹으로 배 속의 장부를 마사지한다는 기분으로 실시한다.
- 동작 시 주먹 쥔 손의 느낌이 배 속의 내부 장기까지 전달되어야 한다.
- 앞·뒤 시소운동을 약 20회 연속적으로 실시한다.

기대효과

- 복부에 자극을 주어 소화불량에 좋다.
- 다이어트
- 복부와 등 뒤의 근육이 동시에 자극되어 자세 수정 효과
- 변비, 생리통에 효과가 좋다.
- 몸이 따뜻해진다.

13 SNPE ⑬ 복부에 주먹 대고 앞으로 숙이기

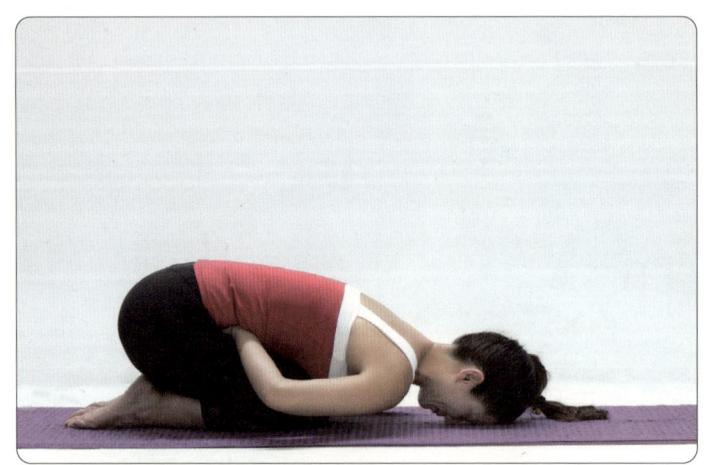

- 무릎 꿇고 앉아서 양 주먹을 배꼽 아래둔다.
- 숨을 내쉬면서 배, 가슴, 이마의 순서로 등을 둥글게 숙이며 내려온다.
- 허리와 등 근육을 수축시키는 동작들 후에 실시하여 허리와 등을 신전시키거나 휴식 자세로 활용한다.
- 허리를 숙이며 주먹으로 복부를 자극하고 엉덩이가 위로 들리지 않도록 한다.
- 상체를 앞으로 던진다는 기분으로 앞으로 쭉 뻗으며 허리를 숙인다.

•• 기대효과
- 호흡을 느끼면서 동작을 실시하면 단전호흡의 효과가 있다.
- 천천히 동작을 실시할수록 몸이 더워진다.
- 복부 긴장 해소에 좋다.

14 SNPE ⑭ 허리 숙여 어깨 풀기

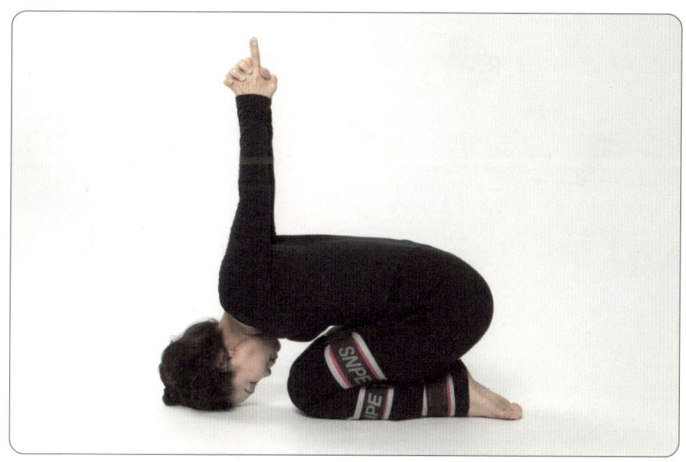

- SNPE 벨트로 무릎 위·아래를 묶고 손을 뒤로 깍지낀다.
- 숨을 내쉬면서 허리를 숙이고 숨을 들여 마시면서 상체를 위로 올린다.
- 허리를 숙일 땐 머리가 땅에 닿을 정도로 숙여주고 약 5초간 허리를 숙인 상태를 유지한다.
- 의식은 어깨 쪽에 두고 견갑골의 움직임을 느끼면서 실시한다.

기대효과
- 오십견 예방 및 치료에 효과가 있다.
- 공부하는 학생, 사무실 근무자들의 어깨 결림 증세를 완화시켜 준다.

15 SNPE ⑮ 다리 묶고 고양이 자세

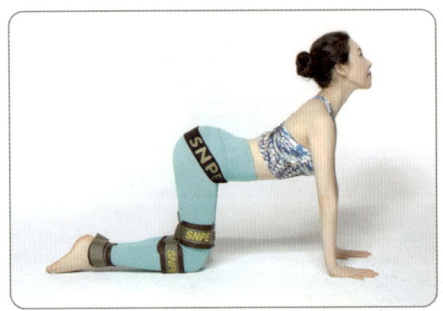 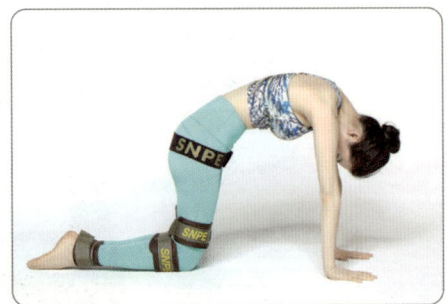

- SNPE 벨트를 묶고 엎드린 자세를 취한다(요가 아사나의 고양이 자세를 변형).
- 숨을 들여 마시면서 머리를 들어 올리고 등을 아래로 내린다. 숨을 내쉬면서 머리를 아래로 숙이고 등을 위로 올려준다.
- 호흡과 함께 두 동작을 번갈아 진행하여 척추를 부드럽게 이완시켜 준다.
- SNPE 벨트를 묶고 고양이 자세를 수련하면 자세 교정에 더 효과적이다.

•• 기대효과

- 척추의 유연성을 기른다.
- 자세 수정
- 요통 예방 및 치료
- 피로 회복 효과
- 몸이 따뜻해진다.

16 SNPE ⑯ 뱀 머리들기 자세

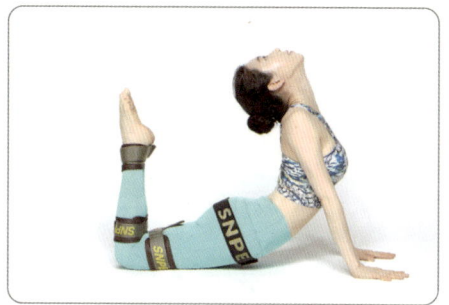

〈사진 A〉 초보자의 경우

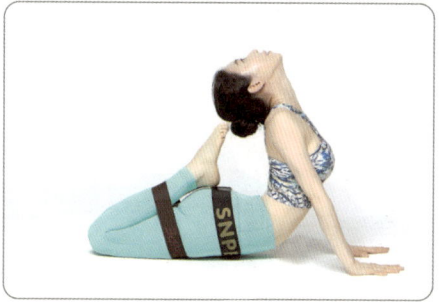

〈사진 B〉 숙련자의 경우

- SNPE 벨트로 다리를 묶고 엎드린다.
- 숨을 들어 마시면서 상체를 천천히 들어 올리고 무릎을 접어 〈사진 A〉와 같이 동작을 취한다. 이 동작이 힘들 경우에는 팔꿈치를 바닥에 낮추고 서서히 진행한다.
- 동작이 익숙해지면 〈사진 B〉와 같이 SNPE 버클 벨트로 종아리와 허벅지를 함께 묶어 바닥에 엎드린다. 머리와 발끝이 서로 닿게 하겠다는 의지로 상체를 최대한 뒤로 젖혀주어 동작을 완성한다.

기대효과

- 대퇴직근, 복직근, 장요근의 신전 효과가 있다.
- 가슴 앞쪽을 최대한 벌려주어 깊은 호흡을 도와준다.
- 소·대흉근, 목 앞의 근육을 신전시켜 준다.
- 목주름을 예방할 수 있다.
- 요통 예방 및 치료 효과가 있다.

17 SNPE ⑰ 아치(다리) 만들기

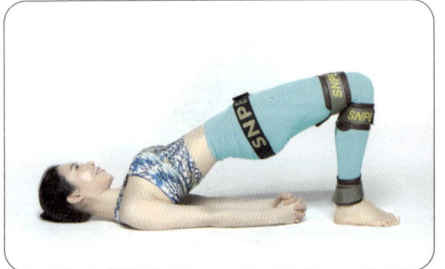
〈사진 A〉 기본형 (손 깍지끼고 골반 들기)

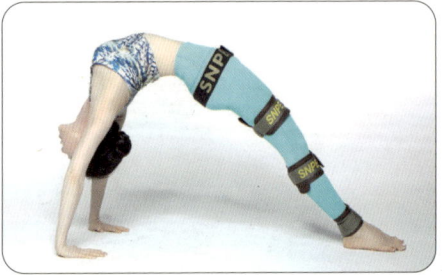
〈사진 B〉 고급형 (팔 펴고 아치자세)

- 〈사진 A〉는 복부, 골반을 위로 들어올려 아치 형태를 만들고 양 손을 골반 아래에 깍지를 낀다.
- 〈사진 A〉동작에서 골반을 위로 올리고 내리기를 반복하여 실시한다.
- 〈사진 B〉는 〈사진 A〉상태에서 골반을 바닥에 내렸다가 양 손바닥을 머리 옆에 두고 골반과 등, 머리를 위로 들어올리면서 팔을 뻗어 동작을 완성한다.
- 〈사진 B〉의 동작을 완성하기 전에 무릎을 구부려서 들어올리는 동작을 먼저 완성하고 숙련이 되면 무릎을 편다.

기대효과

- 골반 변형을 바로잡아 준다.
- 다리, 복부, 목의 전면 근육의 신전을 도와준다.
- 몸매관리, 다이어트에 좋다.
- 어깨 근육의 긴장을 완화시켜 준다.

18 SNPE ⑱ 개구리 자세 (어깨 풀어주기)

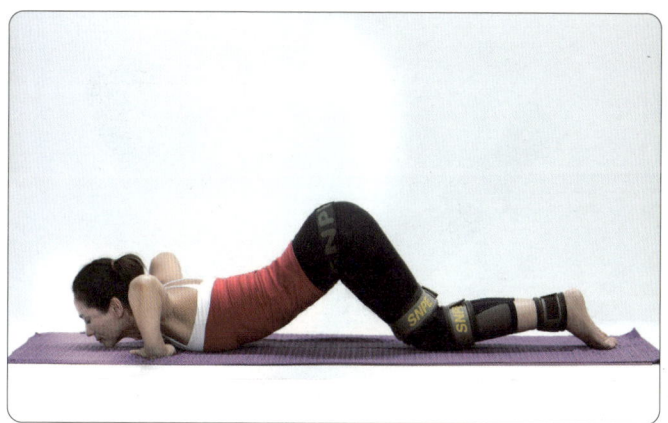

- SNPE 벨트로 무릎 위·아래, 발목을 묶고 고양이 자세(p.188)를 취한다.
- 양 손끝을 마주보도록 한 다음 상체를 밑으로 내릴 때 양 날개뼈 사이가 좁아지도록 한다.
- 턱과 가슴이 바닥에 닿을 때까지 내려간다.
- 이때 엉덩이 부분은 위로 올라가며 등 부분이 마치 미끄럼틀 같은 형태가 되게 한다.

•• 기대효과
- 어깨 결림이 없어진다.
- 등과 어깨의 뭉친 근육을 풀어준다.

19 SNPE ⑲ V자 만들기

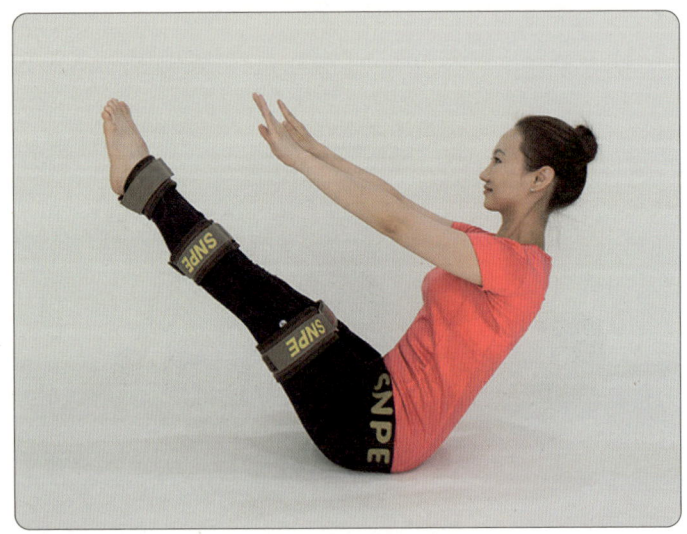

- SNPE 벨트로 묶은 다리를 위로 들어올린다. 손은 앞으로 뻗어 11자 모양이 되도록 한다.
- 다리와 상체의 모양이 V자 형태가 되도록 한다.
- 숨을 내쉬면서 상·하체의 간격을 멀리하면서 누운 자세로 돌아간다.
- 발을 들어 올릴 땐 발끝을 당겨주면서 종아리의 당김을 느낀다.
- V자로 만든 상태에서 하체와 상체의 간격을 고정시키는 것이 아니고 들어올림과 내림을 반복하여 움직인다.

◆◆ 기대효과
- 복부근력 강화에 도움을 준다.
- 다이어트에 효과 좋다.
- 탄력 없이 처진 복부를 탄력 있게 만들어 준다.

20 SNPE ⑳ 누워서 상체 들어올리기

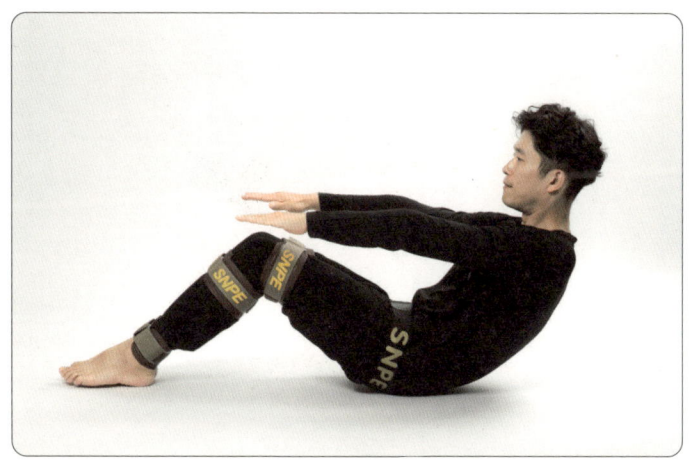

- SNPE 벨트로 무릎 위·아래, 발목을 묶은 다음 눕는다. 이때 양팔은 옆으로 벌리고 무릎은 세운다.
- 하체는 고정하고 상체만 위로 들어올린다.
- 상체를 들어올릴 때 숨을 내쉬고 상체를 밑으로 내릴 때 숨을 들여마신다.
- 상체를 들어올릴 때 벌렸던 양팔을 모아주면서 동작을 실시한다.

• 기대효과

- 복부근력이 강화된다.
- 요추 근력을 강화시켜 요통을 예방한다.
- 다이어트에 효과가 좋다.

21 SNPE ㉑ ㄷ자 만들기

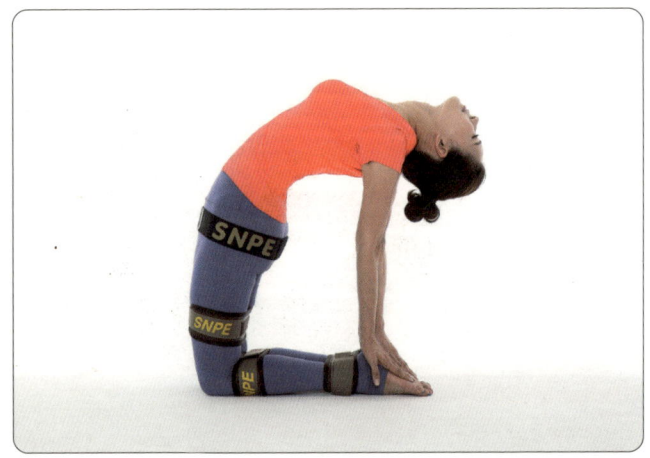

- SNPE 벨트를 묶고 양손을 뒤로 하여 발목을 잡는다.
- 복부를 앞으로 내밀면서 몸의 형태를 ㄷ자로 만들어 준다.
- 고개를 뒤로 젖히고 목주변에 힘을 빼며 숨을 최대한 내쉰다.
- 동작 실시 후 p.186 〈복부에 주먹대로 앞으로 숙이기 동작〉을 하여 등과 허리를 편안하게 이완시켜주면 좋다.

•• 기대효과
- 균형 잡힌 몸매를 만들어 준다.
- ㄷ자 만들기 자세가 잘되는 사람은 SNPE 동작 전체가 어느 정도 숙달이 된 경우라고 볼 수 있다.
- 복부, 가슴의 근육을 최대한 신전시켜 준다.

22 SNPE ㉒ 공 만들어 좌우 허리 비틀기

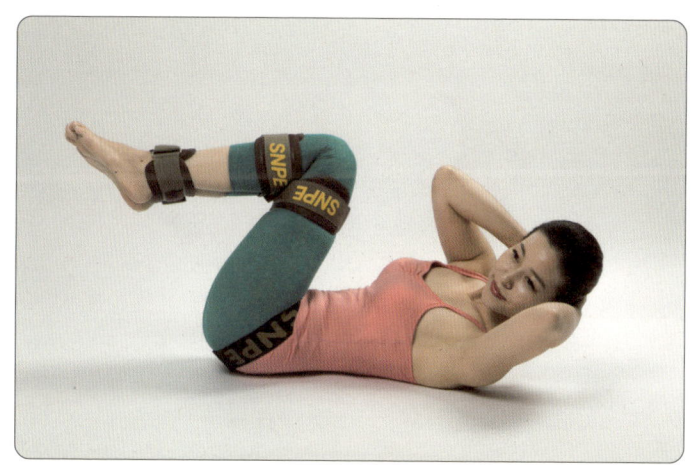

- SNPE 벨트로 발목, 무릎 위·아래를 묶고 양손을 머리뒤로 깍지낀다.
- 무릎을 구부리고 상체를 들어 몸을 동그랗게 만든다.
- 상체와 하체를 교차시키면서 허리를 비튼다.
- 좌우로 천천히 또는 빠르게 동작을 실시한다.

기대효과

- 복직근, 복횡근이 강화된다.
- 다이어트, 몸이 따뜻해진다.
- 체형 교정, 요통이 완화된다.

23 SNPE ㉓ 공 만들기

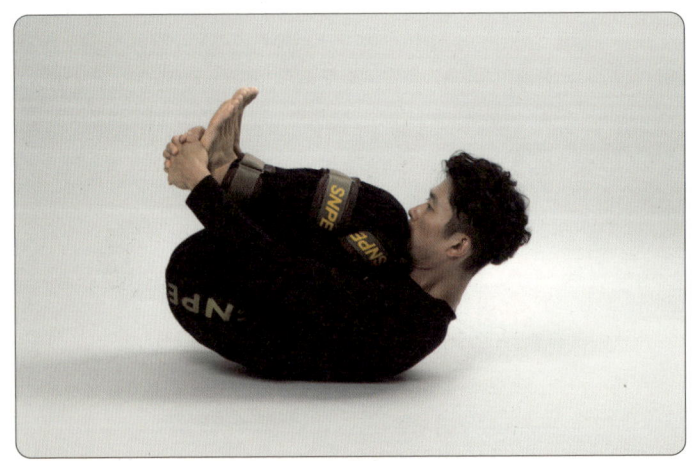

- SNPE 벨트로 발목, 무릎 위·아래를 묶는다.
- 양 손으로 발을 잡고 숨을 내쉬면서 무릎을 구부려 가슴쪽으로 당겨준다.
- 고개를 들어 턱을 무릎과 가깝게 하고 5초간 유지한다.
- 취침 전·후에 매일 실시하면 좋다.

•• 기대효과

- 요추를 신전시키는 효과가 있다.
- 허리 통증을 완화시킨다.
- 등 뒤 근육 전체를 시원하게 이완시킨다.
- 장내 가스 배출 및 장 운동 촉진

24 SNPE ㉔ 엎드려서 다리 좌우 흔들기

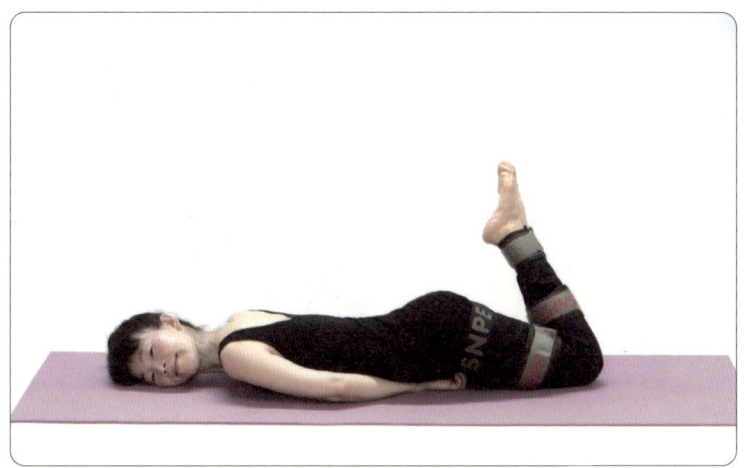

- 엎드린 자세에서 복부 밑에 손을 넣고 무릎을 구부린다.
- 머리는 왼쪽으로 돌리고 구부린 다리는 오른쪽으로 돌려준다.
- 좌우로 교차하는 동작을 빠르게 실시할 수도 있다.
- 좌우로 빠르게 20~30회 실시한다.

기대효과

- 허리를 시원하게 풀어준다.
- 복부 긴장을 이완시키고 장 마사지 효과가 있어 다이어트가 잘된다.
- 요통 예방 및 치료 효과가 있다.
- 장요근 긴장을 이완시킨다.

25 SNPE ㉕ 다리 뻗어 원그리기

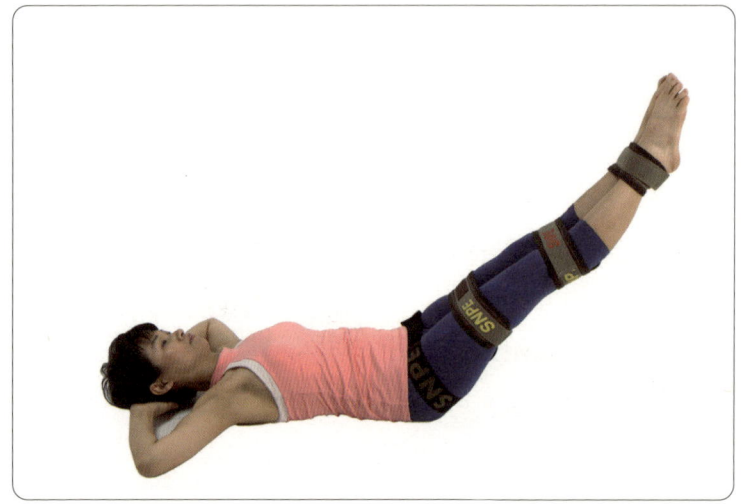

- SNPE 벨트로 다리를 묶은 후 반듯하게 양 손을 머리 뒤로 깍지 낀다.
- 위 사진과 같이 복부에 힘을 주고 다리를 들어 올린다.
- 상체는 고정시키고 발끝으로 크게 원을 그린다.
- 좌우 번갈아가며 10회 이상 실시한다.

기대효과

- 복부의 근력이 강화된다.
- 다이어트에 효과가 있다.
- 몸이 따뜻해진다.
- 몸매 교정이 된다.

26 SNPE ㉖ 상체 들어올리기 (엎드린 자세)

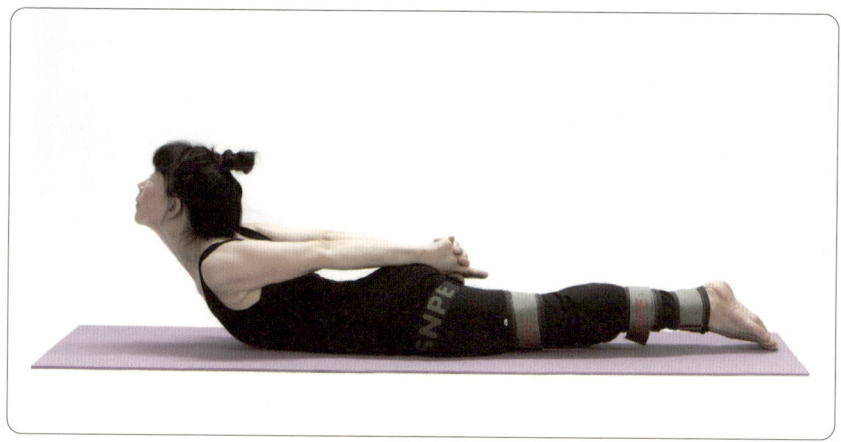

- SNPE 벨트로 무릎 위·아래, 발목을 묶은 후 엎드린다.
- 양 손을 등 뒤로 깍지낀다.
- 숨을 들여 마시면서 상체를 들어올리고 호흡을 내쉬면서 상체를 아래로 내린다.
- 상체 들어올리기를 호흡과 함께 몇 번 반복한 후 상체를 들고 10초간 유지한다. 이때 다리는 바닥에 그대로 고정시킨다.

기대효과

- 가슴 답답한 증세를 호소하는 사람들에게 좋다.
- 어깨 결림 해소
- 허리 후만증인 사람에게 유익하다.
- 어깨와 경추 근육을 이완시킨다.

27 SNPE 휴식자세

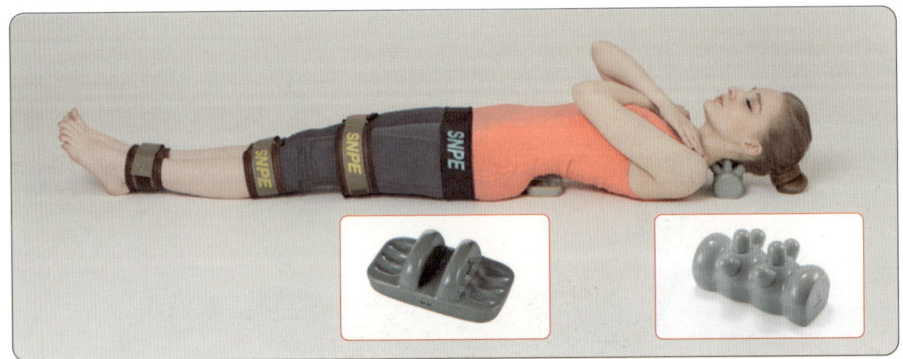

〈사진 A〉 SNPE 도깨비손은 목에, 투레일은 허리에 사용하여 휴식을 취한다.

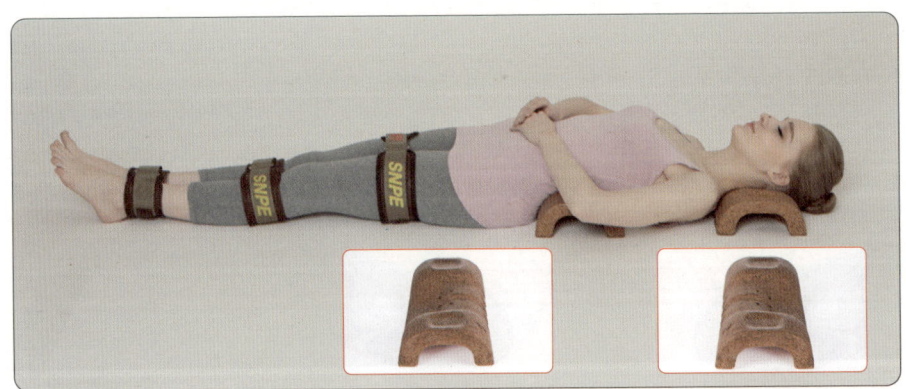

〈사진 B〉 SNPE 인체역학 코르크베개를 활용하여 휴식을 취한다.

※ 휴식을 취할 때 SNPE 바른자세 벨트를 다리에 묶으면 휜다리(O,X자) 교정에 도움이 된다.
※ SNPE 휴식 자세에는 목과 허리에 다양한 SNPE 척추운동 도구를 활용할 수 있다.
※ SNPE 척추교정운동을 한 후에 SNPE 휴식 자세를 취하는 것이 좋다.
※ SNPE 벨트를 묶고 잠시 수면을 청하면 짧은 시간에 깊은 휴식을 취할 수 있다.

28 SNPE 웨이브 베개를 활용한 근육, 근막 이완운동

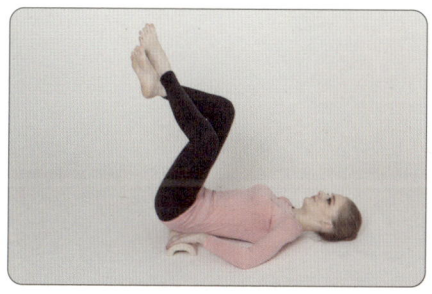
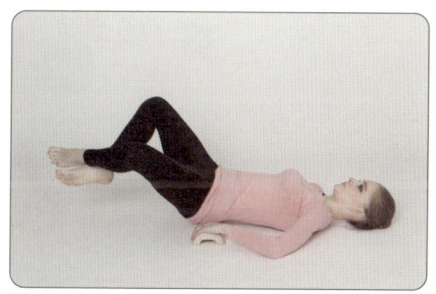

SNPE 웨이브 베개를 허리, 골반 아래에 놓고 다리를 위로 올렸다 내렸다를 반복한다.
후상장골극(P.S.I.S.)과 허리 주변의 굳어진 근육과 근막을 이완시키는 운동

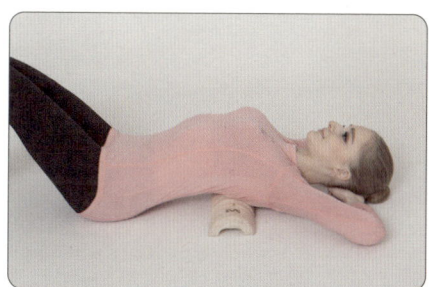
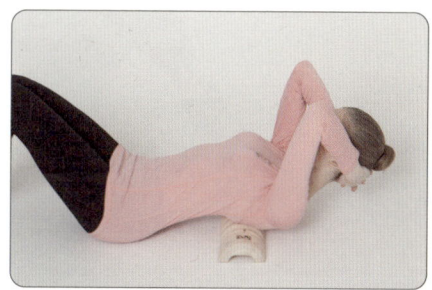

SNPE 웨이브 베개를 등 아래에 가로로 놓고 상체를 상하좌우로 반복하여 움직인다.
등과 어깨 주변의 굳어진 근육, 근막을 이완시키는 운동

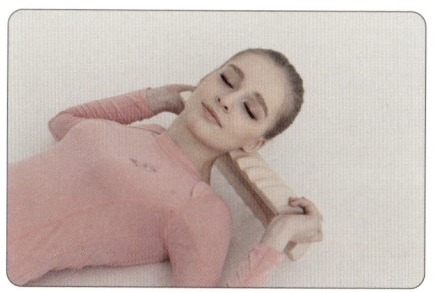
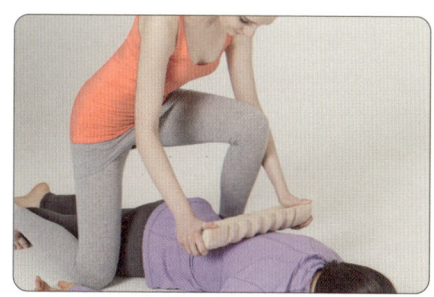

SNPE 웨이브 베개를 세워서 목 뒤의 굳어진
근육과 근막을 이완하는 방법

2인 1조로 SNPE 웨이브 베개를 활용하여
근육과 근막을 이완시켜주는 방법

29. SNPE 웨이브 베개를 이용한 허리, 골반 교정운동
(L무브 운동, Lumbar movement exercise)

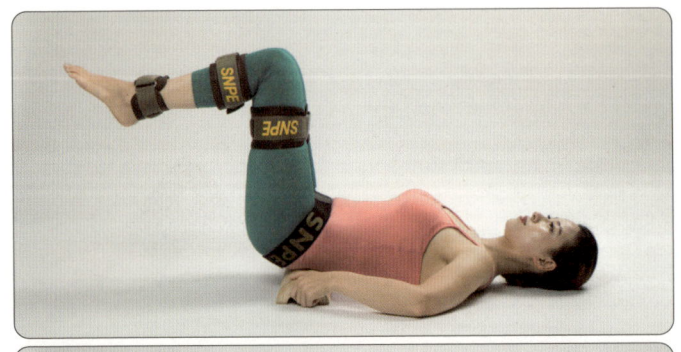

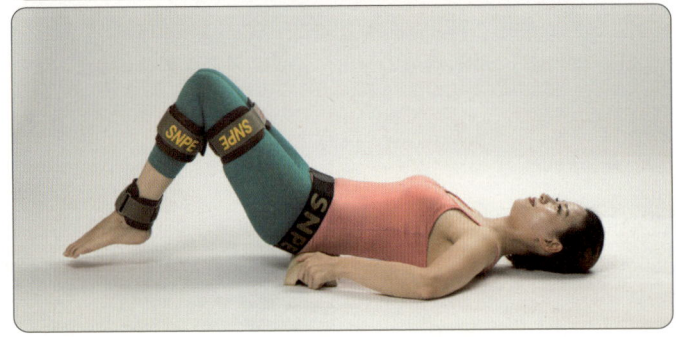

- SNPE 벨트를 착용하고 허리에 SNPE 웨이브 베개를 받쳐서 다리를 들어올린다.
- 무릎과 상체가 직각이 되도록 다리를 위로 들어올렸다가 발끝을 바닥 가까이 내리는 동작을 반복한다.
- SNPE 웨이브 베개를 이용하여 후상장골극(P.S.I.S.)과 요추 4, 5번을 자극한다(양손으로 웨이브 베개를 잡고 하는 것이 더 안정적이다).
- SNPE 웨이브 스틱, 홈파인 베개, 왕도깨비손 등으로 응용이 가능하다.

•• 기대효과
- 허리, 복근 강화
- 일자 허리, 골반 교정
- 요통 치료 및 예방
- 척추측만증 예방
- 허리에 C자형 곡선 만들기

30. SNPE 웨이브 베개를 활용한 등, 어깨 통증 완화 동작
(T무브 운동, Thoracic movement exercise)

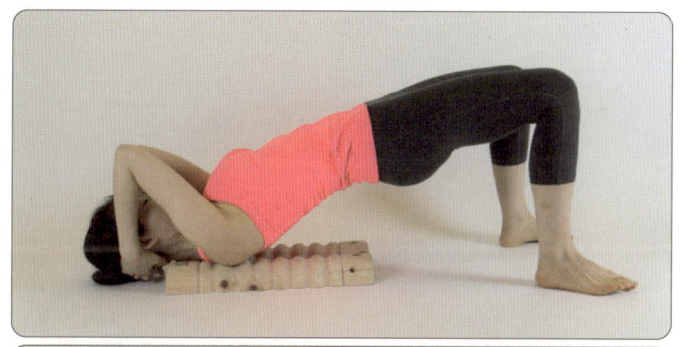

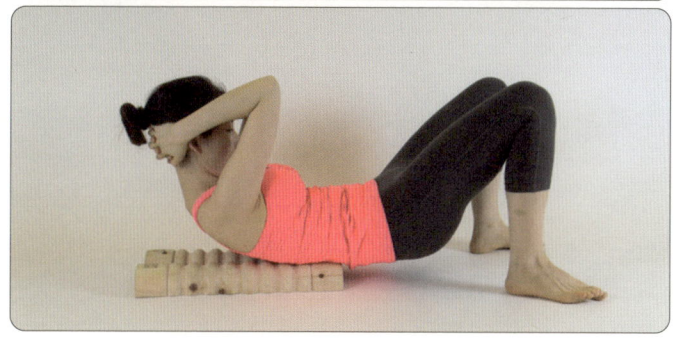

- SNPE 웨이브 베개를 세로로 흉추(등뼈) 아래 놓은 후 양손을 머리 뒤로 깍지를 끼고 발 사이를 어깨 넓이로 벌린다.
- 호흡을 마시면서 골반을 높이 들어 체중을 어깨로 싣고, 호흡을 내쉬면서 복부에 힘을 주고 상체를 일으키는 동작을 반복한다.
- SNPE 웨이브 베개 1개 또는 2개를 이용하거나 홈파인 베개 등을 활용할 수 있다.
- 자신의 체중을 이용하여 흉추 극돌기(등뼈 중앙)부분을 직접 자극하거나, 좌우 견갑골과 흉추 사이 굳어진 근육을 부드럽게 풀어준다.
- SNPE 웨이브 스틱, 홈파인 베개, 왕도깨비손 등으로 응용이 가능하다.

◦◦ 기대효과
- 등, 어깨 통증 완화
- 척추측만증 예방
- 복근 강화
- 힙업 효과
- 어깨, 골반교정
- 목, 어깨 통증 예방
- 자세교정

203

31. SNPE 나무손을 이용한 후두골 견인, 상부 경추 교정

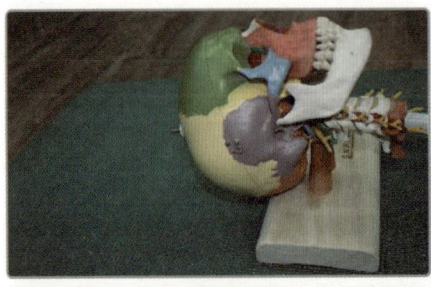
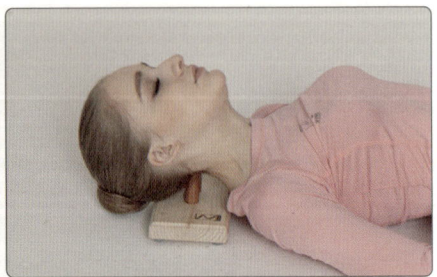
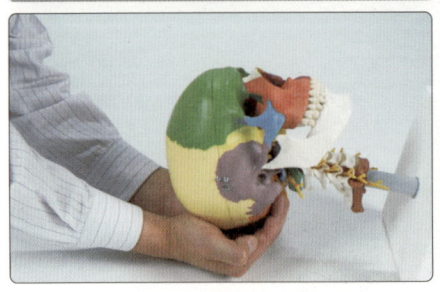
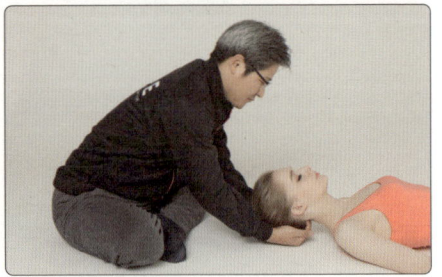

- 후두골과 경추 1번 사이에 나무손을 받쳐준다. 상부 경추교정에 도움을 준다.
- 후두골과 경추 1번의 경직 현상을 부드럽게 변화시켜 머리를 맑게 하고 뇌척수액(CSF:cerebrospinal fluid)의 흐름을 좋게 만들어 준다.
- 만성두통, 어지럼증, 원인 모를 피로 현상, 편두통 등으로 고생하는 사람들에게 적극적으로 권하는 방법이다.
- 나무손 사용 시 수건을 위에 덮고 사용하는 것도 좋은 방법이다.

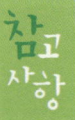

- 고혈압, 소화불량, 당뇨병, 원인 모를 질병 등으로 고생하는 사람들의 후두골과 경추 1번 사이를 만져보면 대부분 딱딱하게 굳어있는 경우가 많다.
- SNPE를 매일 실시하면 굳어있는 곳이 부드럽게 변화되면서 혈행 소통과 신경 전달이 좋아진다. 동시에 혈색이 좋아지면서 원인 불명의 각종 질병들이 없어지는 경우가 많다.

32 투레일 도자기, 타원 도자기를 이용한 SNPE

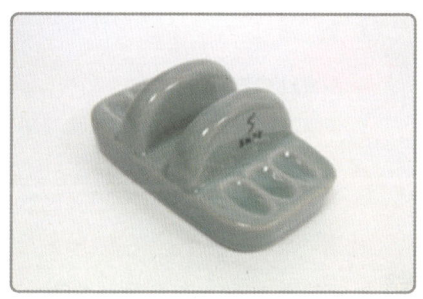

투레일 도자기
특허출원 : 30-2013-0053509

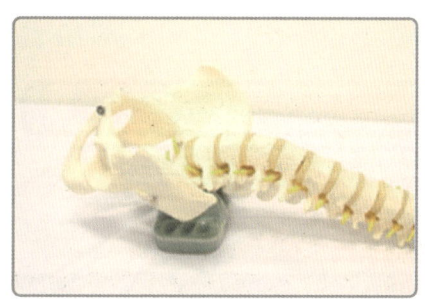

투레일 도자기(골반교정)

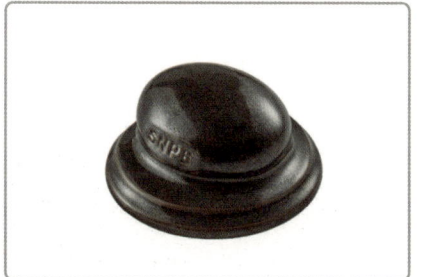

타원 도자기

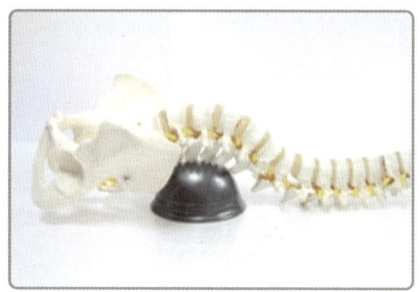

타원 도자기(허리교정)

- 척추는 좌우 변위가 잘되지만 후방으로 변위된 척추의 구조도 심각한 질병을 초래한다. '투레일(two rail) 도자기' 및 '타원 도자기'는 척추의 후방변위 교정에 탁월한 역할을 한다.(p.219의 체험사례와 같이 뒤로 돌출된 목뼈를 교정하기 유리하다.)
- 도구를 활용 시 돌출되어 변위된 척추를 찾아서 정확하게 받쳐주는 것이 좋다.
- 타원 도자기는 전자레인지, 밥솥, 끓는 물 등에 1~2분 데워서 사용하면 더욱 좋다.

33 SNPE 바른자세 척추교정운동 도구들

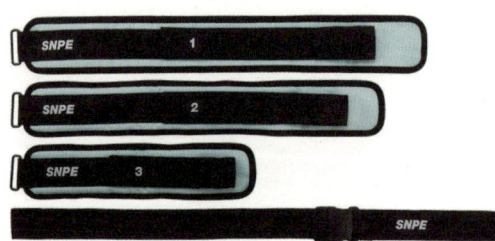

← 허벅지(무릎 **위**)에 착용
　(미끄럼 방지를 위해 논슬립 소재로 제작)

← 종아리(무릎 **아래**)에 착용

← 발목에 착용

← 버클형 벨트(SNPE② 동작 벨트)

SNPE 바른자세 벨트

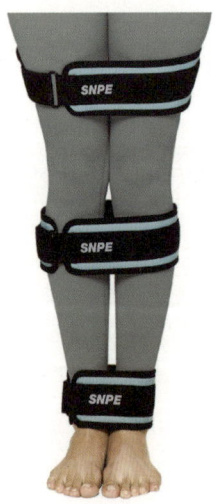
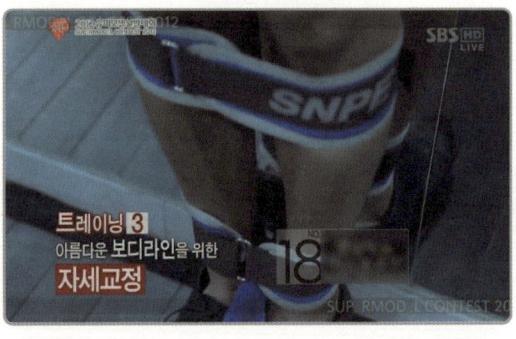

SNPE 바른자세 벨트는 휜 다리(O,X다리) 교정에 유익하다.
[사진출처 : SBS슈퍼모델 선발대회]

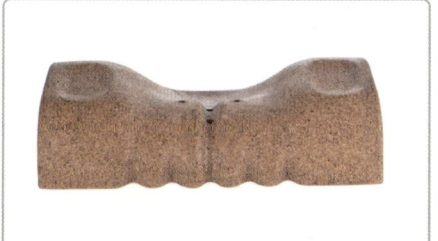

SNPE 인체역학 베개
(특허출원번호 30-2014-0063532)

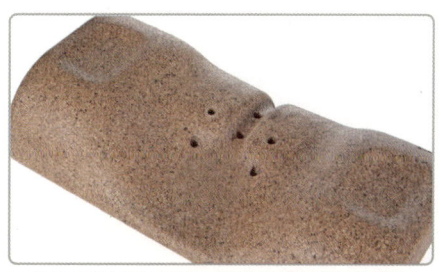

SNPE 인체역학 베개는 후두부(뒤통수)를 받쳐주며
머리 무게를 이용하여 목과 어깨를 이완시켜준다.

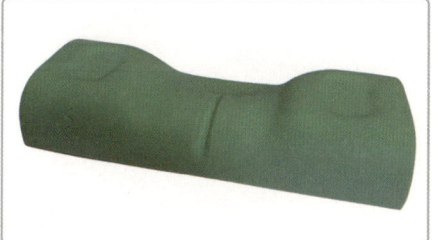

SNPE 바른자세 베개

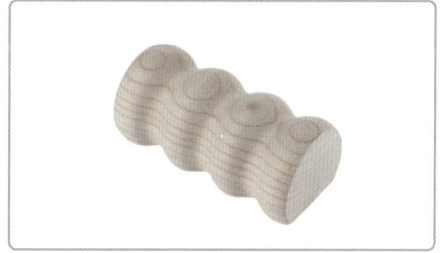

SNPE 웨이브 베개(mini type, 홈파인 베개)

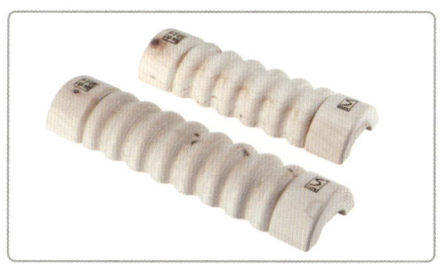

SNPE 웨이브 베개(Wave massage pillow)
(특허등록번호 30-2012-019158-7)

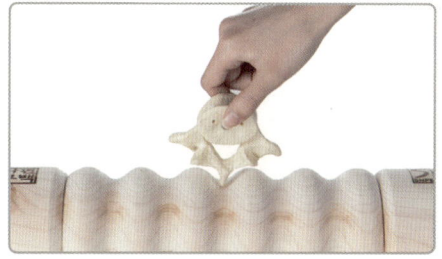

SNPE 웨이브 베개의 홈이 파인 부분은
목뼈의 극돌기 부분을 받쳐준다.

- 웨이브 베개(Wave massage pillow)는 웨이브(물결)모양으로 특수 설계하여 수면 시 목(경추)의 경직을 풀어준다. 경추의 횡돌기 부위를 자극하여 변위된 경추교정에 도움을 주는 것은 물론 누워서 좌우로 목을 돌릴 때 매우 시원한 느낌을 준다.

- 처음 반달형 베개를 사용 시 뒤통수(후두골)을 받쳐주는 부분이 없어 불편해 하거나 통증을 호소하는 사람들이 의외로 많다. 'SNPE 인체역학 베개', 'SNPE 바른자세 베개' 및 'C커브 베개(SNPE 후두골 교정베개)'는 반달형 베개의 단점을 보완하고 개발하여 특허를 획득한 기능성 베개이다.

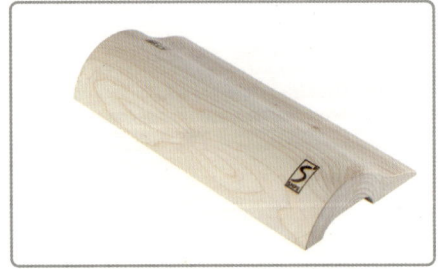
C커브 베개(목-후두골 교정용)

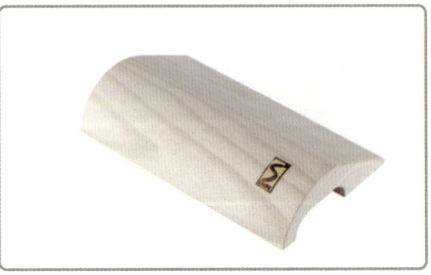
C커브 베개(허리-골반 교정용)

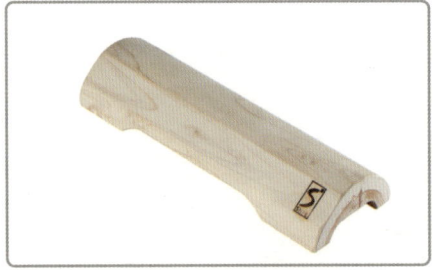
SNPE 스페셜 베개

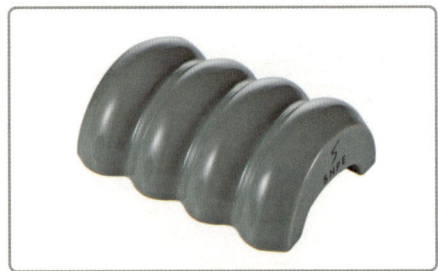
웨이브 도자기

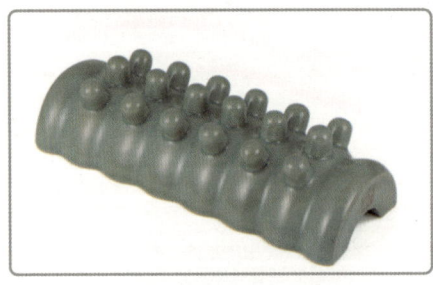
왕도깨비손

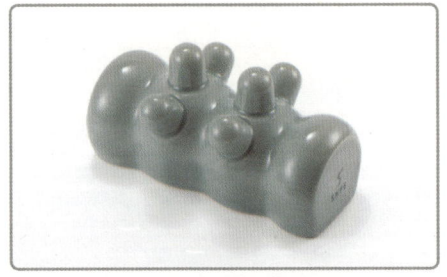
도깨비손

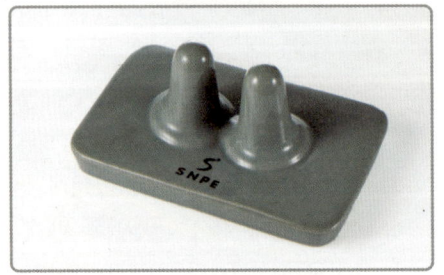
도자기손(High)

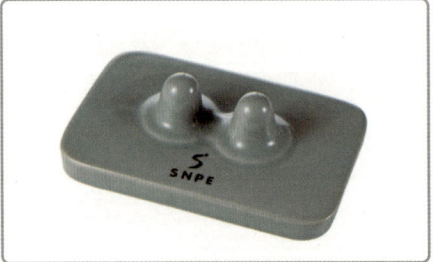
도자기손(Low)

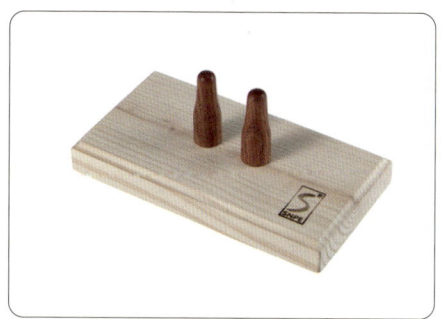

SNPE 나무손
(특허등록번호 10-2009-102618)

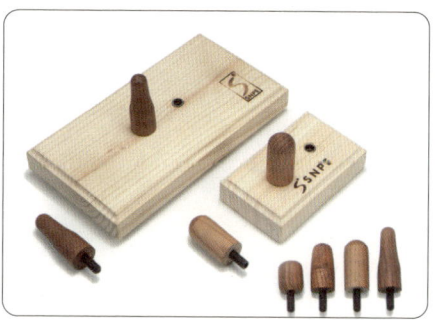

나무손을 분리하여 휴대 가능
(나무손은 High, Low, Mini 타입이 있다.)

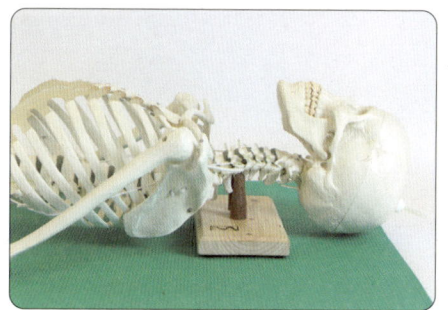

나무손을 경추(목)에 사용

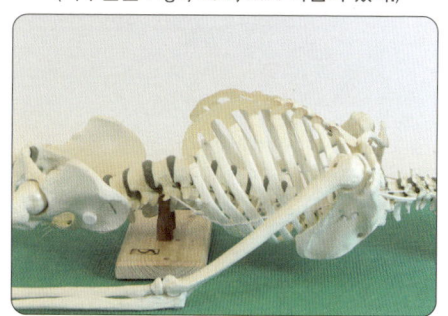

나무손을 요추(허리)에 사용

- 나무손 (경추, 흉추, 요추 등 대부분의 척추 지압 가능함) / 나사로 높이 조절 가능 및 나사로 분리하여 휴대하기 편리함. (특허등록번호 10-2009-102618)
- '나무손'을 등 뼈(Thoracic vertebrae) 및 허리 뼈(Lumbar vertebrae)에 사용할 수 있다. '나무손'은 특히 일자목, 경추(목) 교정에 효과가 좋다.
- '나무손'을 등 뼈 및 허리 뼈에 받쳐줄 때는 수건 등을 나무손 위에 덮어주는 것이 좋다.
- '나무손'은 경추, 흉추, 요추 등 모든 척추에 사용이 가능하며 자기 스스로 할 수 있는 마사지, 지압의 효과가 있다. '나무손' 사용 후 굳은 근육이 부드럽게 변하여 혈색이 좋아지고 변위된 척추가 교정되어 통증이 없어졌다는 사례들이 많았다. (※주의사항 : 한 곳에 너무 장시간 사용은 금한다.)

- 마사지, 지압, 경락, 카이로프랙틱, 추나요법, 척추교정 등은 타인의 시술에 의존해야 하는 것으로 이에 의존했던 사람들이 스스로 나무손을 이용하여 본인의 굳어진 근육, 척추를 부드럽게 변화시키는 노하우를 알게 되어 비뚤어진 자세를 교정하고 통증이 없어지는 것을 경험한 후 건강 종신보험을 든 것 같다는 표현을 했을 때 '나무손'을 개발한 기쁨과 보람이 있었다.

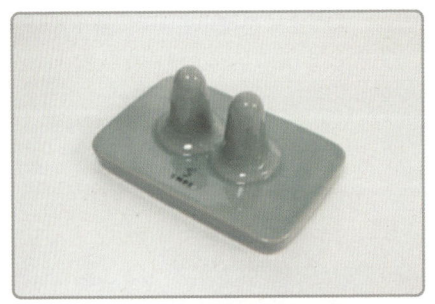

〈사진 A〉 SNPE 도자기손 H형
: 높은(High) 도자기손

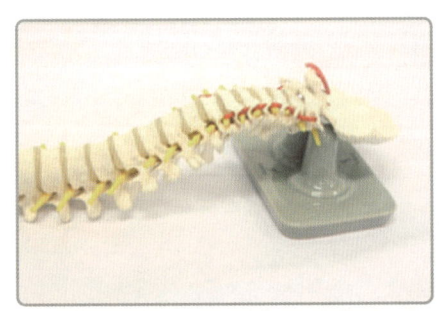

〈사진 B〉 후두골과 경추 1번 사이의 경직된 부분을 부드럽게 변화시켜 머리를 맑게 하고 뇌척수액(CSF:Cerebro Spinal Fluid)의 흐름을 좋게 만들어 줄 수 있다.

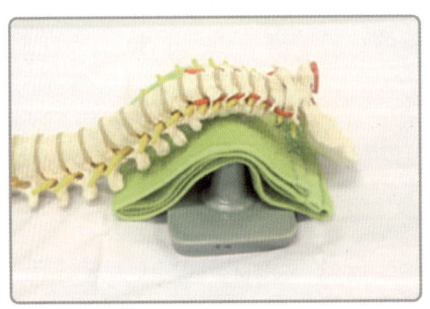

〈사진 C〉 수건을 덮어서 사용한다.

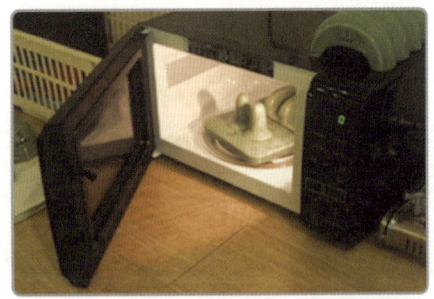

〈사진 D〉 전자레인지에 2~3분 돌린 후 사용

- 전자레인지 사용 시 뜨거운 열이 발생하므로 반드시 수건을 감싸서 사용한다.
- 'SNPE 도자기손'은 전자레인지, 밥솥 등을 활용하면 따뜻한 열감을 느낄 수 있는 장점이 있다.

34 SNPE 바른자세 척추교정운동 도구를 활용한 바른 몸 만들기

• • SNPE 타원 도자기

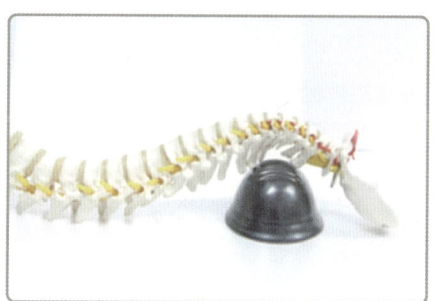
SNPE 타원 도자기를 경추에 사용

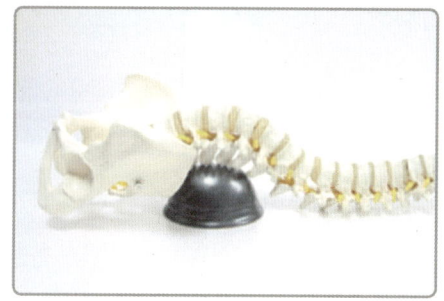
SNPE 타원 도자기를 요추에 사용

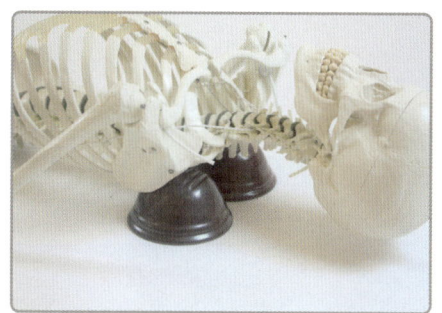
SNPE 타원 도자기 2개를 어깨에 사용

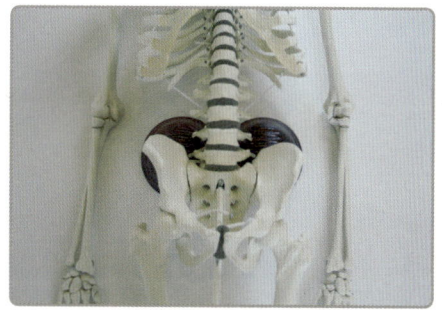
SNPE 타원 도자기 2개를 골반에 사용

- SNPE 타원 도자기 2개를 사용하면 안정감과 온열감에서 두 배의 효과가 있다.
- 돌출되어 변위된 척추 부위를 찾아서 정확하게 SNPE 도자기를 받쳐주는 것이 좋다.

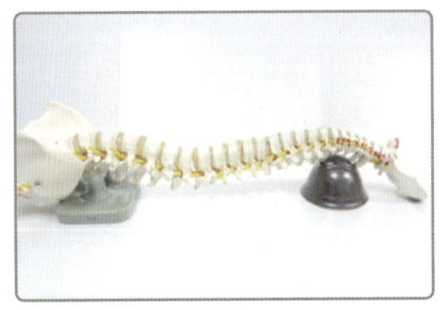 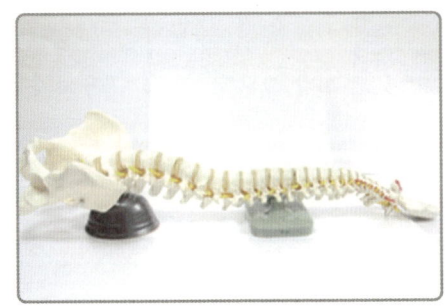

- 등을 대고 누운 상태에서 SNPE 도자기를 해당 척추 부위 밑에 놓고 본인 체중을 이용한 점진적인 바른자세 척추교정이 되도록 한다.
- SNPE 타원 도자기와 기타 SNPE 도자기류를 함께 사용하는 방법도 좋다.
- 경추(목), 흉추(등), 요추(허리), 천골(엉치), 미골(꼬리뼈)까지 척추 모든 부위에 사용 가능하며 그 외 팔꿈치, 무릎, 엉덩이 등 다양한 부위에 폭넓게 사용이 가능하다.

•• SNPE 타원 도자기를 활용한 Self 복부 마사지

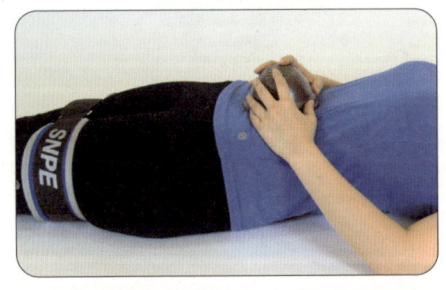 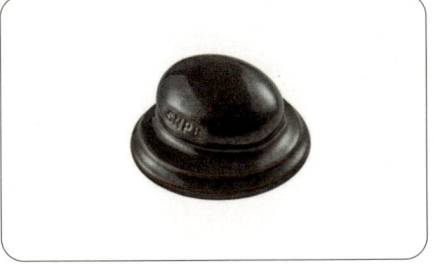

- SNPE 타원 도자기는 전자레인지, 밥솥, 끓는 물 등을 활용하여 1~2분 정도 따뜻하게 데운 후 복부 위에 올려놓고 Self 복부 마사지를 할 수 있다.
- 따뜻한 타원 도자기를 복부 아래 놓고 엎드려서 복부를 마사지할 수 있다.
- 타원 도자기를 데운 후 수건 또는 SNPE 도자기 주머니로 감싸서 사용한다.

••SNPE 멀티다나손 (도깨비손/왕도깨비손)

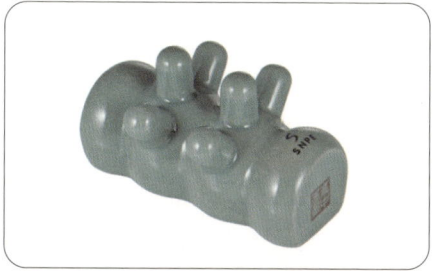
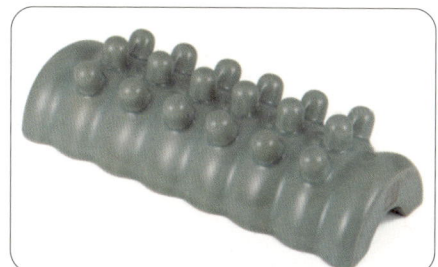
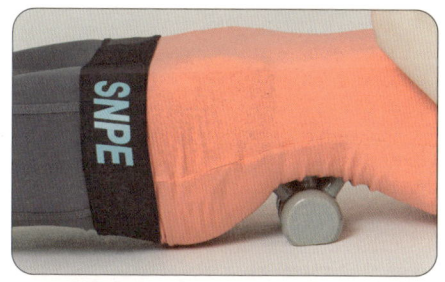
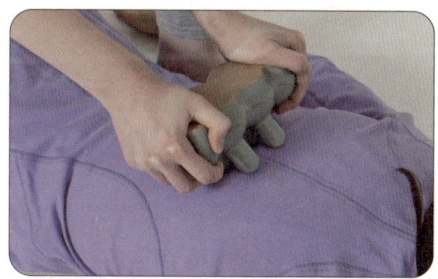
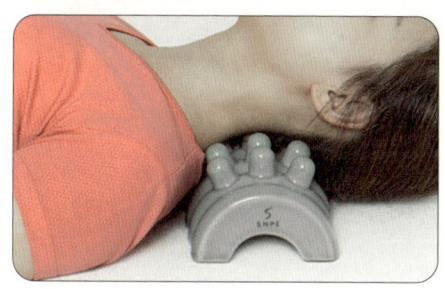
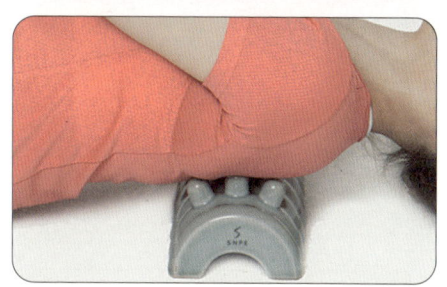

- SNPE 도깨비손은 여러 개의 지압봉으로 뭉치고 굳어진 신체 부위를 세밀하고 시원하게 이완시켜 준다.
- 도자기로 제작되어 따뜻하게 사용할 수 있으며 스스로 통증을 찾아 해결할 수 있는 신개념(New Paradigm) SNPE 척추교정 운동 도구이다.
- 변형된 목뼈와 허리뼈의 구조를 본래의 상태(NP:Natural Posture)로 개선하는 데 효과적이며 일자목, 일자허리로 인해 발생되는 다양한 통증과 근육경직 현상을 완화시켜 준다.

•• SNPE 도자기손(H형/L형)

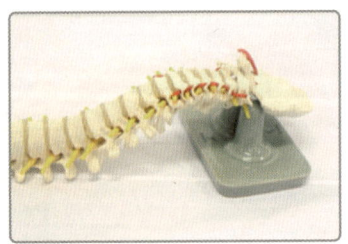

SNPE 도자기손(H형)을 경추에 사용

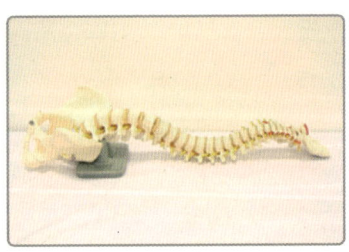

SNPE 도자기손(H형)을 요추에 사용

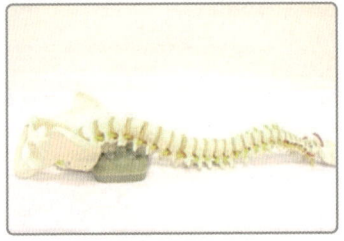

SNPE 도자기손(L형)을 요추에 사용

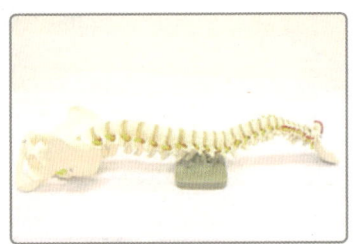

SNPE 도자기손(L형)을 흉추에 사용

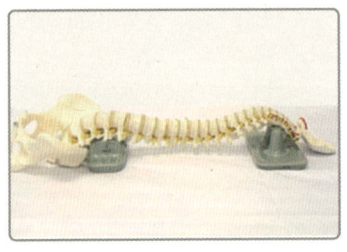

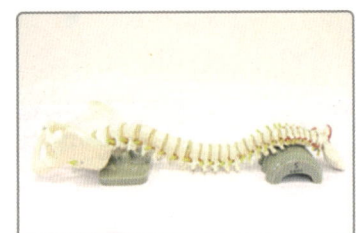

- SNPE 도자기손(H형/L형)은 척추 모든 부위에 사용이 가능하며 남에게 의존하지 않고 자기 스스로 할 수 있는 마사지, 지압, 척추교정의 효과가 있다.
- 만성두통, 어지럼증, 원인모를 피로현상, 편두통 등으로 고생하는 사람들에게 적극적으로 권해드린다.
- SNPE 도자기손, SNPE 나무손 사용 후 굳어 있던 근육이 부드럽게 변하면서 "피부색이 좋아졌다", "손발이 따뜻하게 변화되었다", "변위된 척추가 교정되어 통증이 없어졌다", "피곤함이 사라졌다" 등의 사례들이 많았다.

SNPE 투레일 도자기

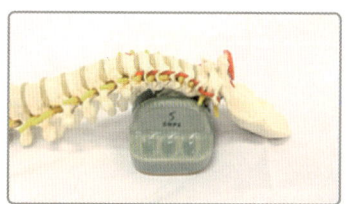
투레일 도자기를 경추에 사용

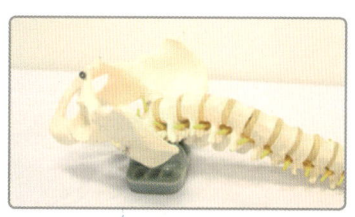
투레일 도자기를 천골에 사용

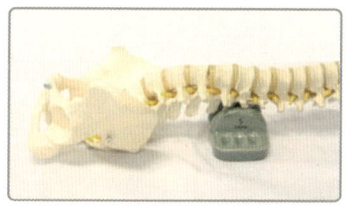
투레일 도자기를 요추에 사용

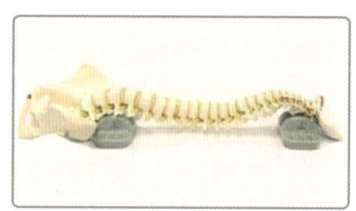
투레일 도자기 2개를 이용하는 방법

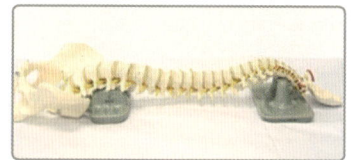

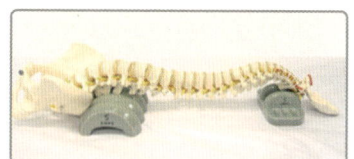

- 완만한 곡선의 형태로 제작되어 사용 시 부담스럽지 않으며 모든 척추 부위에 사용 가능하다.
- 투레일 도자기는 척추의 횡돌기를 안정감있게 자극주며 좌/우 불균형을 바로잡아주는 데 효과적이다.
- 투레일 도자기는 높이가 적당하고 부담 없는 자극 때문에 장시간 사용이 가능하다.
- 모든 척추에 사용이 가능하며 평소 잘 뭉치거나 경직된 척추 부위에 사용하면 좋다.
- 투레일 도자기는 기타 SNPE 도자기 도구와 함께 사용이 가능하다.

•• SNPE 웨이브 도자기

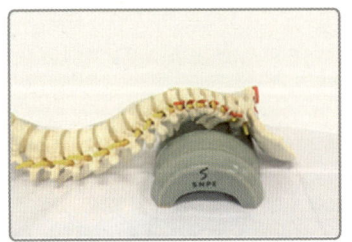
웨이브 도자기를 경추에 사용

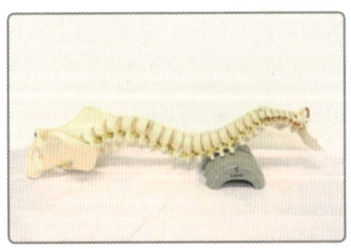
웨이브 도자기를 흉추에 사용

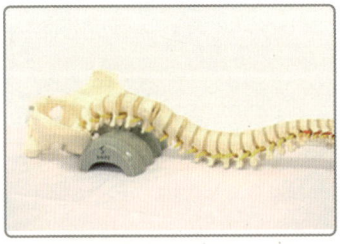
웨이브 도자기를 요추에 사용

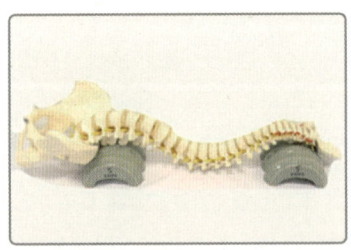
웨이브 도자기 2개를 사용하는 방법

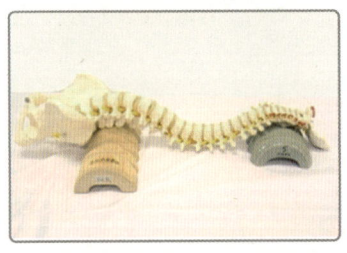
웨이브 베개와 웨이브 도자기 사용

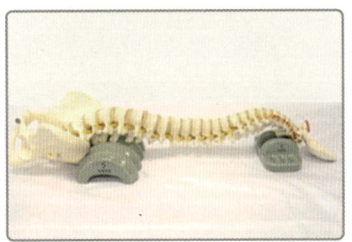
투레일과 웨이브 도자기 사용

- 홈파인 부위가 척추를 안정감있게 받쳐주며 좌우로 움직여 미세 근육을 자극하여 혈액순환을 도와 목, 어깨, 등, 허리의 피로감을 완화시키는 데 효과적이다.

- 고정된 자세로 장시간 앉아서 근무하는 현대인들은 요추(허리), 천골(엉덩이) 근육이 경직되는 현상에 노출되기 쉽다. SNPE 웨이브 도자기를 전자레인지, 밥솥 등을 이용하여 따뜻하게 만들어 굳어진 척추 및 근육에 사용하면 좋다. 허리 통증, 자세교정, 근육경직 등에 효과가 좋다.

•• SNPE 바른자세 척추교정운동 도구를 활용한 바른 몸 만들기 (응용)

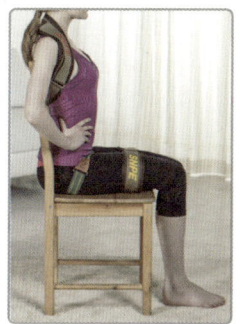 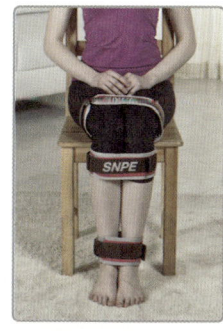 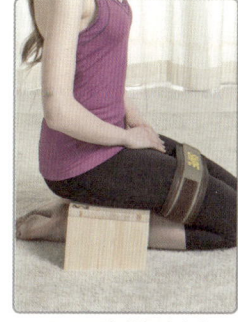

평소 의자에 앉을때 SNPE 체형교정벨트와
SNPE 고관절, 골반교정 벨트의 활용

SNPE 접이식 의자와
SNPE 체형교정벨트의 활용

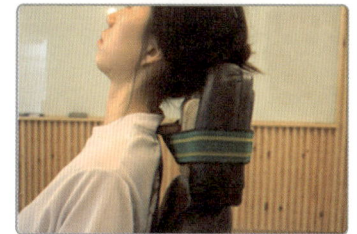 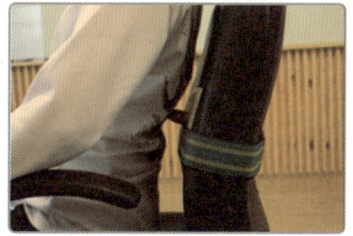

- 평소 책상에 앉아 공부를 하거나 근무를 할 때 SNPE 바른자세 벨트를 착용하면 바른자세 유지 및 휜 다리(O,X다리)교정에도 도움이 된다.
- 나무손과 의자를 활용하여 경추, 흉추, 요추 등 부위별로 자극이 가능하다. 장시간 앉아서 공부를 하거나 사무실에서 컴퓨터 등의 업무를 많이 하면 목, 등, 허리 등의 척추와 근육이 굳어질 수 있다. 굳어진 척추와 근육은 가능한 빨리 부드럽게 풀어주는 것이 필요하다(피로회복에 유리).
- 나무손을 벨트로 묶어서 의자에 부착 후 목, 등, 허리 등의 척추와 근육을 자극 주면 마사지 효과가 있다. 타인에게 의존하지 않고 마사지를 Self로 하는 것이다.
- 운전 중에도 나무손을 잘 활용하면 장거리 운행을 피곤함 없이 운전할 수 있다.
- 나무손은 휴대가 간편(탈부착 가능)하므로 비행기, 기차, 고속버스 등 장거리 여행 시 활용하면 좋다.

35. SNPE 벨트, SNPE 운동 도구를 사용한 'SNPE 바른자세운동'은 새로운(New) 패러다임 (Paradigm)의 자연치유 운동을 제시한 것이다.

p.219의 체험사례 사진은 '척추를 바로잡아야 건강이 보인다' 책의 저자이며 'SNPE 바른자세운동'의 창안자인 최중기 교수가 직접 'SNPE 바른자세운동'을 개인 지도한 여자 대학생의 실제 체험사례이다. SNPE 벨트, SNPE 운동 도구를 사용 시 변위된 척추에 정확하게 사용할 수 있도록 디테일한 설명을 지속적으로 했다. 'SNPE 바른자세운동'과 'SNPE 도구'가 왜 필요한지를 잘 대변해 주며 다른 운동들과의 차별성(Difference)을 잘 보여 주는 좋은 사례이다.

이 여학생은 목, 어깨, 허리 등 척추 전체에 통증, 원인을 알 수 없는 피곤함 때문에 대학교를 휴학하고 유명 병원, 한의원은 물론 다양한 치료 방법을 경험하였으나 근본적 해결 방법을 찾지 못해 고민하던 중 서점에서 '척추를 바로잡아야 건강이 보인다' 책을 읽은 것이 인연이 되었다. 'SNPE 바른자세운동'을 열심히 수련하여 변형된 척추를 바로잡은 후 각종 통증 및 원인 모를 피곤함 등이 사라진 사례로서 '척추를 바로잡아야 건강이 보인다' 책 제목이 정확하게 적용된 사례이다.

체크포인트(Check point)

1. SNPE 벨트, SNPE 운동 도구를 사용한 바른자세운동은 다른 운동과의 차별성이 있다.
2. SNPE 벨트, SNPE 운동 도구를 사용한 바른자세운동은 변위된 척추교정에 유리하다.
3. 다양하고 화려한 운동 동작보다 '선택과 집중'의 노력이 중요하다.
4. 치아교정의 원리처럼 'SNPE 바른자세운동'을 꾸준하게 실천해야 재발이 없다.
5. NP(Natural Posture 인간 본연의 자세) 지향의 'SNPE 바른자세운동'은 만병에 도움이 된다.
6. SNPE 운동 도구 사용은 혁신적 운동치료의 대안을 제시한 것이다.

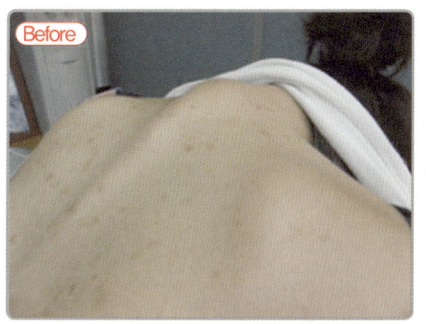

목, 등 척추가 많이 돌출되었음.

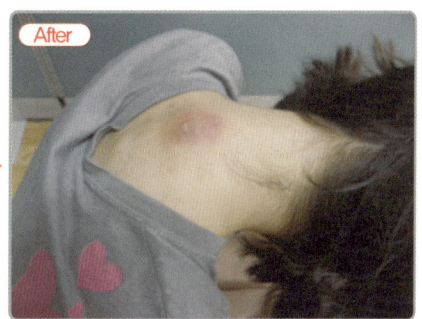

뒤로 돌출되었던 목, 등 척추가 SNPE 운동 도구 사용 후 정상적인 목, 등의 형태로 교정되었음.

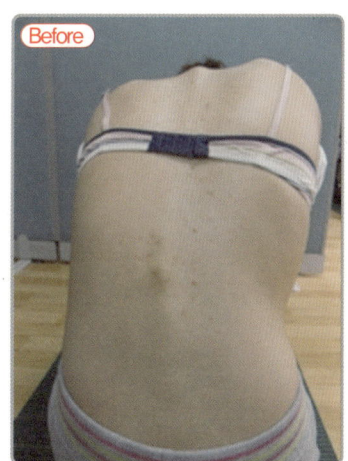

'SNPE 바른자세운동' 전 변형된 자세

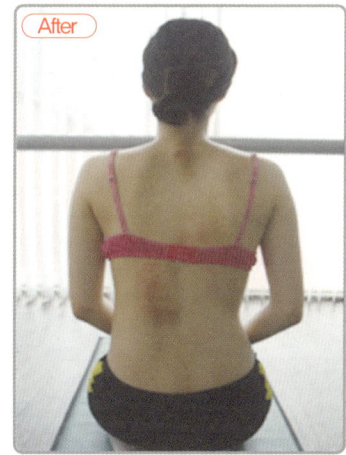

'SNPE 바른자세운동' 후 교정된 자세

Part. III

SNPE 바른 자세 척추교정운동

수련으로 허리디스크/요통/측만증
자세교정/근·골격계 질환을 해결한
임상 체험사례 수기를 소개한다

자연치유 임상사례
Self Natural Posture Exercise

01

목디스크, 일자목
SNPE 바른자세운동 전후
비교사진 및 체험사례

SNPE 바른자세학회 다음(Daum) 카페 '**SNPE 체험사례**'에
2010년 12월 25일 "**김태우**"님이 직접 올린 글입니다.

  2010년 5월경 저희병원 내원 시 목을 제대로 가누지 못하고 입원하였습니다.
  원인은 머리를 감고 말리는 도중 목에서 우두둑 소리가 나고부터 그전부터 아팠던 목을 앞뒤좌우로 못 움직이고 팔에서 부터 내려오며 손까지 저린 증상을 호소하였습니다. 허리도 누워서 일어나거나 엎드린 상태에서 허리 촉진 시 광범위한 부위에 가벼운 압박감으로도 통증을 호소하였습니다.
  x-ray를 봤을 때 일자목이나 역 C자 모양의 안좋은 형태로 있었으며 원래부터 일자형 목은 아니었으며 점차적으로 변하는 중에 약한 목이 외부충격으로 인한 원인으로 의심.
  허리도 커브가 약한 상태로 근력도 약한 상태로 불안정한 상태임
  근본적으로는 근력과 관절 주변조직들이 약함.
  운동을 시작 SNPE 1,2,3,4 자세를 시켜보았으나 허리통증과 무릎통증으로 인해 이중 1,2,4번을 못하겠다고 하여 3번만 시작함.
  1번 동작과 3번 동작 테스트 시에 무릎 통증을 호소하여 체중을 받지 않는 자세부터 실시하기 위해 3번 동작만 실시하였고, 그 와중에 슬개골이 굴곡시에 움직임이 좋지 않아 벨트를 묶고 구부렸을 때 심한 통증을 무릎에서 느껴 벨트를 약하게 묶고 다리를 편 상태부터 실시함.

그 동작도 처음에는 힘들어 한쪽 다리만 들어올리기를 실시하였고 일주일 후부터 양쪽 다리를 조금씩 들기 시작하여 차츰 시간을 늘려서 운동함.

허리 운동을 이렇게 접근하였으며 목은 일단 마사지 등으로 목 주변 근육들의 긴장도를 떨어뜨려주고 움직임을 매뉴얼로 해준 다음 도자기를 대어줌. 병원이다 보니 불에 가열하여 주기힘들어 수건만 대어 줌 환자분이 처음에 통증을 심하게 호소하여 5분도 못함. 도자기를 일주일정도 하다가 경추베개를 실시 자극을 덜 느끼며 도자기보다 편안함을 느꼈으며 3일 후부터는 나무손을 이용하였다. 나무손을 사용 시 처음에는 찌릿함을 느낌과 통증을 호소하였으나 5일정도 지났을 즈음부터 편안함을 느끼고 본인도 모르게 수면을 하였으며 수면 후 심하게 아프지는 않고 약간 불편한 정도만 있고 금방 정상으로 돌아왔고 다시 매뉴얼로 목 치료를 들어갔으며 퇴원 시 저린 증상은 약간 남아있고 고개를 돌리는 건 자유롭게 움직이며 최대 신전은 아직 제한적이었다. 집에서 할 수 있도록 SNPE 3번 동작과 도자기, 경추베개, 나무손, 벨트 등을 구입하여 집에서 하도록 실시하고 외래로 오면서 관리하였습니다.

7~8월경에 다시 입원하여 한달 정도 입원 목의 통증은 많이 좋아졌으며 허리통증도 조금은 나아진 상태로 촉진 시 통증은 많이 호전되었다며 전에 자고 일어나서 그냥 있을 때도 느끼던 통증들도 많이 줄었다고 하였습니다.

다시 입원하였을 때 치료실에서 운동양은 SNPE 3번 동작을 30~40분, 도자기 20분, 경추베개 30~40분, 나무손 20~30분 정도였던 것을 시간이 지날수록 경추베개 20~30분, 나무손 60분정도로 후두골 아래부위부터 경추 5,6번까지 실시함 3번 동작은 처음에는 다리를 들고서 3초도 못 버티고 떨어지곤 했는데 시간이 지날수록 높이도 높아지고 들어 올리고 버티는 시간도 길어졌으며 8월 초순경에 x-ray를 다시찍어본 결과 허리는 크게 변화한 것은 없었고 경추는 정상까지는 아니지만 정상 커브와 같은 커브가 다시 나타남. 환자 본인도 목과 허리의 통증은 많이 좋아진 상태이며 걸을 때 허리부터 등줄기를 따라 힘이 들어가지는 것이 느껴진다며 전에는 이런 느낌이 없었고 운동을 하면서 생겼다고 하였으며 물론 만성인 일자목인 경우는 보다 많은 시간이 필요하다고 보입니다.

　지금까지는 SNPE 3번 하나로만 하였으나 조금 더 근력이 생기고 무릎 슬개골의 문제를 제거한 후에는 1번 농삭과 나머지 동작들도 실시하여 다음 체험사례에 연결해서 쓰겠습니다.

　가정이 있고 2살, 6살되 두 명의 아이를 둔 분으로 가사일로 충분한 시간을 내기는 힘들지만 본인이 변화하는 모습을 느끼며 필요성을 충분히 인식하였습니다. 이번에는 일대일로 하였으나 다음에 저 또한 충분히 수련하고 공부하여 그룹으로도 지도해 보고 싶습니다.

　처음 써보는 체험사례라 부족함이 있고 전달이 잘 됐을지 모르지만 이 운동의 필요성만큼은 꼭 전달하고 싶었습니다. SNPE 파이팅~~

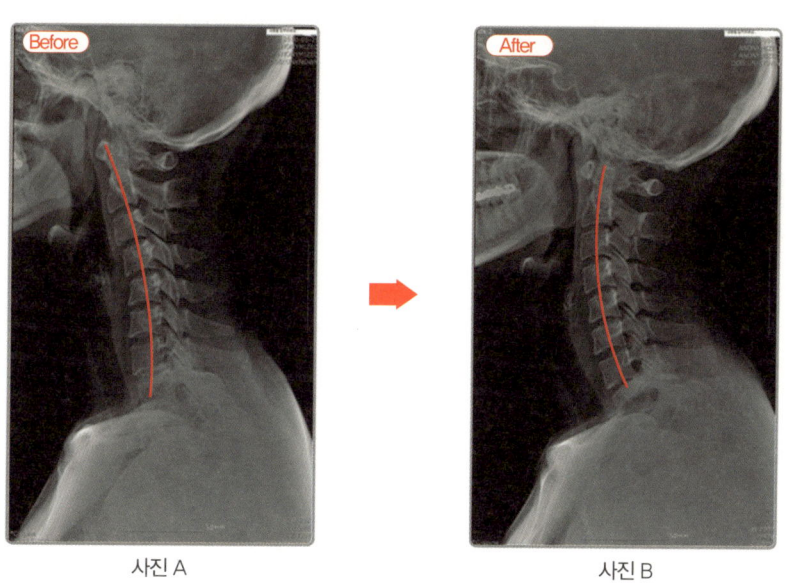

사진 A　　　　　　　　　　　사진 B

　　(사진 A) SNPE 바른자세 척추운동 전의 경추 X-RAY(경추가 앞쪽으로 많이 휘어 있음)
　　　　　 경추 4, 5번이 뒤로 후방된 형태의 일자목 및 거북목 상태
　　(사진 B) SNPE 바른자세 척추운동 후의 경추 X-RAY
　　　　　 경추의 일자목 및 후만 현상이 사라지고 전만 형태의 곡선이 형성되었음.

02

SNPE 바른자세 척추운동으로 극심한 어깨통증, 근막통증 증후군, 요통, 발시림 증상을 해결

SNPE 바른자세학회 다음(Daum) 카페 'SNPE 체험사례'에 "**황윤정**"님이 2015년 12월 15일 직접 올린 글입니다.

굳어진 근육을 풀고 자세를 바로잡아주는 운동이 통증을 잡다!
스테로이드 주사 부작용 '쿠싱증후군'을 이겨낸 힘, SNPE

안녕하세요! 저는 SNPE를 만나고 통증으로부터 해방은 물론 아름다움까지 얻은 SNPE 강사 황윤정이라고 합니다. 저의 사례를 읽으시고 많은 분들이 SNPE를 통해 현재 가지고 계시는 통증을 꼭 해결하셨으면 좋겠습니다.

2013년 가을

평소 피곤할 때 어깨가 묵직하고 뻐근한 느낌이 드는 것과 다르게 굉장히 심각한 통증을 느꼈습니다. 어깨가 쑤시고 당기는 통증이 계속 지속되었고 물리치료를 받아도 호전되지 않았습니다. 교회 반주를 하고 있어 더 잘하기 위해 피아노 레슨을 받고 있었는데 연습량이 많았습니다. 또한, 공부방을 운영하며 바닥에 상을 펴고 학생들이 공부할 때 소파에 앉아서 내려다볼 때가 많아 목이 많이 긴장하여 늘 피곤하였습니다. 또한, 잘 때 늘 왼쪽으로 자는 습관이 있어 얼굴이 조금 틀어져 있었습니다. 어깨 통증이 심한 중에 요통도 있고 발시림이 심해 여름에도 양말을 신고 자고 왼쪽 턱까지 이상이 와 "딱딱" 소리까지 났습니다.

　처음에는 일반정형외과 재활의학과를 다니다가 매일 아침이면 어깨 전문 병원 검색하는 걸로 하루를 시작했습니다. 어깨 치료를 2013년부터 3년 동안 도수 치료는 50회 이상 받고 JS한방병원에서 약침과 침을 맞았으나 더 통증이 심했습니다. SS의료원에서는 약만 한달치 지어주고 강동KHU병원에서는 한방과에서 침 맞고 재활의학과에서는 스트레칭 열심히 하라고만 하여 매우 좌절되었습니다. 또한, 강동SS병원에서는 너무 늦게 왔다며 MRI를 80만 원에 찍고 나서는 '디스크가 아니네' 하면서 확실한 진단명도 없이 경추 1번 위치에 주사를 놓는 시술을 받았으나 전혀 통증이 사라지지 않아 의사가 장사하는 느낌을 받았습니다. AS병원에서는 통증의학과에서 신경차단술 받고 나서는 좀 나은 듯했으나 다시 통증이 발생하였습니다. 다른 병원에서 왜 이렇게 많이 찍었냐고 할정도로 수많은 X-ray와 MRI를 찍었습니다.

　그러던 중 논현동에 위치한 어깨전문병원 찾아갔더니 근막통증증후군이라며 8회에 120만 원하는 치료를 받았습니다. 치료 내용은 일반 물리치료와 체외충격파와 운동치료사에게 15분 정도의 스트레칭이었습니다. 병원 곳곳에 붙어있는 완치된 환자들의 감사편지를 읽으면서 나도 감사 편지를 쓸 수 있으리라 기대했으나 8회 치료가 끝났음에도 조금도 낫질 않았습니다. 그 이후 통증의학과를 다니기 시작하였습니다. 1회 주사비용이 12만 원하는 주사를 일주일에 한 번씩 맞았습니다. 빨리 이 통증에서 벗어나고파 정말 이 병원 저 병원 다니면서 주사를 맞고는 큰 부작용이 찾아왔습니다.

2014년 12월 스테로이드 과다투입으로 부신 호르몬 분비 이상으로 얼굴이 달처럼 둥글게 되는 쿠싱 증후군으로 주변에서 알아볼 정도로 심하게 얼굴이 붓게 되었습니다. 또한, 음식 먹기가 힘들 정도로 잇몸이 약해졌습니다. 치료 방법이 주사를 끊고 기다리면 회복되는 병이라 병원에 다니지 않고 약도 다 끊고 3개월 후 부신호르몬 분비는 정상이 되었으나 둥근 얼굴은 오래갔습니다.

그 어느 곳에서도 고칠 의사가 없는 것에 너무 낙담이 되고 매 순간 통증에 시달리는데 겉으로 멀쩡해 보이니 아무도 고통을 몰라주고 스테로이드 부작용에까지 시달리다 보니 우울증이 심했습니다. 또한, 너무나도 쉽게 늙었다고 말하는 의료진을 보며 정말 낙담하고 비용은 비용대로 쓰나 조금도 해결되지 않았고 앞이 보이지 않음에 정말 괴로웠습니다. 피아노 치는 것을 정말 좋아하는데 피아노 치는 것까지 그만두고 나니 정말 우울하고 힘든 나날을 보냈습니다.

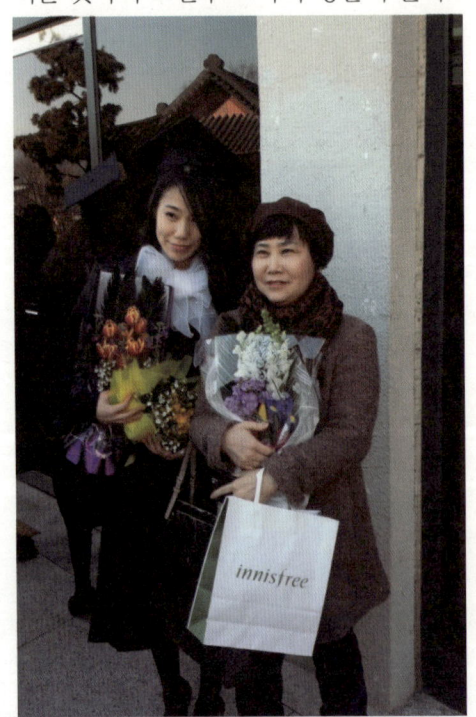

2015년 2월 딸 대학 졸업식 때 얼굴 상태

SNPE와의 첫 만남
굳어진 근육을 풀고 척추 본연의 곡선을 되찾아주는 운동

　2015년 3월 딸의 권유로 강동유소년센터에서 SNPE이란 처음 들어보는 운동을 시작하게 되었습니다. 어깨통증이 나을거란 기대는 별로 하지 않고 요통 치료라도 되면 좋겠다 생각했고 도구비 10만 원이 비싸다 생각했지만, 병원비에 비교할 수 없음을 깨닫고 시작하게 되었습니다.

　최중기 교수님 저서 "척추를 바로잡아야 건강이 보인다." 책을 읽으면서 체험 사례를 통해 이 운동에 대한 확신이 생겼고 SNPE (Self Natural Posture Exercise)의 뜻처럼 혼자 해도 되겠다 생각하여 열심히 수련하였습니다. 아침에 일어나 바로 일어나 고관절 벨트를 묶고 생활하면서 요통이 많이 사라졌습니다. 천장관절 쪽의 통증이 있었는데 정말 거짓말처럼 사라졌습니다.

　어깨 상태가 심각했던 만큼 만족할 만큼의 결과가 빠르게 나타나지는 않아 고민이 있었습니다. 심한 통증이었기에 근육이 풀어지는데 시간이 걸릴 것이라 긍정적으로 생각하였습니다. 본격적으로 SNPE를 실습하고 이론적인 공부도 하여 몸 상태에 대해 정확히 알고 싶었고 어깨 통증의 치료에 대한 갈급한 마음으로 2015년 9월 동국대 SNPE 바른자세운동 지도사 과정을 시작하였습니다.

　지도사 과정을 듣는 과정에서 운동 스케줄은 월수금에는 SNPE 강남연수원에서 수업 화목은 강동 청소년 수련관에서 수업하고 틈틈이 스스로 수련을 열심히 하였습니다. 또한, 가까운 거리도 운전하던 거의 걷지 않던 생활에서 SNPE 고관절벨트와 SNPE 족궁보조구를 끼고 1시간에서 1시간 30분을 걸었습니다. 걷다 보면 어깨통증이 심해져 오고 엉덩이 쪽 근육도 당기고 다리도 많이 당겨 걷기가 너무 고통스러웠으나 집에 돌아오면 SNPE 도구로 풀고 나면 몸이 점점 가벼워짐을 느끼게 되어 정말 열심히 걸었습니다.

　SNPE 웨이브베개를 베고 풀다가 자기 전에 일반베개로 바꾸고 아침에 바로 웨이브베개로 목을 풀어주며 본연의 곡선인 C자가 되도록 꾸준히 사용하였습니다. 견갑골 깊은 곳에서 오는 통증을 해소하기 위해서는 SNPE 나무손을 여행을 다닐 때도 영화보러 갈 때도 들고 다녔고 집에서 TV 볼 때도 소파에 앉아서도 사용하였습니다. 또한 SNPE 웨이브스틱과 SNPE 도깨비손을 이용하여 T-move 운동을 진행하였습니다. C-move 운동, L-move 운동, PSIS 운동 등을 계속 진행하여 신체 전체를 바로잡고 굳어진 근육을 풀어주니 몸의 순환이 원활해짐을 느꼈습니다.

　지도사과정 시작 첫 달에는 운동하면서 담이 심하게 들리고 몸이 힘들어 한의원도 다니는 상태였으나 둘째 달에는 병원은 안가도 될 정도였습니다. 아직까지는 왼쪽 어깨 깊숙한 곳에서 느껴지는 통증이 남아있는 상태라 좀 답답한 마음이 들었으나 넷째 달이 되면서 통증의 80% 이상이 사라졌습니다. 계속 SNPE 운동과 걷기운동을 함께 진행하고 수면습관을 바꾸면서 통증은 시간이 갈수록 점점 사라졌습니다. 스트레스가 있거나 운동을 많이 진행하지 못할 때 다시 어깨통증이 생길 때가 있었습니다. SNPE 운동을 시작한 지 1년 3개월이 된 지금은 어깨통증이 있었는지도 모를 정도로 없는 상태입니다.

　3년 동안 어깨통증에 시달리면서 정말 왜 아픈지를 몰랐고 어느 병원에서도 해답을 주지 못했었습니다. 굳어진 근육이 이렇게 통증을 일으키는 지 몰랐고 척추 본연의 곡선이 우리의 몸에 얼마나 중요한 지 몰랐습니다. 단순히 병원에 가는 것만으로는 해결되지 않는다는 것을 깨닫게 되어 얼마나 감사한 지 모르겠습니다. 무지가 혼란과 두려움을 주고 시간과 돈을 낭비하게 하였지만 이제는 두렵지 않게 되었습니다. 건강은 물론 젊음과 아름다움도 얻게 되어 참 기쁩니다.

SNPE를 창안하신 최중기 교수님, 강사들을 이끌어주시는 윤지유 교수님, 조교분들께 모두 감사의 말씀을 전하고 싶습니다.

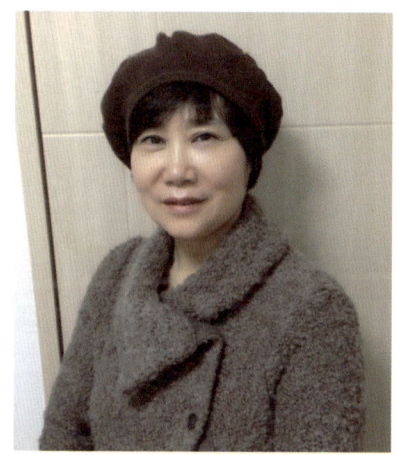 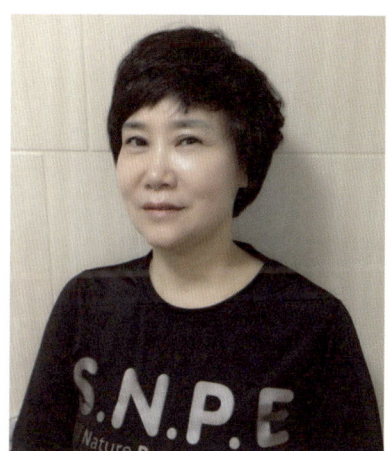

2015년 12월 SNPE 바른자세운동지도사 과정 후 통증이 사라지고 좋아진 얼굴상태

SNPE를 만나고 해결된 것

나을 수 있다는 믿음으로 방문한 많은 유명병원, 도수치료, 마사지도 제 통증을 해결할 수 없었던 통증을 SNPE를 만나고 해결되었습니다.

*3년간 지속되었던 어깨 통증

SNPE 1,2,3,4번 운동과 SNPE 웨이브베개, 웨이브스틱, 도깨비손, 원형도자기 등 다양한 도구를 이용하여 문제가 되었던 그 깊숙한 속 근육을 풀어주니 점진적으로 완전하게 치료가 되었습니다. 스테로이드 주사, 마사지, 침, 스트레칭이 아닌 선택, 집중, 반복이 적용된 SNPE 운동과 도구사용이 통증 해결의 키가 되었습니다.

*턱관절에서 소리가 "딱딱" 소리가 나는 것과 얼굴 비대칭

SNPE 웨이브베개로 목 근육을 많이 풀어주고 SNPE 도깨비손과 웨이브스틱을

이용하여 상악과 하악이 만나는 TMJ 부분을 많이 풀어주니 소리가 사라지는 것은 물론 얼굴 비대칭이 굉장히 완화되었습니다.

*요통

SNPE 족궁보조구와 SNPE 고관절벨트와 함께 걷기운동을 진행하고 굉장히 많이 호전되었고 SNPE 체형교정벨트를 이용한 운동을 진행하여 완전히 호전되었습니다.

*스테로이드 주사 부작용 "쿠싱증후군"과 얼굴 붓기

SNPE 베개를 통해 경추 근육이 바로잡히고 어깨 근육이 부드러워지면서 궁극적인 통증이 사라졌고 얼굴 붓기도 완화가 되었습니다.

*맑은 피부

SNPE 밸런스 생식을 통해 배변 활동이 원활해졌고 굳어진 근육이 풀어지면서 순환이 활발해지고 피부에 윤기가 났습니다. 주변에서 피부과 시술을 받았냐고 물을 정도로 맑고 밝은 피부를 가지게 되었습니다.

정말 많은 부분에서 궁극적인 변화가 이루어졌고 생활과 가정 분위기에도 긍정적인 변화가 생겼습니다. 현재 통증은 0%에 가까우나 피곤할 때 약 5% 강도의 통증이 올 때가 있습니다. 하지만 두려운 마음이 없습니다. SNPE 운동과 도구를 이용하여 제 자신의 몸을 관리할 수 있음을 경험하였기 때문입니다. 확신을 가지고 주변에 운동을 권할 수 있는 이유도 제 자신이 직접 운동을 통해 통증으로부터 벗어났고 또 추가적인 많은 부분에서 변화가 이루어났기 때문입니다. 바로 이루어지는 수술, 시술이 아닌 우리 몸의 궁극적인 변화는 선택, 집중, 반복의 원리가 적용된 꾸준한 SNPE 운동이 꼭 필요하다는 것을 다시 한 번 말씀드리고 싶습니다. 현재 통증 때문에 고생하시는 많은 분들이 SNPE 통하여 건강을 찾으셔서 행복하셨으면 좋겠습니다. 감사합니다.

03

허리디스크 수술 없이
SNPE 바른자세운동 후 정상이 되다.

SNPE 바른자세학회 다음(Daum) 카페 'SNPE 체험사례'에
닉네임 "이철의"님이 2004년 9월 13일 직접 올린 글입니다.

안녕하세요!
 저는 올해 25살 대학생으로서 작년 7월부터 지금까지 1년 동안 외국에서 유학생활도 포기한채 한국에 와서 최중기 교수님께 치료와 도움을 받은 남학생입니다. 제가 이 글을 쓰는 이유는 제 치료과정이 혹시 다른 허리 아프신 분들께 조금이나마 도움이 될까 해서 이렇게 글을 남기는 겁니다.

 제가 허리를 다친 건 지금으로부터 6년 전인 고등학교 때, 스키를 타다가 크게 엉덩방아를 찧고 나서부터 인거 같습니다. 그 이후로 별다른 통증을 못 느끼다가 1년 뒤인 고3 때, 왼쪽다리 부터 저리고 허리에 통증을 느끼는 상태가 되었습니다. 그때는 고3때여서 정형외과에 가서 물리치료 조금 받고 한약 먹고 침 맞고 그렇게 고3을 보냈습니다. 통증은 여전히 있었지만 그냥 짊어 안고 생활이 불편한 채 그렇게 살았습니다. 군대생활 2년도 그냥 통증을 안고 산채 살았습니다. 행정병이다 보니 앉아서 생활 하는 게 거의 생활 전부이기에 물론 통증도 있었지만 참고 그렇게 살았습니다.
 제대 후 유학을 가서 1년 동안 유학생활을 하는데 막바지에 통증이 너무 심해서 앉아 있지도 못할 정도로 상태가 악화되어서 여름 방학 때 한국으로 들어왔습니다.

저는 그때까지 제 상태가 심한지도 몰랐고 그냥 심하다면 뭐 남들 다 하는 그런 디스크 수술이나 해야겠다는 생각이었습니다.

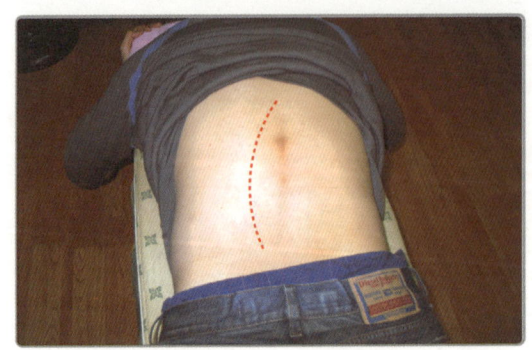

이철의 학생 엎드린 자세
(골반이 옆으로 휜 것을 알 수 있다)

MRI를 찍고 X-RAY를 찍은 사진을 유명하다는 종합병원 정형외과, 신경외과를 다 돌아다니면서 보여줬는데 모두들 하는 말들이 요즘은 허리디스크 수술은 웬만하면 운동으로 나으니깐 수술만은 피하는데 저는 너무 심한 상태라서 지금이라도 당장 수술을 해야 한다는 것이었습니다.

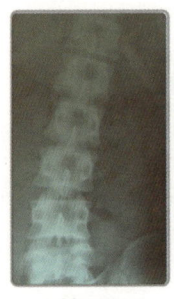 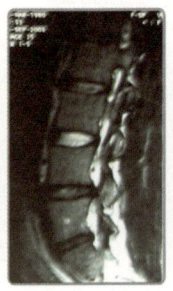 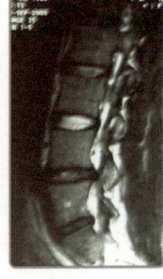

X-ray
허리가 옆으로
많이 휘어진 상태

이철의 MRI 사진

바로 입원수속 밟고 그 다음날 수술하자는 병원도 있었고 지금 수술을 하지 않으면 다리가 얇아지고 대변/소변도 가리지도 못할 상태까지 간다고 얘기하는 의사 선생님도 있었습니다. 하지만 저의 어머니나 주위 분들께서 디스크 수술은 재발 가능성도 높고 수술은 마지막에라도 할 수 있는 것이니 다른 치료들을 해보고 해도 늦지 않는다고 조언해 주셔서 주위 분들 도움으로 최중기 교수님을 만나게 되었습니다.

그때 제 상태는 디스크 1번부터 5번까지 안 튀어나온 부분이 없었고 특히 4번과 5번은 튀어나오지 못해 터져서 흐르고 있었습니다. 잘 걷지도 못했고 특히나 통증 때문에 앉는 것도 너무나 불편한 상태였습니다. 밥도 서서 먹을 정도였으니... 최중기 교수님을 만나 뵙고 그날부터 구르기 운동하고 걷는 운동을 지속적으로 했습니다. 초반에는 구르기를 아예 하지를 못했고 이를 악물고 강남역에서부터 잠실까지 한쪽다리를 거의 질질 끌면서 매일 걸어 다녔습니다. 그때 상태가 얼마나 심했었나 하면 어떤 처음 만난 친구는 제가 장애인인줄 알았다고 합니다.

별다른 호전상태를 보지 못했던 그때 저의 상태는 예전보다 더 아파져서 가만히 있어도 너무나도 통증이 심해서 일어서지도 앉아 있지도 못하는 상태까지 갔었습니다. 최중기 교수님과 상의 끝에 매일매일 등산을 하기로 했고 9월부터 12월까지 주말만 빼고 매일매일 등산을 했습니다. 왜냐하면 등산을 할 때만은 육체적으로는 허리에 통증이 감소했고 특히, 심적으로 마음을 가다듬을 수 있었고 기분전환을 할 수 있었습니다. 그때만 해도 제가 정상인처럼 걸어 다닐 수 있는 것인지, 아니면 영원히 이렇게 불편하게 살아가야하는지, 수술만하면 한 번에 통증이 날아갈 수 있다던데 수술을 할까 말까 고민도 많이 하던 시기였습니다.

"수술만 하면"이라는 생각이 통증이 엄습할 때면 정신적으로 가장 힘들게 했었습니다. 그렇게 마음속에서 갈등도 많이 하고 했지만 아무생각 없이 꾸준히 치료를 받고 등산도 계속하니깐 그 다음해 2004년 1월부터 앉아 있을 수 있는 상태가 되었습니다. 그때부터 등산은 하지 않고 근력강화를 위해 헬스랑 (특히, 허리 근력 운동에 집중) SNPE 바른자세 척추운동과 구르기를 시작했습니다. 왜냐하면 그전까지는 엄두도 못낸 운동들이었기에 그때 부터 간단한 스트레칭 동작과 구르기를 시작했습니다. 처음 구르기 했을 때는 200번하는데 3시간 정도 걸렸고 스트레칭 동작도 엄청 서툴렀습니다. 참고로 지금은 10분에서 20분사이면 200번을 할 수 있게 되었고 별다른 통증 없이 기분 좋게 구르기 운동을 할 수 있게 되었습니다. 제가 1월부터 9월 까지 헬스, 수영, 걷기, 구르기를 번갈아가면서 주말만 빼고 꾸준히 해온 지금은 도서관에서 6시간 이상 앉아 있어도, 아무리 오랜 시간 걸어도 허리에 통증이 없는 상태가 되었습니다.

　지금은 다시 못 다한 학업을 위해서 떠날 준비를 하고 있구요. 물론 모든 것이 완전하지도 않고 SNPE 선생님처럼 그런 동작은 나오질 않지만 통증이 없어지니깐 모든 것이 자신감이 생기고 운동도 꾸준히 해서 점점 더 나은 몸 상태를 만들어 가고 있습니다. 제 상태가 너무 심했던지라 다른 분들처럼 1개월 혹은 2개월 안에 말끔히 낫지는 않았고 시간이 흐르면서 차츰차츰 상태가 호전되기 시작했습니다. 제가 아직도 어떻게 해서 나았는지는 잘 모르겠지만 꾸준히 구르기하고 걷고 운동한 게 가장 좋은 방법인 것 같습니다. 허리 아픈 건 아무리 좋은 약 아무리 좋은 처방을 받아도 자기 자신이 운동을 하지 않으면 절대로 낫지 않는다는 것은 확실히 깨닫게 되었습니다.

　또한 저는 이런 운동들을 하면서부터 소화가 잘 되질 않고 숙면을 취하지 못하고 무기력한 저에 생활태도를 바꿀 수 있게 되었습니다. 만약 제가 작년에 수술을 했었더라면 아마도 제가 생각하기에는 지금도 잘 걷지도 못했을 것이고 희망도 없었을 것입니다. 왜냐하면 디스크 4번, 5번만 터진 게 아니라 1~3번도 튀어나와 있었고 무엇보다도 근육불균형이 가장 큰 문제였기 때문입니다.

　제가 며칠 전에 다시 한 번 MRI와 X-RAY를 찍어 보았는데 허리 디스크 4번과 5번은 들어가는 중이라고 하더군요. 그리고 좌/우, 앞/뒤 측만은 거의 정상인처럼 돌아와 있었습니다. 제 상황만 보시더라도 여전히 MRI상에서 디스크는 신경을 누르고 있지만 저는 통증을 못 느낀다는 사실은 제 경우에서는 두 가지가 별다른 관계가 없다는 것을 증명한다고 생각합니다. 그러니깐 무턱대고 수술부터 생각하지 않으셨으면 좋겠고 운동이 최선에 방책이라 저는 생각합니다.

  이 글이 허리 아프신 분들이나 SNPE를 배우시는 분들께 조금이나마 도움이 되었으면 하는 것이 제 바램입니다.
  지금까지 두서없이 쓴 글을 보시느라 수고 많이 하셨습니다. 이글을 보시는 모든 분들 건강하시구요. 마지막으로 최중기 교수님과 그 밖에 저를 도와주신 많은 분들께 감사하다는 인사드리고 싶네요.

04

SNPE 운동으로 수술 없이 허리통증이 없어진 연구원

SNPE 바른자세학회 다음(Daum) 카페 'SNPE 체험사례'에
닉네임 "은빛바위"님이 2008년~2009년에 걸쳐 직접 올린 글입니다.

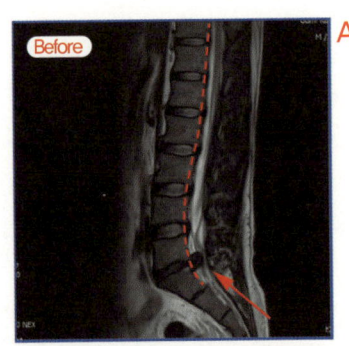

SNPE 운동 전 MRI (일자 허리)
요추 5번과 천골 사이의 디스크가
돌출하여 신경을 누르고 있는 상태.

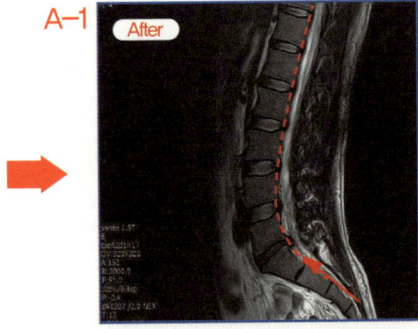

SNPE 운동 후 MRI (C자 곡선 형성)
돌출된 디스크가 작아지면서 흡수된 상태.
허리가 C자 곡선으로 변화되었음.

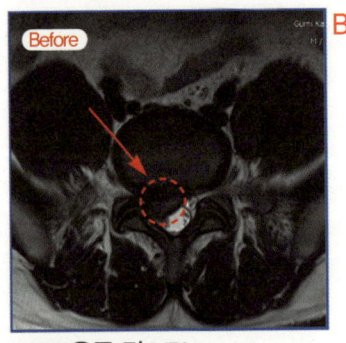

SNPE 운동 전 MRI
돌출된 디스크에 의해 신경의 일부가
압박되어 잘보이지 않는 상태.

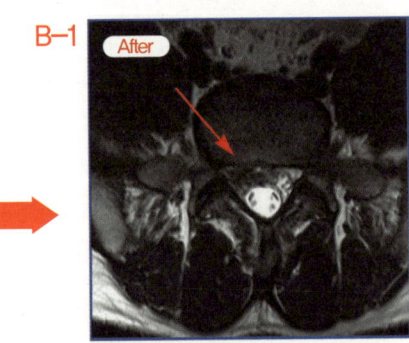

SNPE 운동 후 MRI
돌출되었던 디스크가 원래 위치로 회복
되어 신경이 잘 보이게 된 상태.

아래의 글은 SNPE 바른자세학회 다음(Daum) 카페에 2008년 10월 31일 "질의&응답" 코너에
닉네임 "은빛바위"님이 직접 올린 글입니다.

안녕하세요...

디스크 수핵 파열로 SNPE 운동을 열심히 하고 있는 직장인입니다.

여러 유명 병원에서 파열 정도가 심하다고 하면서 수술을 권한정도 이며, 병원에선 걸어서 온게 신기할 정도라고 합니다.

허리보다 다리 저림과 당김 때문에 있어 오래 앉아 있질 못하고 있습니다.(다리 저림은 발가락까지 있습니다.)

9월 10일경부터 다리 저림이 있어서 MRI를 찍었으며, 운동하며 지낸지 한달이 넘었습니다.

SNPE 1번 운동을 하게 되면 엉치부터 발가락까지 다리저림 현상이 더 심하게 나타나는데, 이런 경우에는 어떻게 해야 하는지요? 특히 정확한 자세를 위해 무게 중심을 발뒤꿈치 뒤로 하면 더 심합니다.

현재 하루 걷기 2시간 이상, 구르기 200회 이상(100회는 요가매트, 100회는 딱딱한 마루바닥), SNPE 2번 15분 이상하고 있습니다.

혹시 아래 MRI와 같은 상태에서 완치 되신분 있으시면 아낌없는 조언 부탁드립니다.

궁금증 : 이렇게 DISC가 파열된 상태에서 구르기를 하면 디스크에 더 무리가 발생 더 찢어질것 같은데요...그렇지 않은지요?

보다 자세한 조언을 위해 MRI사진 추가합니다.

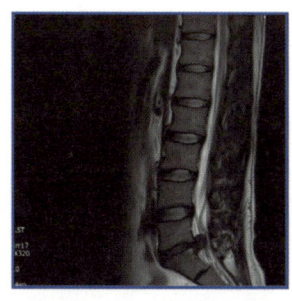 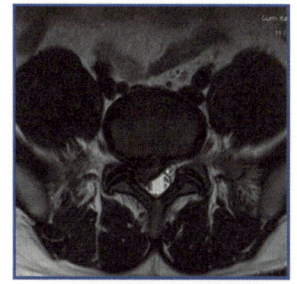

아래의 글은 SNPE 바른자세학회 다음(Daum) 카페에 2009년 9월 22일 "SNPE 체험사례" 코너에 닉네임 "은빛바위"님이 직접 올린 글입니다.

안녕하세요...최중기 교수님!

그동안 잘 지내셨는지요? 그동안 일하면서 틈틈이 운동하랴 바쁘게 지내느라 자주 찾아뵙지 못했습니다. 죄송합니다.

작년 9월 10일에 글 올리고 1년여 시간이 흐른후 SNPE 운동으로 좋아진 상태를 알려드리고자 인사드립니다.

교수님의 SNPE 운동 덕분에 수술없이 건강한 몸을 되찾게 되어 진심으로 감사드립니다.

11개월 만에 MRI를 다시 찍어보니, 담당 의사선생님 왈 "디스크가 어디로 갔네요? 혹시 수술하셨습니까?"

수술없이 1년 만에 이렇게 된게 기적이라고 합니다. 자기의 연구 자료로 활용하고 싶다고 까지 하던데요...^^

주저리 주저리 쓰고 싶은 말도 많지만, 변화된 사진을 보면 여러 말이 필요 없을거 같아 이만 줄입니다.

서울 올라가면 꼭 한번 찾아뵙겠습니다.

안녕히 계십시요...

비교를 위해 예전 올렸던 글 끌어올렸습니다.

정확한 비교를 위해 전체를 올렸으면 좋겠으나 용량 관계상 가장 심한 부분이라고 생각된 부분을 캡쳐 하였습니다.

현재도 디스크가 튀어 나와 있으나 통증이나 저린감은 거의 없습니다.

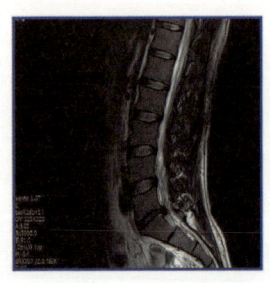 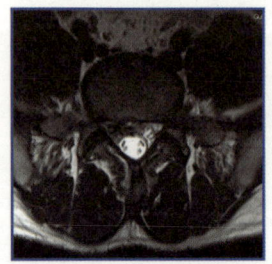

05

디스크 수핵탈출증
수술 없이 SNPE 운동 후 정상이 된 사연

SNPE 바른자세학회 다음(Daum) 카페 'SNPE 체험사례'에
2008년 3월 31일 닉네임 "Stella"님이 직접 올린 글입니다.

    제가 체험 사례에 글을 올릴 정도로 몸이 빠르게 회복하고 있다는 것을 느낄 때마다 정말 하루하루가 신기하고 감사합니다.
    저는 올해 24살로 대학교를 졸업하고 유학을 떠나려고 했는데요.
    결국엔..디스크 수핵 파열로 출국 이틀전에 환불하고 지금 2개월 째 SNPE 운동을 하고 있습니다.^^
    허리가 안좋다는 것을 알게 된 것은 작년 4월에 졸업여행에서 되돌아와서 부터 였습니다.
    지금 생각해보면 그때에는 근육이 놀래서 움직일 수가 없었는데..침을 맞고 나니 좀 회복이 되어 대수롭지 않게 생각했었지요.
    하지만 그 뒤로 언제인지는 모르지만 누워서 다리를 들면 오른쪽 엉덩이 엉치 안쪽으로 통증이 와서 침을 2개월 정도 일주일에 두번씩 꾸준히 맞으러 다녔습니다.
    침을 2개월 정도 맞으니 그때도 또 회복이 되었습니다.
    원래 양방보다는 한방을 개인적으로 선호해서 어디가 아프면 '침부터 맞고 보자는 식'이었지요.
    한의원에서는 디스크 증상이 있다고 꾸준히 걸으라고 말씀하셨습니다.
    하지만 통증이 사라지고 나서는 운동은 커녕, 하이힐을 즐겨 신었고 또 유학준비 때문에 새벽 늦게까지 컴퓨터 앞에 매달려 자기소개서, 입학원서 등을 쓰기 일쑤였습니다.

결국 출국 한달전부터 다시 통증이 왔고 그때에도 침을 맞으러 갔지만 이상하게도 허리가 더 아프고 엉치 부분이 더 불편했습니다.

유학은 가야겠지..허리는 더 낫지 않지...조급한 마음에 걷기 보다는 자전거를 열심히 또 탔지요. 왜냐하면 제가 허리는 물론 골반이 틀어졌다고 한의사 선생님께서 자전거가 골반 맞추는 데에는 좋다고 하셨기 때문입니다.

그리고 무용을 전공한 사촌언니의 조언으로 스트레칭도 열심히 했습니다.

스트레칭 할 때마다 인상이 찌푸려지고 정말 너무 아팠지만 근육이 늘어나는 것이겠지..하면서 더 열심히 했지요.

참 미련하게 했습니다.

스트레칭을 열심히 4~5일 정도 했는데 허리가 더 안좋아져서 잠을 자다가 새벽에 여러 번 깨어났었습니다.

그때부터 다리도 땡겼던 것 같습니다.

도저히 안되겠다 싶어서 강북 ○○병원에 가서 MRI를 찍었는데 의사선생님께서는 디스크 4, 5번 수핵이 터졌다고 하시며 비행기 타는 것은 불가능할 뿐더러 수술하자고 하셨습니다.

2박 3일 병원에 놀러온다고 생각하고 수술받으면 금새 예전처럼 걸을 수 있다면서... 제가 끝까지 수술을 미룰수 없냐 말씀드리자 그러면 다리가 얇아지고 발목신경부터 나간다고 하셨습니다. 그 말에 겁을 먹고 이틀 후로 수술 날짜를 잡았지요.

하지만 부모님을 비롯하여 주위에서 디스크 수술한 사람들 모두가 수술을 반대했습니다.

운동으로 치료하라고...하지만 그때에는 제 귀에 아무것도 안들렸어요. 수술을 안하면 다리가 얇아진다는데...다들 내 상태를 모르는 것일 거라며 제 스스로 수술에 대해 확신을 조금이나마 가지려고 했었습니다.

하지만 디스크 수술한 사람들이 수술을 하지 말라는 것에는 이유가 있다는 아빠의 말씀을 듣고 수술 바로 전날, 디스크를 운동으로 고친 사례가 있는 지 인터넷으로 열심히 찾아보기 시작했습니다.

그래서 알게 된 것이 SNPE였습니다.

철의 학생 사례와 밑에 캔디바 님께서 적은 수기를 보았습니다.

그 두 사례를 부모님과 함께 읽고 나서 서는 수술 날, 병원이 아닌 최중기 선생님을 뵈러 갔습니다.

병원에서는 누워만 있으라고 했는데 최중기쌤은 무조건 걸으라고 하셨습니다.

처음에는 더 나빠지는 것이 아닌가 걱정을 했지요. 하지만 아빠와 엄마 모두 많이 움직이는 것이 좋다는 것에 동의를 하셔서 저도 '한번 해보자'라는 마음으로 제일 먼저 선생님께서 추천해주신 기능성 신발부터 사서 걸었습니다.

낮에 2시간, 밤에 1시간 ..하루 총 3시간을 걷고 SNPE 운동을 1시간씩 했습니다.

처음에는 정말 한 시간 걷기도 힘들었습니다. 오른쪽다리가 고관절부터 뻐근한 것이 걷다가 쉬고 걷다가 쉬고 그랬죠.

하지만 이를 악물고 했습니다. 한 일주일정도는 오히려 더 아픈 것 같았습니다.

아픈 것이 신발에 뒷굽이 없어 걸을때마다 안쓰던 뒷 종아리 근육을 땡겨주기 때문일 것이라 생각하며 좋아질거라는 확신을 가지고 계속 걸었습니다.

그리고 SNPE1은 30분, SNPE2는 10분, SNPE3 10분..했습니다.

운동을 시작한지 이주일 뒤부터는 평지에서 걸을 때에도 통증이 많이 없어져서 뒷산 (왕복 1시간 15분)에 매일 올랐구요.

또 SNPE 운동을 할 때는 물론 3시간씩 걸을때나..등산을 할때나 고관절에 벨트를 묶고 걸었습니다.

그리고 잘때도 고관절과 무릎에 벨트를 묶고 잤구요.

벨트를 묶고 걷는 것이 습관이 되어서 그런지는 모르겠지만 다리가 고정되는 것 같았고 벨트를 묶고 걸으면 더 똑바르게 걷는 것 같다는 느낌을 받아서 요즘도 왠만하면 벨트를 묶고 걷습니다.

지금..1개월이 지나고 2개월째에 접어들었는데 처음에 절뚝거리면서 걸었을 때와 비교해면....정말 많이 좋아졌습니다.

아침에 일어나면 아직 조금 저리긴 하지만 그 강도가 점점 미미해지고 있구요..

디스크를 알기 전 보다 더 건강해지고 있는 것을 느낍니다.

몸무게도 4kg 정도 빠졌구요~

유학은 비록 연기되었지만..

이렇게 건강의 중요성을 알게 해준 시간이 제겐 너무 소중하고 감사합니다.

그리고 그때그때 제 상태를 보아가시면서 어떤 운동을 더 많이 하라고 조언해주신 최중기 선생님께 진심으로 감사드립니다.

수술 절대 하지마세요~~~~많이 걷고 운동하세요!! :)

체크포인트(Check point)

- 고관절 벨트를 이용한 SNPE 운동의 효과
- 바른자세 걷기의 중요성
- 개인의 의지와 노력이 매우 중요함

06

여자 프로골퍼 허리디스크 SNPE 운동으로 좋아진 사례

SNPE 바른자세학회 다음(Daum) 카페 'SNPE 체험사례'에 닉네임 **"박윤미"**님이 직접 올린 글입니다.

어렸을때 부터 운동을 시작해 한쪽 근육을 많이 쓰게되었습니다.

운동을 시작하고 8~9년 정도 지나고 나면서 허리통증을 많이 느꼈습니다.

특히 라운드를 하게 되면 4~5시간을 걷게 되는데 3, 4일 이어서 시합을 뛰게 되면 허리 통증과 함께 다리 뒷쪽으로 저린다는 느낌을 많이 가지고 있었습니다.

2006년 11월 디스크진단을 받고 약 3개월정도 운동을 쉬면서 병원치료를 받았고 많이 좋아졌다고 느꼈지만 운동을 시작하면서 통증이 다시 시작되었습니다.

그 이후 지인의 권유로 박윤미선생님을 소개받고 전 재활운동이라 생각하며 선생

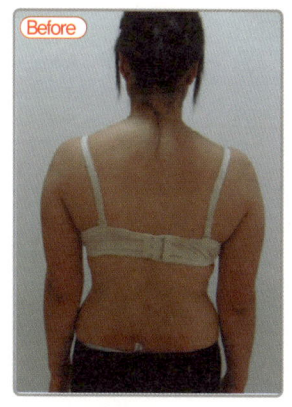

운동시작 전

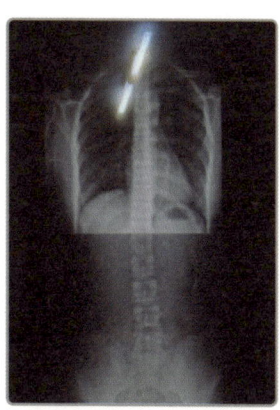

운동시작전 X-ray 사진

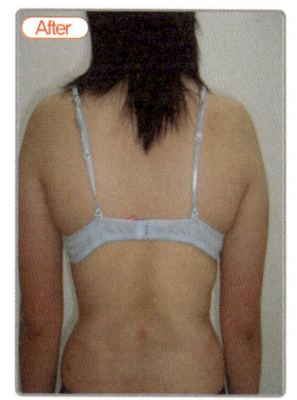

3개월 운동 후

님 수업을 들었습니다. 요가와는 또 다른 교정운동(SNPE 바른자세 척추운동)을 접하면서 내몸에 대한 새로운 사실도 많이 알게 되었고 4개월 정도 SNPE 운동을 하면서 허리 통증과 다리저리던 느낌도 이제는 거의 느끼지 못합니다. SNPE 운동을 하면서는 꾸준히 개인 연습과 시합, 라운드를 병행했는데요. 운동이 끝나고 몇일 라운드를 해도 통증을 거의 느끼지 못합니다. 선생님이 보여주셨던 재미있는 요가수업과 우리 몸에 대한 강의 특히 SNPE 운동에 대한 열정으로 인해 더 열심히 하게 되었던 것 같습니다. SNPE 운동은 앞으로 어떤 생활을 하더라도 꼭 필요한 운동이라는 걸 몸으로 느꼈습니다.

07

척추디스크, 재발하는 허리통증 수술 없이 SNPE 운동 실천 후 정상이 되다.

SNPE 바른자세학회 다음(Daum) 카페 'SNPE 체험사례'에 2008년 1월 7일 닉네임 "이상정"님이 직접 올린 글입니다.

안녕하세요. 저는 경희대학교에 재학중인(현재 휴학) 26살 이상정이라고 합니다.

제가 최중기 교수님과 SNPE를 만난지도 어느덧 3개월이 지났네요. 저도 허리 때문에 오래 고생하면서 여러 카페에 가입하고 수 많은 치료를 해봐서 알지만 정말 우리나라에 허리 아픈 사람들이 너무나도 많은 것 같습니다. 그리고 그분들 중 대다수가 잘 모르는 가운데 수술을 택하게 되고요. 비록 저도 완벽하게 다치기 전처럼 되진 않았지만 많이 호전이 되어 허리 아프신 분들께 조금이나마 도움이 되고 올바른 운동의 필요성을 알려드리고 용기를 드리고자 이렇게 글을 쓰게 되었습니다.

1. 원인

제가 처음 허리를 다치게 된 이유는 군대에 있을 때(2002) 무거운 것을 들다가 크게 다쳤습니다. 하지만 그 당시에 2달정도 쉬고 나니 거의 정상으로 돌아와서 별걱정 없이 지내게 되었습니다. 그러다가 2004년 헬스를 시작하게 되었고 운동중독에 빠져서 하루에 2시간씩 꼬박꼬박 정말 무식하게 운동했습니다. 지금 생각하면 트레이너도 없이 무식하게 한 덕에 이렇게 됐지만 후회한들 무슨 소용이 있겠어요.

아무튼 농구, 축구, 헬스(하체, 허리 등은 거의 하지 않고 상체만 집중적으로) 등등

무리한 운동과 좋지 않은 자세와 쉬지 않고 책상에 앉아 있다가 결국 2006년 5월에 축구를 하고 샤워를 하다 쓰러졌습니다.

2. SNPE를 만나기 전까지(정말 깁니다…)

집이 신사동 쪽이라 근처에서 가장 유명하고 잘한다는 ○○한방병원으로 우선 가게 되었습니다. MRI를 찍었는데 4-5, 5-1 두 군데가 심하게 튀어나와있었습니다. 처음에는 걷지도 못하고 정말 꼼짝도 못할 지경이라 1달 정도 입원하고 3개월 정도 통원치료 받았습니다. 서서 밥먹는 시간을 제외하고는 침대에 누워서 하루종일을 보냈습니다. 그랬더니 거의 정상인 것처럼 돌아왔습니다. 그래서 다시 일상생활로 복귀, 하지만 한달 뒤, 추석명절이 지나고 다시 서울로 올라왔는데 허리를 구부릴 때마다 "악"소리가 날 정도의 통증이 시작되었습니다. 이때부터는 책상에 20분정도도 못 앉기 시작했습니다. 다시 자생을 1달 반 정도 다녀도 전혀 호전이 없어서 이번에는 ○○병원으로 가서 신경주사를 맞았습니다. (이때까지만 해도 디스크를 우습게 생각) 그랬더니 다시 괜찮아졌습니다. 기쁜 마음에 다시 토익학원을 등록하고 한 달 정도 이른 아침부터 거의 밤 12시까지 공부를 했습니다. 그런데 약발이 떨어지자 통증은 배가 되어 다시 찾아왔습니다. 이제는 10분도 못 앉아있게 되었습니다. 이때부터 슬슬 겁이 나기 시작하더군요. 디스크 우습게 볼게 아니라고… 안되겠다 싶어서 어머니께서 아시는 분을 통해 추나 및 카이로프랙틱을 잘한다는 분을 찾아가서 3개월 정도 아무것도 하지 않고 치료를 받았습니다. (이 기간동안 침 치료도 같이 하였습니다. 무지 긴 장침을 찌르고 거기에 직접 전류를 통하게 하고 피 빼는 부황도 수차례) 아무것도 하지 않고

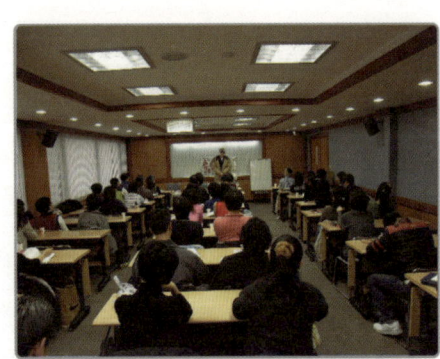

2007년 12월 3일
(SNPE 정모 때 임상사례를 발표하는 이상정씨)

바닥에 절대 앉지 않고 그렇게 3개월이 지나고 나니 뭐 어느 정도는 통증이 수그러 들었습니다. (이때까지 운동은 전혀 하지 않음, 가끔 걷기만 조금) 그래서 뭐 어떻게 되겠지 하면서 다시 2007년 3월에 복학을 했는데…복학을 하고 1주일이 지나자 다시 찾아온 미칠 듯한 통증이 다시 찾아왔습니다. 이때부터 우울증이 찾아오기 시작했습니다. 남들은 수업 듣고 도서관가서 공부하고 동아리 활동도 하고 그러는데 전 덩치는 커서(183키에 74Kg) 수업만 겨우겨우 버티고는 자취방으로 곧장 직행해서 누워서 울면서 그렇게 보냈습니다. 한 1주일을 지나고 정말 이건 아니다 싶어서 수술을 해야겠다 생각하고 괜찮은 병원을 찾았습니다. 삼성동에 있는 ○○병원으로 갔습니다. 이모 원장선생님이 너무나도 쉽게 말했습니다. "이거 목요일정도에 수술하고 금토일 입원해서 쉬고 학교다녀." 집에 전화해서 수술 할꺼라고 말했습니다(지금생각인데 이때 수술했으면 전 정말 끝장 날 뻔했습니다). 그랬더니 한번만 더 생각해 보라고 어머니께서 말리셨습니다. (참고로 어머니도 허리로 근 20년을 고생하셔서 수술은 정말 최악의 상황이라 생각하시므로) 그래서 그럼 신경주사 5번 정도 더 맞으면서 운동치료 병행해보고 그래도 안 되면 수술한다고 했습니다. 그래서 다시 허리에 주사를 맞기를 5~6차례, 맞고 나서 2~3일 정도는 견딜만했습니다. 동시에 메덱스 운동기구를 통해 운동치료도 병행하였는데 이상하게 운동을 하고나면 더 뻐근해지고 뭉치는 것 같았습니다. 그렇게 주사와 약발로, 안산에 용하다는 마사지도 받으면서 또 한 학기를 버텼습니다. 정말 수차례 울었습니다. 한 학기를 그렇게 버티고 상태는 그대로 … 아마 더 악화 되었던 것 같습니다. 학기를 울면서 마치고 다시 집으로 내려가서 전에 약간이나마 효과를 봤던 카이로, 침을 다시 시작했습니다. 그렇게 방학 2달이 지나갔고. 상태는 다시 약~~~~간 호전. 하지만 도저히 학교를 계속 다닐 자신이 없었습니다. 같은 일을 반복하고 싶지 않아서..ㅜㅜ 그래서 또다시 휴학. 이번에는 논현동에 위치한 필라테스와 카이로프랙틱, 물리치료, 신경주사를 전문으로 하는 신경과 병원을 찾아 갔습니다(소개로). 그곳에서 또다시 시작된 약물치료, 이번에는 프롤로테라피 인대강화주사를 해보기로 했습니다. 그렇게 1달. 상태는 더 악화, 이젠 방법이 없다. 수술해야지 결심을 하고 또 유명한 척추전문 ○○○병원을 찾아갔습니다. 의사왈 "넌 간단한 수술로는 티도안나, 인공디스크 심어야돼!! 걍 운동하고 버텨" 지금 수술하면 나이먹어서 "병신" 된다고 수술 안해준다고 운동하라고 했습니다(지금생각해보면 마구잡이로 수술안해준게 고마울 따름입니다). 그래서 니가 안해 주면 난 딴데 가서 한다고 하고 ○○○○, ○○○병원을 예약했습니다. 헉, 1달 반정도 기다려야했습니다. 우울증에 빠져서 자살충동을 몇 번이나 느끼면서 1달 반이 지나갔습니다. ○○○병원 1달 반을 기다려 의사를 드디어 만났습니다. 5분간 얘기를 들어보고 MRI를 보신 교수왈 "운동하고 살어" 그러고 방을 나가버렸습니다. 눈물이 흐릅니다. 욕이 나옵니다. 전 아파서 자살까지 생각했었는데 운동하라고 한마디하고 나가다니… 집으로 돌아와서 몇일을 상심하다가 정말 운동을 한번 제대로 찾아서 해봐야 겠다는 생각이 우연히 들었습니다. 그래서 인터넷을 검색하다가 SNPE체험사례를 읽게 되었습니다. 당장 전화를 걸고 찾아갔습니다.

3. SNPE드디어 만나다.

9월 말 최중기 교수님을 처음 만났습니다. 교수님은 시간이 좀 걸릴수도 있지만 힘들지만 잘 참고 노력을 하면 충분히 좋아진다는 확신을 주셨습니다. 상담 후 SNPE 개인지도를 요청하여 약 3개월 정도 SNPE수련을 하기로 결심하였습니다. 워낙에 여기저기서 치료를 받아도 효과가 없었던 터라 처음 어머니와 함께 찾아가서도 사실 긴가 민가 했습니다. 약물, 교정 등으로도 안 되는 것을 운동만으로 치료 한다는 것이… 하지만 교수님께서 직접 꼼꼼히 해주신 다른 곳에서는 전혀 들어보지 못한 새로운 개념의 SNPE 치료운동의 원리(해부학적으로 근육의 원리에 대한 자세한 설명)를 듣고 운동치료를 결심하게 되었습니다. 설명을 해 주실 때도 그랬고 운동 중간에 틈틈이 계속 "인생엔 공짜가 없다…좋은 결과를 얻기 위해선 그만한 노력과 고통을 감수해야 한다"고 하셨습니다. 즉 이만큼 몸을 힘하게 써서 상하게 했으면 그만한 고통과 노력을 감수해야 치료가 된다는 것이었습니다. 왜 그런 말씀을 했는지 SNPE

수련을 하면서 절감하게 되었습니다. 이렇게 시작하게 된 SNPE 운동, 처음 교수님께서 실시한 테스트 기본동작 4가지에서 SNPE1-하체가 부실해서 그런지 자세도 안 나옵니다.. SNPE2 동작은 전혀 안되었습니다. SNPE3 저는 열심히 들어 올리고 있는데 교수님은 움직이라고 하셨습니다. SNPE4.아파서 죽는 줄 알았습니다. 그때부터 매일 하루에 2시간씩 교수님 사무실로 출근을 해서 운동을 하고 2시간 정도씩 걸었습니다. (신사동에서 대치동 SNPE 바른자세 학회 사무실까지 왕복-교수님이 추천해 주신 기능성 신발을 신고 - 처음에 신발을 신고 1주일 정도는 더 다리가 아픈것처럼 느껴졌다) 구르기 동작을 하는데 살이 까지고 피가 나고 멍이 들고 어떤 날은 집에 걸어 가면서 서러움의 눈물이 그치지 않은 날도 있었습니다. 왜 그리 눈물이 나는지. 그렇게 고통스럽게 1달 정도를 수행하였습니다. SNPE1은 50%완성. SNPE2는 제가 발목이 안 좋아서 이건 포기했습니다. SNPE3는 학회를 방문한 요가 선생님에게 칭찬을 들었습니다. SNPE4 여전히 아프지만 서서히 자리를 잡아가고 있습니다. 처음 한달의 기간동안에는 SNPE 운동과 함께 병행한 교수님께서 해주신 NP척추교정 또한 많은 도움이 된 거 같습니다. NP교정은 운동을 하는 동안에 발생한 통증을 많이 감소시켜 주셨고 다른 곳과는 확연히 다른 섬세한 교정으로 근육이 많이 부드러워졌습니다. 2달이 흘렀습니다. 친구들과 술을 마셨습니다. 술자리에 앉아 있는 동안 조금 뻐근하긴 했지만 화장실가서 큰일 보는데 들어가서 1동작 1시간마다 하고 그러니 견딜만했습니다. 20분도 못 앉아있던 놈이 친구들과 3-4시간 앉아서 얘기하고 놀고 나니 정말 그때의 기쁨은...말로 표현 못합니다. 그렇게 서서히 못 만났던 친구들과 선배들과도 종종 만나면서 이제 3개월이 흘렀습니다. 이제 내일 모레 대기업 인턴교육에 들어가게 되었습니다. 아직 100% 완벽하지는 않지만 이젠 틈나는 대로 SNPE동작 해주면서 (전 조금 창피해서 밖에 있을 때면 화장실가거나 아무도 없는데서 합니다) 몸을 조절할 자신감이 생겼습니다. 그리고 더 노력해서 SNPE1, 2 동작을 더 완성시키면 좋아질 것이라는 어느 정도의 자신감과 확신이 듭니다.

그리고 SNPE를 시작하시는 분들이 혹시나 두려워하실까봐 덧붙이자면 구르기나 여러 자세를 하다보면 다른 곳의 예상치 못한 통증이 찾아올 수도 있습니다. 저 같은 경우는 SNPE1을 하다가 무릎에 통증이 찾아와서 정형외과까지 찾아갈 정도였지만 강도를 조절하고 꾸준히 한 결과 통증은 사라졌습니다. 또한 구르기를 할 때 생기는 여러 가지 상처들(저는 살이 까지고 피가 나고 물혹 같은 것이 생긴적도 있었음)이 발생하지만 시간이 지나면 자연적으로 없어지니 너무 걱정하시지 않아도 됩니다.

4. 꼭 드리고 싶은 말

우리나라 사람들은 허리가 아프면 우선적으로 수술이나 약물치료, 카이로, 추나와 같은 병원적인 방법을 찾기 마련입니다. 저 또한 그랬고요. 하지만 사고의 전환이 필요하다고 생각합니다. 우리 몸의 허리 즉 제일 기본 뼈대가 무너졌다는 것은 우리 몸의 밸런스가 무너졌고 그것을 다시 세울 길은 운동으로 균형을 잡아가야 하는 방법뿐입니다. 약물, 수술, 카이로, 추나 이 모든 방법들은 일시적이고 의존적일 수 밖에 없다는 생각입니다. 짧게는 당장, 길게는 몇 년 안에 재발할 수 밖에 없다고 생각합니다. 그렇다고 무작정 걷는다거나 아무 운동이나 한다고 해서 이것이 해결되지는 않습니다. SNPE 어떻게 보면 이게 뭐야 라고 생각하실수도 있겠지만 그 원리를 알고 효과를 알게 된다면 우리 몸의 균형을 바로잡아주고 남의 도움 없이 스스로 할 수 있는 전세계 단 하나뿐인 운동방법이라고 생각합니다. 정말 자살을 생각할 만큼 그러한 상황에서 이제는 대기업 교육을 들어가게끔 만들어 주신 최중기 교수님께 고맙고 감사한 마음뿐이지만 조금 아쉬운 것은 SNPE를 만나기까지 너무나 멀고 먼 길을 돌아왔다는 것입니다. 머지않은 미래에는 SNPE가 요가처럼 정말 국민운동이 되기를 바라면서 이만 줄이겠습니다.

저자의 조언

- 위 글은 대학생이었던 이상정님이 2008년 1월 SNPE 다음(Daum) 카페에 올려준 글을 그대로 책에 옮긴 것입니다. 2007년 9월부터 3개월간 SNPE 척추교정운동 수련 후 허리통증이 사라졌고 대학교에 복학 후 대기업에 입사하는 행운도 함께 하였습니다. 2013년 '척추를 바로잡아야 건강이 보인다' 책이 5판이 발행되면서 지금까지도 정상적으로 직장을 다니는 모습에 감사할 뿐입니다. 이상정님이 SNPE 체험사례에서 언급했듯이 "인생에는 공짜가 없습니다." 운동과정에서 노력의 힘든 과정, 통증 때문에 모든 것을 포기하고 수술하고 싶은 욕망을 잘 극복해준 감동적인 체험사례입니다. 허리통증으로 고생하는 사람들에게 큰 도움이 되기를 바랍니다.

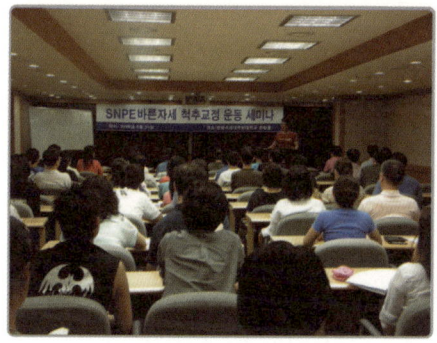 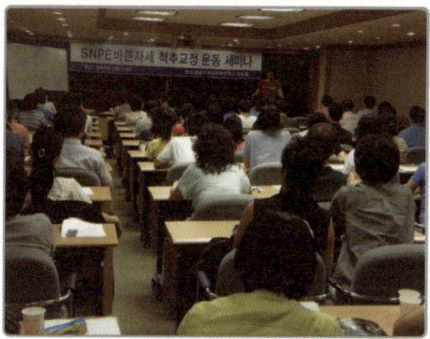

SNPE 척추교정 운동 세미나에서 체험사례를 발표하는 이상정 씨(2008. 5. 31)

08 방송 제작PD에서 요가강사로 그리고 SNPE수석강사가 되기까지

SNPE 바른자세학회 다음(Daum) 카페 'SNPE 체험사례'에
2013년 4월 8일 "**윤지유**"님이 직접 올린 글입니다.

마이크로밸류(Micro Value)와 차별성(Distinction)을 지향하는 SNPE 바른자세운동!

SNPE 척추운동 창안자 최중기 교수님께서 항상 강조하셨던 것이고 저에게는 와 닿는 문구네요^^ SNPE를 배우고 활용한 작은 생각의 변화와 실천이 제 삶에 기분 좋은 변화와 발전을 가져다주었습니다. ^^*

방송 제작PD일을 하며 목, 어깨결림, 허리통증, 만성피로에 시달리다

SNPE를 알기 전, 20대에 저는 방송 제작PD 일을 하면서 목과 어깨, 허리가 항상 뻐근했고 그 정도의 통증은 당연하게 여기며 만성피로가 되어버린 피곤한 일상을 보냈습니다. 평일에는 촬영팀과 함께 이른 아침부터 촬영을 나가 하루에 4~5군데 장소를 돌아다니며 취재를 다니고 밤늦게 돌아와 편집실에서 밤새도록 편집을 하는 일이 반복 되었으며, 주말에도 회사에 출근하여 기획과 편집을 하며 일주일 내내 일과 함께 살았습니다. 젊은 여자PD로서 경력이 오래되신 카메라 감독님들, 다양한 스텝들과 함께 팀을 이끌어가야 했기에 일부러 촬영장에서는 무거운 촬영 장비를 같이 들고 일이 끝난 후에는 잦은 회식자리에서 과음까지 하는 생활을 반복했습니다. 회식 후 다른 스텝들은 다들 퇴근했을 시간에 혼자 회사로 다시 들어와 밤새도록 편집을 하다가 잠깐 의자에 몸을 뒤로 젖히고 앉은 채로 쪽잠을 자는 일이 다반사였고, 다시

아침이 되면 촬영 스케줄대로 하루가 시작되었습니다.

   그러던 중 어느 날부턴가 뒷목에서 찌릿~하는 느낌과 함께 목과 머리 뒷부분이 마비되는 증상이 이틀에 한 번씩 있었습니다. 그때까지만 해도 건강에 대한 경각심이 없어 대수롭지 않게 생각했고 다시 뒷목이 뻣뻣해져오고 어깨가 뭉치는 것이 반복되어도 한 번 편집을 시작하면 집중을 해야하기 때문에 해가 지는지도 모르고 하루가 다 간 적도 많았습니다. 그러다보면 복부에 가스가 차고 고등학교때부터 이어져온 심각한 만성변비(고등학생때 심할때는 1개월에 2번 화장실을 갈 정도로 심각해서 변비약을 자주먹고 장청소도 했었습니다.)로 인한 복통, 구토, 소화불량에 체하기 일쑤이고 수족냉증은 물론 종아리, 허벅지, 아랫배까지 차갑고 하체비만처럼 다리가 매일 통통 부어있었습니다(살이라기 보단 붓기에 가까웠던 것 같습니다.^^;). 자주 호흡이 힘들고 코막힘에 머리가 무거워지며 심장 두근거림 증상까지 동반하였지만 그냥 그러려니하고 하루하루를 보냈습니다.

요가를 만나고 인도, 네팔, 태국, 홍콩, 호주 등을 다니며 자유로워지다

   매일 가던 길이 갑자기 낯설게 느껴지는 순간이 있듯, 숨 가쁘게 달려온 이런 삶 속에서 문득, '난 지금 행복한가?' 라는 질문이 스스로를 괴롭혔습니다. 그 해답을 찾으러 회사를 그만두고 배낭을 싸서 인도로 떠났습니다. ALL Stop~! (지금 생각해도 지금까지 살면서 저지른 일 중 아주 잘한 일이라고 생각합니다.^^) 3개월 간 인도 배낭여행을 하며 뭄바이, 델리, 바라나시, 리시케시 등에서 요가TTC(Teacher's Training Course)와 명상(meditation course)을 하고 자이살메르 사막에서 침낭을 펴고 낙타와 노숙도 하며 여행을 다니면서 나름의 인생의 해답을 얻었고 요가에 완전히 빠져버렸습니다. 회사를 다니면서 취득한 요가지도자 자격증이 있었지만 인도를 다니며 여러 도시에서 다양한 요가 지도자 코스를 이수했고, 그런 시간을 보내며 몸과 마음이 정돈되고 모든 걱정을 내려놓게 되었습니다.

   인도에서의 산전수전(?)을 겪으며 육로로 국경선을 넘어 네팔로 향하고 또 다시 태국으로 여행을 다니며 생활을 하다 한국으로 돌아왔는데 얼마 되지않아 다시 호주로 떠나게 되었습니다. 호주에서도 요가, 필라테스 지도자 워크샵 등을 이수하고 틈틈이 파트타임과 요가 레슨을 하며 1년을 보내고 한국으로 돌아왔습니다. 이제 제대로 된 행복한 요가 강사생활을 해야겠다는 결심을 하고 꿈에 부풀었습니다.

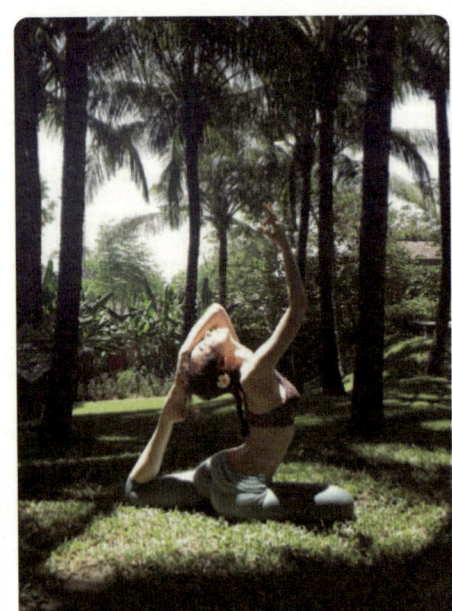 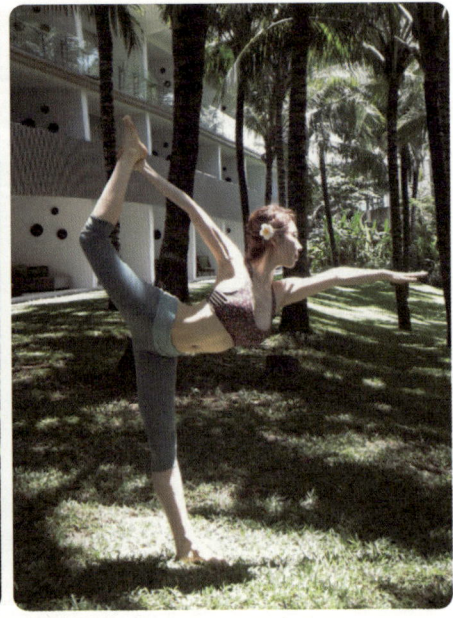

인도네시아 발리에서 Bali yoga spirit festival 참가 후 여행 중 요가 포즈

요가강사를 하며 마음은 조금 편안해졌으나 통증은 그대로...

재밌을거라 기대했던 한국에서의 요가강사 생활은 그리 호락호락하지만은 않았습니다. 요가수업을 많이 하면서 관절의 과사용, 과신전으로 손목 염증과 고관절 통증을 겪게 되어 정형외과를 찾게 되었습니다. 목, 어깨, 허리통증이 그대로 있는 상태에서 또 다른 부분이 망가지는 느낌이 들었지만 요가의 재미와 보람을 떠나 직업이 되어버렸기 때문에 치료를 받으며 수업을 계속 했습니다. 백밴딩(후굴동작)을 할 때에는 허리가 자주 아팠지만 회원들을 지도할 땐 억지로 참고 수업을 진행한 적도 많았

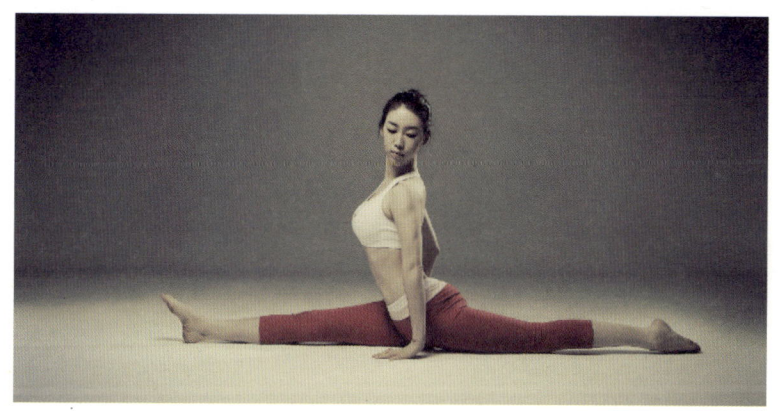

습니다. 그렇게 외국을 돌아다니며 미친듯이 요가를 했는데도 그 무언가 채워지지않는 배움에 대한 갈증으로 매년 하는 국내외 컨퍼런스, 워크샵 등을 다녔습니다. 그래도 만성변비, 수족냉증과 목과 어깨통증은 여전했지만(제가 요가를 지도했던 많은 회원들은 이런 증상들이 금방 좋아졌지만 저는 워낙에 어릴적부터 만성이라 요가를 하여도 증상이 개선되지 않았습니다) 마음이 일단 편안했고 내가 좋아하는 요가를 직업으로도 한다는 생각에 PD생활보다는 행복한 것 같았습니다.

불편한 진실, 요가강사의 직업병이 생기다

전부터 허리가 뻐근한 적은 있었지만 많이 아프지는 않았습니다. 목과 어깨는 항상 무거운 짐을 지고 다니는 것처럼 불편했습니다. 그러던 중 요가강사를 직업적으로 하다보니 요가 수업을 늘리면서 손목과 고관절에 통증을 느끼기 시작했고, 어느 날 허리 통증을 동반한 다리저림 증세까지 발생되었습니다. 이것은 갑자기 아픈 게 아니라 그동안 오래 앉아있는 잘못된 자세습관으로 인해 경직되고 잠재되었던 부분들이 드러나는 것이었습니다. 운전을 장시간하고 개인레슨을 다니다가 오른쪽 엉덩이부터 허벅지, 종아리를 거쳐 새끼발가락까지 감각이 없어지고 저림과 동시에 갑자기 발에 힘이 없어져 브레이크를 밟지 못해 교통사고가 날 뻔한 적도 있었고, 운전하다 통증을 참지 못해 갓길에 차를 세워두고 서러워서 운 적도 여러 번입니다.

요가하다 허리를 다쳤다고 걱정하실까봐 부모님께 비밀로 하고, 회원들에게 티도 못 내고, 요가강사라고 늘 저에게 건강 상담을 하는 친구들에게도 물론 말할 수 없었습니다. 혼자 통증으로 고생을 하면서 한의원에서 침도 맞고 정형외과를 찾아보았지만 별 대안은 없었습니다.

운명처럼 만난 SNPE, 감동과 설레임

그러던 중 SNPE 과정을 수강하고 있는 요가강사 친구를 통해 SNPE 도구를 알게 되었습니다. SNPE 도자기와 나무손을 뒷목과 허리에 대고 누웠더니 근육이 이완되는 시원한 느낌이 좋아서 "바로 이거다!"하는 생각에 〈척추를 바로잡아야 건강이 보인다〉 책을 그 자리에서 단숨에 다 읽었습니다. SNPE야 말로 지금까지 내가 궁금해 했던 통증 관리에 관한 해답을 얻을 수 있겠단 기대와 설레임에 너무 기분이 좋았습니다.

이 기쁜 소식을 회원들에게 알려주려고 바로 SNPE 벨트와 도구를 구입하여 요가 수업 시간에 회원들에게 사용하기 시작했고 반응도 너무 좋았습니다. 책만 보고 1년간(최중기 교수님께 말도 안하고 자격증도 없이..자백합니다.;;;) 몰래 SNPE수업을 하다가 이듬 해 SNPE바른자세운동과 최고위 과정을 둘 다 등록하였습니다.

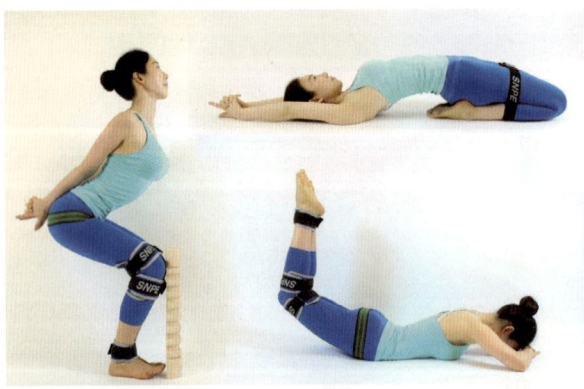

선택, 집중, 반복의 New Paradigm 자연치유 SNPE 바른자세 척추운동

다양하고 화려한 동작이 아닌 "S.C.R.-선택(selection), 집중(concentration), 반복(repetition)"의 NP지향적인 간단한 진리, SNPE!

하지만 처음 SNPE 운동을 접했을 때, 요가를 해왔기 때문에 SNPE의 동작들이 사실 시시해 보였습니다. 이렇게 간단하고 쉬운 동작들로 과연 자세교정과 통증이 해결 될 것인가 하는 의문이 들었습니다. 많은 의심을 뒤로하고 저의 성격상 일단 시작해 보고 경험해 보자는 마음으로 열심히 운동을 해봤습니다. SNPE 운동을 해본 후 깨달은 것은 이 운동의 핵심은 다양하고 화려한 동작이 아닌, SNPE 벨트와 도구 사용이고 선택, 집중, 반복의 원리(S.C.R.의 원리)를 이해하고 실천하지 못한다면 좋은 결과에 도달할 수 없다는 것이었습니다.

SNPE 지도자 수강과정 중 알게 된 통증 해결의 가장 중요한 포인트는 "굳어진 척추, 근육을 부드럽게 변화시켜야 한다." 와, "NP(Natural Posture 본래의 척추, 자세)로의 회복이 되어야 한다."였습니다. 그 NP지향적인 움직임(movement)은 치아교정의 원리와 같이 스스로(Self) 점진적인 운동(Exercise)을 통해서 진행되어야 한다는 것이었습니다. 그래서 저는 목, 어깨, 허리, 골반 등 오랜기간 굳어진 근육을 부드럽게 풀고 통증을 해결하기 위해 SNPE 웨이브 베개와 SNPE 도자기(투레일, 원형도자기, 도자기손 등)를 사용하여 SNPE 척추운동을 시작였습니다.

기대에 찼던 SNPE지도자 교육과정 중, X-ray 일자허리를 발견

요가 수련을 하며 궁금했었던 부분인 '왜 어떤 동작은 잘 안되는지' 대한 의문은 요가강사라면 공감할 수 있는 부분이라 생각합니다. '나는 왜 백밴딩이 잘 안되는지?' 와 동작을 할 때마다 허리가 끊어질 것 같았던 현상, 그렇게 요가를 하고 스트레칭을 해도 모든 아사나를 할 때 목 부분이 왜 항상 불편한지 이해할 수 없었는데 X-ray를 찍어보고 해부학적으로 접근한 SNPE 운동을 하며 의문이 해결되었습니다. 처음 X-ray를 찍었을 때, 제 허리의 척추상태를 보고 인정하고 싶지 않을 정도로 짜증이 났습니다. 당연히 괜찮을 줄 알았는데 일자 허리였던 충격은 잊을 수가 없습니다. 허리 근육들이 경직되어 있고 뼈 사이의 간격도 좁아진 심각한 일자 허리였는데, 화려한 요가 동작만을 쫓아했던 저의 무지함에 다시 한 번 반성을 하게 되었습니다. 무리한 동작보다는 내 허리 건강을 먼저 챙겨야겠단 경각심이 생겼습니다.

일자 허리에서 C자 곡선의 아름다운 척추라인을 되찾아준 SNPE

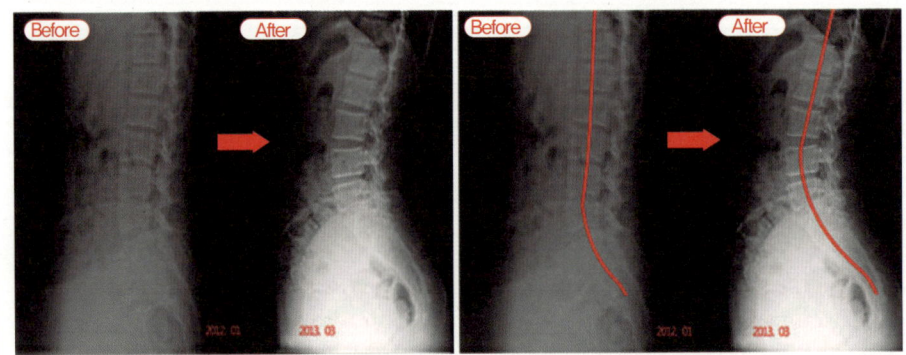

SNPE 바른자세 척추운동 후 일자허리에서 C자 곡선의 정상적인 허리로 변화된 X-ray 사진

　　SNPE1,2,3,4 동작을 집중,반복 수련했고 나무손과 SNPE도자기 등 도구의 활용도 많이 했습니다. 나무손을 허리에 대로 다리를 들어 체중을 싣고 조금 독하게 허리자극 운동을 했습니다. L4-5, L5-S1사이를 후벼 파듯이 나무손으로 자극을 주었고 처음에는 당연히 너무나 아팠지만 감각이 없어서 아픈 것 보단 낫겠다고 생각했고 SNPE를 이해하니 두려울 게 없었습니다. 통증이 좋아지다 안좋아지다 반복되던 어느 날 너무 아파서 오른쪽 다리를 부여잡고(감각이 없었기 때문에 남의 다리를 끌고 겨우 걸어간 느낌입니다.) 울며 찾아간 SNPE학회.. 발바닥까지 마비증상이 와서 걷기 힘들었을 때 최중기 교수님께서 SNPE 운동지도와 NP척추교정을 해 주셨는데 통증이 갑자기 사라지는 신기한 경험을 하였습니다. 이것은 SNPE 체험사례에서만 보던 기적같은 일이었고 신기해서 울다가 웃었습니다. 그동안 머리로만 이해하던 부분을

이렇게 몸소 경험을 하게 되니, 지금까지 건성으로 SNPE에 접근했던 제 자신이 부끄러워졌습니다. 그때부터 SNPE를 더 열심히 해야겠단 결심을 다시 한번 하게 되었습니다. SNPE 고관절 벨트와 신발엔 SMUV 족궁보조구를 착용하고 SNPE 바른자세 걷기를 시작했습니다. 통증이 심할때는 구르기 자체가 안되어서 SNPE도자기를 데워 허리와 목 뒤는 물론 골반 주변, 등 전체와 복부 마사지까지 수시로 해주었습니다(변비가 사라지는데도 도움이 많이 됩니다). 그 후로 통증 부분의 개운한 느낌과 함께 허리 주변 굳었던 근육들이 부드러워졌고 일자 허리에서 C자 곡선(Natural Posture본래의 자세-측면에서 보았을 때 허리 뒤 C자곡선)의 허리 라인이 생겼습니다~!

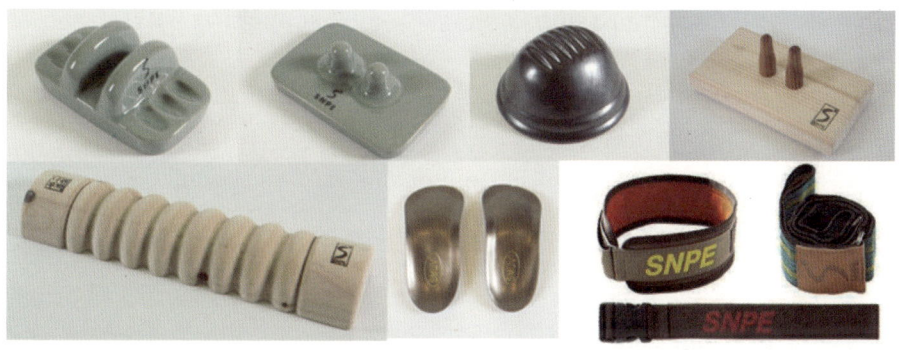

SNPE 척추교정운동 시 사용했던 SNPE 도구들(위 왼쪽부터-투레일, 도자기손, 원형도자기, 나무손/ 아래 왼쪽부터-웨이브베개, SMUV 족궁보조구, SNPE 체형교정벨트와 고관절 벨트)

아는 만큼 보인다.

처음 SNPE를 접했을 때 이미 다 아는 것과 같은 착각, 너무 쉽게 생각했던 저의 오만함에 그때를 생각하면 부끄러워지기도 합니다. SNPE는 끊임없이 연구개발과 발전을 거듭하며 강사들이 본받아야할 부분들이 생겨나고 지금까지도 계속해서 배움에 대한 자극을 줍니다. 제가 다 아는 것 같은 착각을 깨지 못했더라면, 즉 마이크로밸류(Micro Value)를 찾지 못 했다면 "그냥 몇 년 전의 그 자리에 머물렀을 수도 있겠구나"라는 생각이 듭니다. 저와 같은 생각을 했던 강사님들이 있다면 SNPE는 요가, 필라테스와는 다른 새로운 분야라는 것을 빨리 이해하셨으면 좋겠습니다. 저는 요가, 필라테스만 해보아서 SNPE를 접했을 때 기존의 사고 자체를 깨는 데 시간이 오래 걸렸습니다. '아는 만큼 보인다'라는 말처럼 제가 처음 접했던 SNPE는 딱 그때의 제 수준만큼만 보였던 것입니다. 하지만 카이로프랙틱이나 교정 쪽에서 몸을 다루는 일을 20~30년 하신 분들은 최중기 교수님의 수업을 1~2번 듣고 바로 이해를 하고 사고가 빠르게 전환되는 것을 자주 관찰할 수 있었습니다. 다른 SNPE 지도자분들이나 근골격계 통증으로 힘들어 하는 분들은 저처럼 시행착오를 겪지 않았으면 하는 마음에 거듭 강조하고 싶습니다. SNPE를 자신이 아는 수준과 겉으로 보여지는 모습으로만 판단하지 말고, 직접 SNPE 공부를 하고 치열하게 수련해보면 새로운 패러다임의 Self 자연치유 운동이 SNPE라는 것을 알게 될 것입니다. 치아교정의 원리를 적용한 SNPE 벨트와 SNPE 도구의 활용은 혁신적인 아이디어(idea)라고 생각합니다.

만성변비 해결, 목뼈를 바로잡고 깨끗해진 얼굴

중학교때부터 심했던 20년간의 만성변비와 여드름을 생각할때면 '조금 더 일찍 SNPE를 만났으면...' 하는 아쉬운 마음이 큽니다. 최중기 교수님께서 처음 제 얼굴을 보셨을 때 몹시 안타까워하시며 하시는 말씀이 '매일 생식과 SNPE운동을 열심히 하라' 였습니다. 한림대 SNPE 과정을 등록할 때까지만 해도 얼굴에 붉은 화농성 여드름이 너무 많았습니다. 그동안 여드름 때문에 비싼 수입 화장품은 물론이고 피부과 시술(스케일링, 필링, 여드름 압출, 재생관리 등)과 여드름 약 복용(10년 이상), 피부 관리, 맛사지, 한의원 침 치료, 한방 피부관리, 한약 복용 등 안해 본 것이 없습니다. 20년 간 그렇게 돈을 들여도 없어지지 않았던 여드름이 SNPE 척추운동 수련과 태평농법으로 지은 SNPE 밸런스 생식 섭생으로 이제야 해결이 되었습니다. 생식을 생활화하고 나니 만성변비의 고통에서도 벗어났습니다. SNPE 섭생과 운동으로 장의 운동이 활발해지고 목뼈가 C자 상태로 변화되면 피부도 좋아지기 때문에 피부 관리에 신경 쓰는 여성 분들에겐 SNPE 운동과 섭생을 권해드립니다. SNPE 척추운동 수련 후 목, 어깨통증이 사라졌고 여드름과 만성변비가 거의 해결된 것은 저의 삶에서 획기적인 사건이었습니다.

내가 변하니 다른 사람들도 변한다. SNPE가 준 또 하나의 선물

SNPE 운동을 통해 일자 허리에 C자 곡선이 생겼으며, 변비가 없어지고 몸이 따뜻해졌습니다. 또한 SNPE 자격증을 취득 후 개인레슨 문의가 더욱 많아졌습니다. 혼자 다 소화하지 못할 정도로 문의가 들어와서 다른 강사들에게 소개해 주기도 했습니다. 요가, 필라테스 자격증만으로는 부족했던, 개인레슨을 할 때 가장 큰 무기는 SNPE와 NP척추교정에 대한 지식이었습니다. SNPE를 통해 내 몸이 변화되니 저에게 개인지도를 받는 다른 분들을 변화시키는 것에 더욱 자신감이 생겼고 실제로도 SNPE 운동과 SNPE 도구를 활용하여 지도한 결과 회원들의 몸이 빠르게 좋아졌습니다.

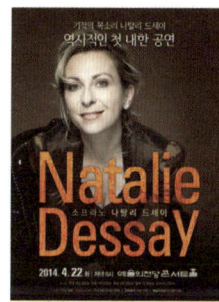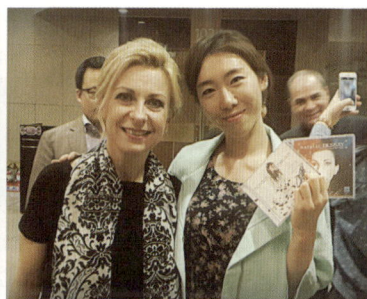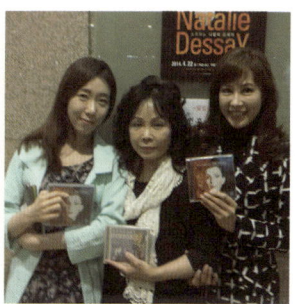

소프라노 나탈리 드세이 내한공연 후 기념촬영(두번째 사진), 함께 공연을 보러 간 SNPE선생님들과 기념촬영 (세번째 사진)

우연한 기회에 프랑스 소프라노 나탈리 드세이의 첫 내한공연 기간 동안 한국에 머무는 나탈리 드세이에게 SNPE 척추운동 개인지도를 하게 되었습니다. 그녀는 세계를 투어하며 공연을 할 때마다 요가 지도를 받았다고 했는데 한국에서는 특별한 SNPE 척추운동에 너무 감명을 받았고 SNPE 척추운동이 프랑스에도 있었으면 좋겠하며 감사함의 표시로 공연티켓을 30장이나 선물해 주었습니다. SNPE 덕분에 SNPE 바른자세운동 창안자 최중기 교수님을 모시고 SNPE 강사님들, 지인들과 함께 예술의 전당에서 나탈리 드세이의 공연을 관람 했습니다. 이 소중한 추억은 SNPE가 준 선물이라 생각합니다.

열정적인 요가강사에서 SNPE 수석강사로~!

기존에 요가 수업만을 하던 때와는 다르게 SNPE 지도강사로서의 활동영역 자체가 달라지고 광범위해진 것도 큰 수확입니다.^^ 최중기 교수님의 〈척추를 바로잡아야 건강이 보인다〉 외부 기업체 특강에서 시범강사로 함께 참여하면서 어떤 방식으로 SNPE 대중 교육이 진행되어야 하는지 배운 점이 참 많습니다. 책과 미디어를 활용한 수업이 처음에는 익숙하지 않아서 활용을 못했지만, 교수님의 수업 방식으로 지도를 한 결과 수강생들은 SNPE 운동의 원리와 척추 건강에 관한 지식을 습득하는데 훨씬 이해를 잘하는 것을 경험하게 되었습니다.

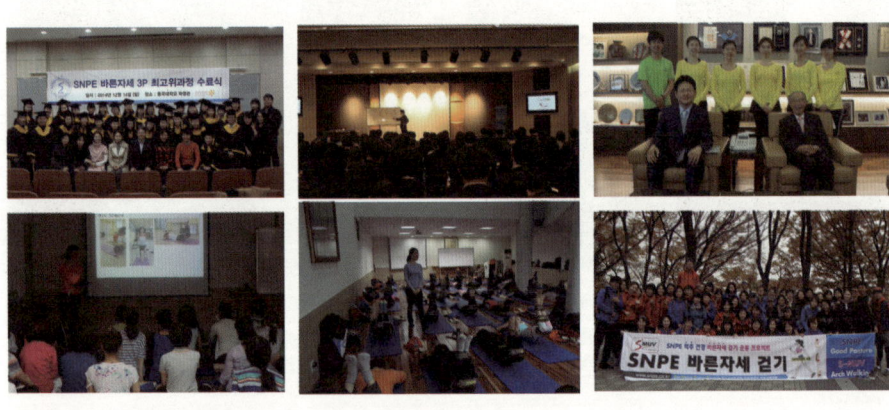

윗 줄 왼쪽부터 〈1〉동국대학교 'SNPE 바른자세 3P최고위과정' 수료식 〈2,3〉 동아제약 명사초청 최중기 교수님 특강에 지도강사로 참여 후 동아제약 회장실에서 기념촬영 〈4,5〉동국대학교 SNPE바른자세 척추운동 실습 특강 및 지도 〈6〉동국대학교 'SNPE바른자세걷기' 행사 후 단체촬영

건강하지 않으면 행복도 없다는 것은 다 알고 있는 사실입니다. 현대인들에게 앞으로 점점 더 중요해 질수 밖에 없는 SNPE 운동, 건강 지킴이 SNPE를 열심히 전파하려고 합니다.^^ SNPE 바른자세척추운동 전문 강사로 성장할 수 있는 기회를 만들어 주시고 부족하지만 SNPE 수석강사로 이끌어주신 최중기 교수님께 감사 드립니다 ~!!! ♪♫♪♬♩♪♩ ^^

09

SNPE 운동으로 허리디스크 통증을 없앤 체험사례 (남자 대학생)

SNPE 바른자세학회 다음(Daum) 카페 'SNPE 체험사례' 메뉴에 닉네임 "eunho"님이 2006년 11월 13일에 직접 올린 글입니다.

SNPE로 허리디스크 통증이 없어지고 혈색이 좋아지다

허리통증은 겉으로 드러나지도 않고 겪어보지 않은 사람들은 알 수 없는 병입니다. 저 또한 그 통증으로 2006년 한해를 고생하다가 이제야 밝게 웃을 수 있게 된것 같습니다. 허리 통증으로 고생하시는 분들도 NP교정 SNPE 운동을 통해 그 통증으로부터 벗어나시길 바랍니다. 저는 현재 23이고 공익요원 근무 중 입니다.

허리통증은 2004년 무거운 것을 들다가 삐끗한 것을 시작으로 2006년 초에 후미추돌사고, 2006년 중순에 오토바이 사고로 앉아 있지 못 할 정도로 되어 병원에서는 수술을 권유받은 상태였습니다. 그러나 나이도 젊고 누워있거나 서있으면 다리만 저리는 상태라 통원치료하면 나아 질거라 믿고 서울 시내 유명 한방 병원에 5개월 정도 통원치료 했습니다. 처음에 봉침 맞고 교정 받을 때 좋아지다가 하루 지나면 그뿐이더군요. 근본적인 치료는 되지 않는 느낌이었습니다.

그러던 중 지인을 통해 교수님을 알게 되었고 교정과 운동만으로 나을 수 있다는 얘기를 듣게 되었습니다. 처음에는 그런 것이 세상에 어디 있을까 5개월이나 고생했는데 과연 교정과 운동만으로 나아질 수 있을까 의문이 많이 들었습니다. 얘기를 듣고 한 10일정도 지났을 때 속는 셈 치고 한번 가 보았습니다.

근데 처음 갔을 때 교정을 조금 받고 통증이 바로 사라지는 것이었습니다. 제가 하지 직거상을 하면 30% 정도밖에 올라가지 않았었는데 바로 다리가 쭉 올라가더군요. 그 첫 번째 교정 후 몇 분 지나지 않아 통증은 다시 오더군요. 이것이 제가 처음 교정 받았을 때의 기억입니다.

그날 후 그 통증이 사라진 경험에 이것도 안되면 수술해야겠다는 심정으로 교정을 받기 시작했습니다. 3일째 되는 날 SNPE 기본 동작을 시작으로 SNPE 1,2,3까지 모두 배우면서 허리 통증을 서서히 좋아짐을 느꼈습니다.

허리통증은 침 치료, 찜질, 뜸 등의 치료는 근본적인 치료가 되지 않습니다. 디스크탈출로 인한 인대나 신경근 압박을 통한 통증호소입니다. 그 압박을 줄여줄 수 있는 방법은 근육을 스트레칭 함으로써 압박을 줄이고 요추부분의 잔 근육이나 척추기립근을 강화함으로써 디스크탈출을 방지하는 것이 최상책이라 생각합니다. 또한 NP교정을 통해 뭉친 근육 풀어주고 잘못된 습관이나 자세로 인한 뼈의 틀어짐을 바로 잡아 통증을 없애는 것 또한 중요합니다.

SNPE 교정요가를 처음 접했을 때 기본동작을 하면 뒤에 꼬리뼈 부분의 피부가 벗겨지고 굳은살이 생겼습니다. 그러나 요추부터 경추에 이르는 근육의 뻐근함(즉 근육뭉침) 이 있을 때 기본동작을 행하면 바로 시원함을 느낄 수 있었습니다.

SNPE1동작은 통증이 있을 때 행하면 바로 통증이 없어짐을 느낄 수 있었습니다.

정말 SNPE1운동을 꼭해야 합니다. 이 자세는 제가 생각할 때 척추 기립근을 강화하고 요추 주위에 근육들이 압박하는 디스크를 넣어주는 듯합니다. 정말 통증이 바로 사라짐을 느낄 수 있었습니다. 통증이 심할 때는 300개 정도 하면 되었지만 지금은 50개만 해도 통증이 바로 사라십니다.

걷기 운동 또한 중요합니다. 처음에는 무릎과 엉덩이 부분이 아파서 40분 이상 걷는 게 무리였습니다다만 현재는 2시간이고 걸어도 아무이상 없습니다. 저 또한 그 날들의 악몽으로 돌아가고 싶지 않아 지금도 열심히 SNPE 운동을 하고 걷기도 꾸준히 하고 있습니다. 교정과 운동으로써 근본적인 치료를 하는 것이 가장 중요합니다.

이것이 저의 허리통증과의 싸움의 기억들입니다. 다른 허리통증을 호소하시는 분들도 SNPE 운동을 통해 허리통증으로부터 해방되시길 바랍니다.

10

S.N.P.E. 수련 20일
직장 여성의 체험사례(디스크 수핵탈출증)

SNPE 바른자세학회 다음(Daum) 카페 'SNPE 체험사례'에
2007년 5월 13일 닉네임 "캔디바~"님이 직접 올린 글입니다.

안녕하세요? 저는 현재 20여 일 동안 최중기 교수님을 만나 특별개인지도를 받고 있는 27세 직장 여성입니다.

허리디스크로 절박한 상황에서 SNPE 학회를 알게 된 것은 인터넷검색에서 찾은 철의학생의 체험수기를 읽고서였습니다. 그 덕분에 저도 빠른 시일 내에 좋은 결과를 얻게 된 것처럼 요통으로 고생하고 있는 많은 분들에게 도움이 되고자 저의 체험담을 이야기해 드리려고 합니다.

저는 키가 커서 어려서부터 구부정한 자세로 생활을 많이 했고, 게으른 성격이라 많이 움직이는 것을 싫어해서 한 자세로 오래 앉아있거나 옆으로 누워있기를 좋아했습니다. 이런 원인때문에 만성적으로 바르지 못한 척추를 갖게 된 것 같습니다. 그래서 예전부터 오래 걸어다니거나, 심한 감기로 기침을 심하게 하거나, 오래 앉아 있다가 일어나면 허리가 자주 아팠습니다. 심했을때는 옷입기가 힘들정도 였습니다.

이렇게 심각성을 모르고 방치해두었다가 작년 12월 말쯤부터 좀 더 악화된 것을 느끼고 처음 병원을 찾게 되었습니다.그 당시에는 오래 앉아있다가 일어나면 허리를 펴기 힘들정도 였습니다. 많이 알아볼 겨를도 없이 동네 조금 큰 한의원에 가서 침맞고 추나요법을 받고 한약을 보름정도 먹었습니다. 그런데 지금 생각해보면 화가 나는

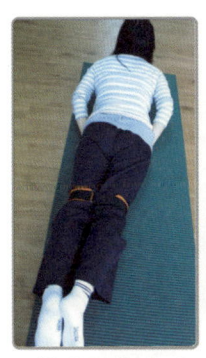 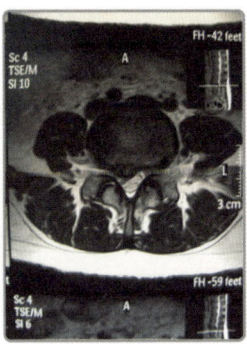 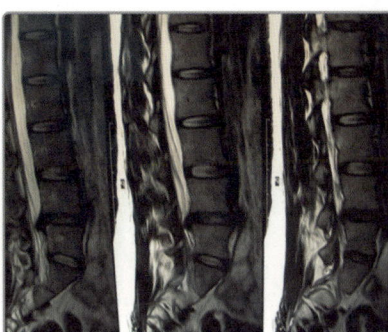

처음 SNPE ③ 지도시
심하게 옆으로 기운 모습

CT자료

MRI 자료

것은 이 한의원에서는 제가 걸어다닐 순 있으니, 심한 디스크는 아닐 꺼라 짐작하고 MRI사진 한번 찍자고도 안하고 추나요법을 계속 시술했습니다. 그런데 받고 다음날 일어나면 더 아파져 일어나기가 무서울 정도였습니다. 물리치료사에게 통증을 호소했더니 원래 그렇게 아픈거라며 걱정하지 말라고 했습니다.

그래도 믿고 치료받다가, 지인의 소개로 대치동 유명 카이로프랙틱 병원에 갔더니, 처음으로 MRI사진 찍어오라고 하더군요. 100명 중에 3, 4명안에 드는 심한 디스크상태인 것 같다면서요.. 결과는 요추 4-5번 디스크 수핵이 터져 많이 흘러나와 신경을 누르고 있다며 당장 수술하고 와서 교정을 받으라고 겁을 줬습니다. 저와 같이 수핵이 터진 상태에서는 카이로프랙틱으로 치료할 수 없는 상태라고 했습니다. 이때 제가 느끼는 통증은 오른쪽 다리 엉덩이부터 종아리 윗부분까지 당기는 느낌이 있었습니다. 처음 정확한 저의 상태를 진단받고 너무 무서웠습니다. 저도 처음엔 수술하면 당장의 통증은 없다고 하니, 그냥 해버릴까도 생각해봤지만 어머니께서 아직 젊은 여자애인데 수술은 절대 안된다고 비수술로 치료받아보자고 적극적으로 반대하셨습니다.

막막한 마음에 잡지에 나온 척추비수술 한의원을 당장 찾아가 치료를 시작했습니다. 여기서도 저 처럼 수핵이 터졌을 경우에는 외부자극을 주면 위험하다며 물리치료(추나요법)는 하지 않고 침과 한약으로만 치료했습니다. 이때 병원에서 저에게 말했던 것은 앉아있는 자세가 가장 나쁘니 자주 일어나주고 누워서 쉬라고만 이야기 해 주었습니다. 그 당시에는 근무 중이어서 아무래도 자주 일어난다는 것은 힘든일이였고, 한번 바쁜 일 때문에 4시간 연속 앉아 있었더니 그날 통증이 더욱 악화되었습니다. 그리고 휴직까지 하게되었습니다. 이 병원에서 처음 말한 기본 2달이 지났을때 저의 통증은 이미 발바닥까지 저림과 당김이 진행되었으며 발의 감각이 남의 다리 만지는 그런 마비된 감각이였습니다. 약때문인지 통증은 참을 만하였지만 신경이 눌리는 부위가 다리위에서 발까지 진행된 것을 보고 다시 한번 절망에 빠지고 치료의 빛이 보이지 않았습니다.

그렇지만 수술은 안되겠다 싶어서 척추디스크로 유명한 한방병원에 가서 치료를 시작하였고 이곳에서는 전 한의원과 달리 저 같은 경우에도 추나요법(물리치료)을 시행해도 문제가 없다고 하였습니다. 같은 한방인데도 치료방법이 다르다는 것도 참 이상했습니다. 그래도 바로 전 한의원보다는 조금 더 낫다는 그런 느낌은 있었지만 명확한 완치에 대한 확신은 제시해주기 힘들어 보였습니다. 휴직한 상태에서 일주일에 1번 몇분도 안되는 물리치료(추나요법)받고 침맞는 것 외에는 거의 집 소파에서 누워만 지냈습니다. 점점 기력이 약해지는 것을 느꼈고 전체적인 통증은 많이 감소되었지만 발에 감각이상은 변함이 없었습니다.

그러던 중 지인이였던 정형외과 의사에게 진찰을 받으러 갔는데, MRI상의 저의 수핵탈출 상태가 심했는지 당장 수술안하고 모하는 거냐고 한심하게 생각했습니다. 웬만해서는 수술을 권하진 않지만 이 경우에는 심한 편이라며, 수술만 하면 신경누르는 수핵이 제거 될텐데 무엇을 망설이냐고 하더군요. 그럼 수술하면 완전하게 정상인으로 살수 있냐고 묻자 조금은 불편하게 사는 건 감수해야 한다고 했습니다. 정말 또 가슴이 내려앉았습니다.

　이때는 정말 지푸라기라도 잡는 심정으로 인터넷과 책을 다 뒤져가며 저와 같은 경우 치료한 사례를 찾기 시작하였습니다. 그러던 중 어머니께서 인터넷을 뒤지시다가 철의학생의 치료사례를 발견하셨습니다. 저도 많은 정보를 찾았지만, 수핵이 터져나온 사람의 생생한 치료체험사례는 처음 발견하고 기뻐하며 희망을 가졌습니다. 사실 더 희망적였던 점은 철의학생은 저보다 더 많이 심했는데 불구하고 이겨내고 완치된 점이였습니다. 그렇게해서 그 글하나만 보고 4월 20일 처음 S.N.P.E 바른자세학회의 최중기 교수님을 만나뵙고 1달 S.N.P.E 특별지도과정을 시작했습니다.

　첫날 와서 S.N.P.E 1동작을 하는데 근력이 하나도 없어 1초도 하지 못했으며, 구르기도 등에서 턱턱 걸려 구르지도 못하는 심각한 상태였습니다. 먼저 집에서 누워만 있어서 근력이 너무 없는 상태였으므로, 많이 걸으라는 지도부터 받았고 그날부터 청담동 집에서 대치동 학회까지 왕복 1시간 그 이상 2시간까지 걸어다녔습니다. 다행히 걷기가 너무 힘든상태는 아니여서 열심히 걸었습니다. 기능성 워킹신발을 신고 걸었으며 이제는 일반 신발보다 더 편하게 느껴집니다. 그러면서 1번 동작부터 하나씩 되기 시작하였고 구르기도 처음에는 부드럽지 않아 힘이 많이 들었지만 꾸준히 해나갔습니다.

　교수님의 특별교정을 받으며, 하루하루 달라지는 것을 느꼈으며 서서히 발에 감각이상이 정상으로 돌아왔습니다. 지금까지 4개월 넘게 병원치료를 받으면서 계속진행만 되었던 발의 감각이상이 1주일 만에 없어졌습니다. 치료에 반응이 오고 있다는 것을 느끼며 너무 기뻤고 더욱 열심히 걷고 구르기와 동작연습을 했습니다.

　현재 이곳에서 수련한지 20여일 밖에 지나지 않았지만 지금 상태는 통증은 거의 없어졌으며 다리가 당기거나 하는 것도 없어졌습니다. 등산도 다니고 쇼핑도 하러 오래 걸어도 예전보다 더 건강해진 체력을 갖게 되었습니다. 걷기에 중요성을 절실히 깨닫고 되도록이면 걸으려고 노력했습니다. 처음엔 힘들었던 구르기도 매일 150~200개는 하며, 걷기도 2시간 정도 꾸준히해서 주말에는 등산도 할 정도가 되었습니다. 아직 SNPE 2번 동작은 완전하게 되지 않지만 서서히 강도를 높이고 있습니다? 그리고 2번 동작에 얽힌 에피소드가 있는데, 어느 날은 교정을 좀 심하게 받아 허리를 잘 못피고 집까지 걸어가는데 오토바이를 탄 한 아저씨가 제가 안쓰러웠는지 말을 걸었어요? "허리 아프죠? 제가 딱보면 알아요. 저도 예전에 국가대표 운동선수였는데 허리아파서 허리박사 됐거든요. 딴 거 다 필요 없고 집에가서 무릎 꿇고 상체는 뒤로 젖히는 자세를 시도 때도 없이 하세요?" 저도 허리라면 박사가 다됐지만 그 아저씨가 너무 열심히 이야기를 하셔서 들었더니, 결국 SNPE 2번 동작을 하라는 이야기였어요. 너무 신기했죠.

저는 다행히 빠르게 상승 곡선으로 치료가 되어가고 있음을 느낍니다. 디스크에 따른 통증은 거의 감소되었지만 만성적인 척추 틀어짐은 장기적으로 수련해야 함을 절실히 압니다. 지금까지 나쁜자세와 관리를 못했던 제가 원망스럽고 후회되지만. 저는 앞으로 바른척추와 매끄러운 몸이 될 제 자신을 그려보며 아프기 전 보다도 더 건강하고 자신감넘치는 몸이 될 것이라는 희망으로 하루하루 기쁘게 수련 중입니다.

처음에 교수님 말씀을 듣고 믿고 그대로 실천할 수 있었던 것은 저의 마지막이라는 절박함도 있었겠지만 허리병은 한번 고치더라도 또다시 나쁜자세나 운동을 하지 않으면 계속 재발된다는 것을 스스로 깨달았기 때문인것 같습니다.

그러므로 저는 평생 저희 몸을 책임져 줄 트레이너 같은 S.N.P.E.동작들을 알게 된 것이 가장 기쁩니다.

11

내 삶을 바꾼 SNPE 바른자세운동
주부, 공군 조종사 아내의 글

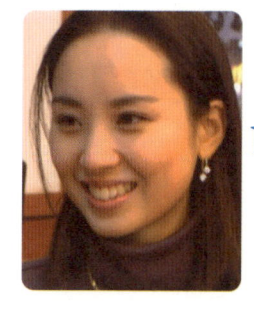

SNPE 바른자세학회 다음(Daum) 카페 'SNPE 체험사례'에
닉네임 "이민정"님이 직접 올린 글입니다.

일본의 전투조종사를 대상으로 한 연구를 보면 대부분의 조종사들이 근육 마사지를 수시로 받고 있는 것을 알 수 있습니다. 이는 그들의 업무 농도가 근골격계에 지속적인 피로로 남는다는 것을 의미하고 있습니다. 전투조종사들은 비행을 하고 있는 한정된 시간동안 집중된 스트레스를 척추에 받게 됩니다. 저희 남편 또한 그러한 직업을 갖고 있기에 항상 피곤함과 근골격근의 통증으로 지내와야만 했습니다.

남편은 척추 측만증 증세가 있어 허리통증과 함께 목 뒤는 시멘트처럼 굳어 있었으며, 잦은 두통을 호소했습니다. 또한 경추부터 상부흉추까지 혈액순환이 안되어 등 부위가 검은빛이 돌았습니다. 2년전 알게 된 SNPE 운동과, NP교정에 대한 확신이 있었던 저는 남편과 함께 생활방식을 모두 바꾸었습니다. 교수님께서 추천해주신 생식을 시작했고 교정 신발과, 목베개를 사용하고 취침 전에 SNPE 운동과 교정을 하였습니다. 2개월 정도 되었나봅니다. 남편은 구르기 운동 시 처음 10번도 채구르지 못했는데 지금은 안정감 있게 100개도 거뜬히 구른답니다. 뻣뻣한 몸이 점점 부드러워지면서 목과 허리의 통증이 사라졌고, 혈액순환이 되지 않아 쉴 새 없이 긁던 등 부분도 많이 깨끗해졌습니다. 또한 얼굴도 밝아졌답니다. 그래서 요즘 저는 남편에게 고맙다는 말을 들으며 살고 있답니다.

또한 이웃사촌 중에 같은 조종사를 하고 있는 분도 허리가 자주 아파 밤에 잠을 이루지 못한다는 소리를 듣고 몸의 원리와 SNPE 운동법을 소개해준 적이 있습니다. 어느 날 저에게 와서는 "매일 열심히 운동했는데 요즘 허리가 하나도 안 아파요. 정말 신기하네요"라는 소리를 듣고 얼마나 뿌듯했는지 모릅니다. SNPE 운동의 효과와 중요성을 다시 한 번 일깨워 주었고 SNPE 운동을 통해 건강한 삶을 살 수 있게 되었으니 앞으로 게을리 하지 않고 실천하는 삶을 살도록 노력해야겠습니다.

12

SNPE 운동으로 수족냉증(手足冷症), 요통(腰痛)이 사라짐

SNPE 바른자세학회 다음(Daum) 카페 'SNPE 체험사례'에
2012년 10월 15일 닉네임 "**자연해피안**"님이 직접 올린 글입니다.
72세의 최고령 SNPE 체험사례입니다.
노령임에도 불구하고 사진을 첨부하여 직접 체험사례를 올렸습니다.
10년 전에 SNPE를 알았다면 "내 인생이 달라졌을 것"이란 말씀을 자주 하시곤 했습니다^^

1. 7학년2반에요!

30대 중반에 차량사고로 인하여 목 디스크 허리디스크 판명으로 정형외과 입원치료에서 정상회복이 불가하다는 것을 알면서 퇴원하여 생활하면서 건강이 원인 모르게 서서히 약화되면서 발달했다는 사회적 방법을 수렵하여 건강을 회복하려고 했으나 몸은 무엇인가 시원하지 못한 상태를 유지 지속하면서 세월에 밀려 많은 생활의 세월 속에서 몸이 건강하다고 자랑할 수 없었으며 대체의료 계통에서 약 10여년을 생활하면서 많은 사람들이 건강문제로 고민하고 치료하고 수술하여도 본인이 건강하다고 만족하기는 좀 어딘가에 부족함으로 고생스러운 생활 속에서 SNPE 바른자세 운동을 접하면서 우리들의 건강관리는 SNPE 운동방법인 본인 스스로 실행하는 운동방식으로 건강함을 찾을 수 있다는 확신이 가슴에 다가왔으며 현실의 생활 습관화된 업무에 의한 신체변위와 풍성하게 섭생하는 생활방식으로 인하여 건강함이 희망사항이 되어버린 현실질병사회의 늪에서 탈출하여 구구팔팔 이삼사의 [9988. 234] 구십구세까지 팔팔하게 생활할 수 있다는 꿈을 이룰 수 있는 운동법이 바로 SNPE이라고 믿어 일상생활로 실행하여 건강한 자연인을 꿈꾸면서 SNPE 운동 실천하고 있습니다.

2. 수족(手足) 냉증(冷症)이 사라지다.

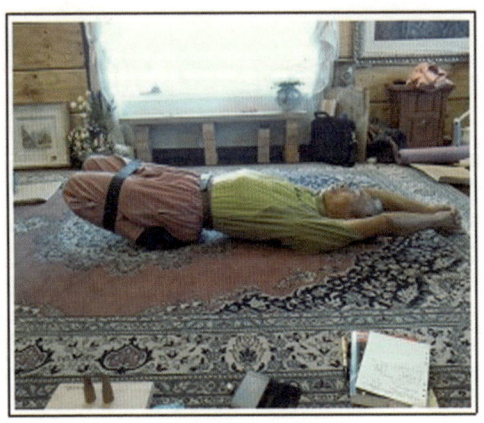 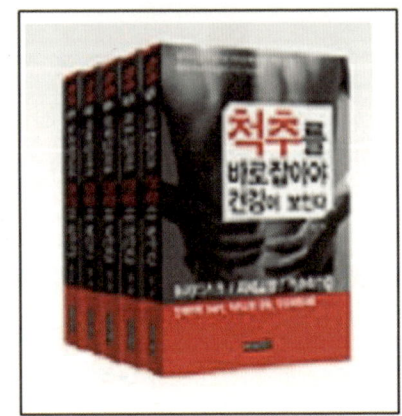

위 사진의 그림과 같은 SNPE 2번 자세 운동을 계속하면 손과 발에 혈액순환이 좋아지고 몸이 따뜻해지는 현상이 몸에 나타납니다.

다리를 벨트를 사용하여 묶고 뒤로 눕기 운동을 실시하면 처음에는 어색한 동작에 힘들고 고통스러운 면이 있기는 하나 참고 했더니 처음에는 양손 끝에 불이 나서 손끝이 터지는 듯한 느낌과 불이 활활 타는 듯하고 세포하나하나가 톡톡 쏘는 느낌의 감각으로 손에 무슨 이상한 증상이 나타날까 놀라기도 했으나 이러한 증상을 체험 후로는 손과 손끝의 건조했던 피부가 윤기나 돌고 부드러워지면서 나는 젊은 피부로 환원이 되면서 따뜻해졌고. 이러한 운동을 계속하여 가니까 무릎관절의 운동이 잘되면서 수련을 진행하면서 잠을 자다 갑자기 한 쪽 발끝에 위에서 느껴 던 감각의 증상이 나타나면서 한참 동안 잠을 잘 수도 없고 다리. 발. 발끝에서 톡톡 쏘고 근육에서 불이 붙어 타는 듯한 증상이 나타나 손으로 근육을 만져보면 아무런 피부의 감각을 없으나 불이 타는 증상이 일어나면서 발끝에서 진물이 나기도 했고 가렵기도 했으나 이러한 과정의 증상이 끝난 후에는 보행과 발끝이 아주 따뜻해졌습니다. 수족냉증(手足冷症)이 사라졌습니다.

❖ **실행방법**

위 사진과 같은 동작으로 1~3회. 시간간격은 약 10분정도 휴식 후에 실시했음.
느낌은 매회 시행 시 5분정도 실행하여야 감각의 변화가 일어나는 것을 느꼈습니다.

3. SNPE 운동으로 만성요통(慢性腰痛)이 사라지다.

SNPE 운동법 창시자 최중기 교수님을 만나게 된 것은 저에게 있어서 행운이라고 표현하고자 합니다. 허리가 건강하여야 사람은 건강을 유지 할 수 있다고 말은 있으나 허리교정 카이로프랙틱, 침 등의 방법을 접하고 물리적 시술도 하여보았으나 근본적인 해결방법이 되지 못하여 많은 세월을 불편한 허리를 가지고 인생의 여행 중 최중기 교수님을 만남을 행운 이였습니다.

"척추를 바로잡아야 건강이 보인다" 책을 보는 순간 나에게 건강을 찾았다고 확신하고 책 속에 소개하는 SNPE 운동 즉시 실천한 결과 허리통증이 사라지고 말았습니다.

SNPE 운동법은 본인 스스로 운동을 함으로써 자기 건강을 찾을 수 있는 가장 경제적이고 의지만 있다면 실용적인 건강운동이 되는 것이라 생각합니다.

(1) SNPE 4번 구르기 운동은 경추. 어깨 등. 허리. 골반의 근육에 자극을 주는 운동방법으로 아래 사진과 같이 SNPE 4번 기본 구르기 운동을 시행하면 경추 흉추 요추 천골에 많은 자극을 주어 척추를 감싸고 있던 근육들이 부드럽게 변화가 발생하게 된다.

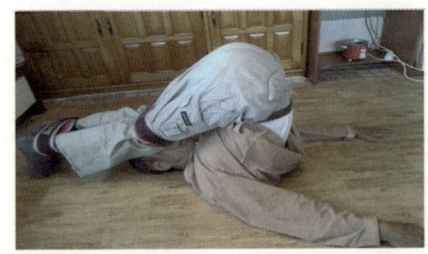

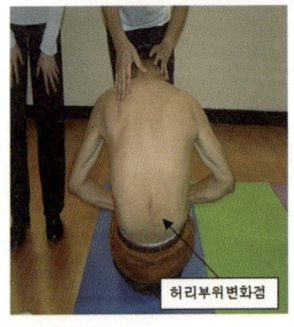
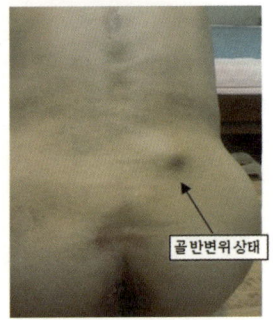

(2) SNPE 4번 구르기 운동을 하면 반응점이 나타나게 되는데 이 반응 점이 평소에 나에게 통증을 유발하고 있던 부분이며 운동으로 인하여 근육이 부드러워지는 변화가 오면서 교정이 되면서 반점이나 상처로 나타나게 된 것이다.

(3) SNPE 4번 구르기 운동은 매일 실시하면 더욱 좋아지고 매회 약 200회 이상하면 효과가 더욱이 나타나며. 운동을 하면 통증의 느낌이 있기에 참고 점진적이면서 지속적으로 하여야 나에게 참 좋은 결과가 찾아온다는 사실도 이해하여야 합니다.

(4) SNPE 4번 구르기 운동을 점진적. 지속적으로 시행을 하면 척추를 감싸고 굳어 있던 근육이 부드럽게 변화되면서 변형되었던 즉 척추 측만현상이 바르게 잡히면서 건강을 회복하여 척추 측만증이 척추의 원상태로 회복이 되며 꼬리뼈 쪽에서도 변화가 오면서 통증이 사라졌습니다.

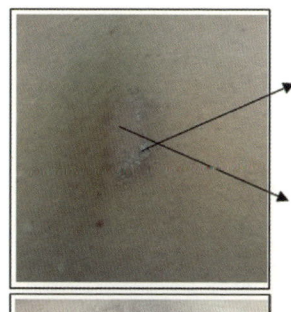
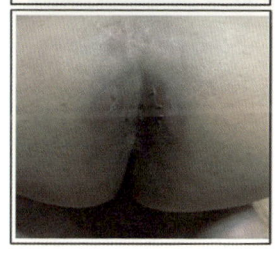

→ SNPE (4). 구르기 운동을 처음시작 했을 때 척추측만의 위치가 운동 으로 발생했던 변화의 상처

→ SNPE 운동을 지속으로 시행 한 결과 척추의 위치가 우측에서 좌측방향으로 이동되면서 생긴 변화의 상처가 발생한 것이다.

* . SNPE 운동을 계속하면서 꼬리뼈 부위에 변화가 나타난 증상

(5) SNPE 4번 구르기 운동은 경추. 어깨. 등. 허리. 골반에 자극을 주어 척추를 굳어져 붙잡고 있던 근육들이 SNPE 4번 구르기 운동을 매일 지속적으로 실시하면 척추의 관절의 마디가 우두득 우두득 하는 감각을 느끼면서 운동을 하면 관련근육이 부드럽게 되면서 척추관절이 지배했던 신경기능이 활발하게 회복되면서 혈색이 좋아지면서 신체 전체가 건강을 회복하였습니다.

4. 상쾌해진 목 디스크

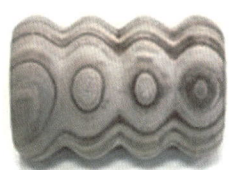

SNPE 홈파인 베개

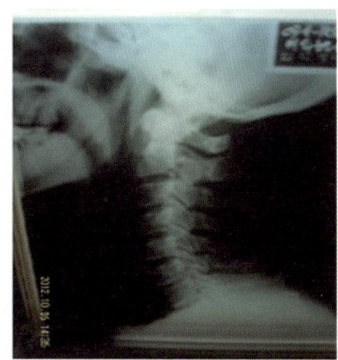

사람은 하루 중 수면시간이 약 1/3로 산술하고 있으며 이 시간대는 모든 사람이 잠을 자며 하루 일과의 피로를 회복하고 내일의 왕성한 생산적 활동을 위하여 충분히 준비하는 숙면의 시간이 필요한 것이다.

[사진]의 경추베개를 수면 시 생활용품을 활용하는 것이 바로 베개인데 사람의 목뼈의 구조는 C자형으로 형성되어 있어서 밤에 자는 시간에 목뼈를 원래의 형태로 복원시킬 수 있도록 하는 베개를 활용 잠을 자고 나면

[X-ray 사진과 같이] 머리 무게의 장력에 의하여 목 디스크가 개선되면서 몸이 상쾌해지는 건강을 찾을 수 있습니다.

5. 피부가 윤택해졌다.

타인들은 말합니다. 얼굴이 번들번들하다고 무슨 비법이라도 있느냐고? 사람이 나이 들어가면 피부가 건조하여 저승사자 꽃이 피어 잠자리에서 아침에 기상하면 하얀 피부가루가 잠자리 떨어져 노인들이 기거하는 방은 젊은 사람에 비하여 매일 같이 철저한 청소가 있어야 하는데 이 과정을 보면 나도 늙었구나 하게 되는데 SNPE 운동을 통하여 독맥과 임맥[침과 뜸의 작용]에 자극으로 인하여 혈액순환이 원활하게 되면서 피부가 윤택하여졌고 기가 회생하여 생리적 기능도 향상되었습니다. 독자님도 나이 많다 하지 마시고 SNPE 운동을 해보세요! 비법은 SNPE 방법의 운동을 열심히 한 것 뿐 이예요.

SNPE 바른자세운동으로 건강을 회복하여 행복한 사람. 41년생. 이두현의 체험사례입니다. 제주. 2012.10월 끝.

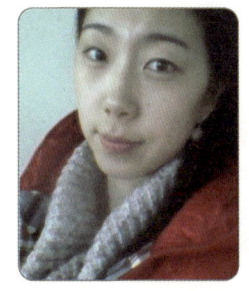

13
뉴 패러다임
SNPE 바른자세운동이 가져다 준 6cm 키의 진실^^

안녕하세요. 저는 현재 SNPE중앙연수원에서 운동지도강사로 활동하고 있는 한혜선입니다. 제가 쓰게 되는 이 글도 다양한 체험사례의 글들 중에 스쳐가는 스토리가 되겠지만 제 경험적인 스토리가 이 글을 읽게 되는 분들에게 조금이나마 도움이 되었으면 좋겠습니다.

저는 초등학교 때 호리호리하면서 야무진 체형으로 체육시간이나 운동회 때 제법 뛰었던 '달려라 하니'였습니다. 초등학교 5학년 때부터 고등학교 졸업 후 실업 선수팀에서 1년, 총 9년의 운동선수 생활을 하였으며, 주 종목은 중, 장거리(5,000m, 10,000m)였습니다.

운동선수생활을 하는 동안 나름대로의 목표달성을 위해 년 초부터 연말까지 짜여 있는 시합일정을 준비했지만 몇 년 동안 반복적인 용량 이상의 훈련양을 소화하다보니 어느 순간 몸의 밸런스가 무너지면서 척추의 구조적인 불균형 상태도 악화되었습니다. 장기적인 부상으로 인해 감독님과 코치님과의 매끄럽지 못한 소통과 잦은 트러블로 슬럼프 시기가 길어지게 되었고, 쉽지 않은 선택이였지만 더 이상 선수생활을 하기에는 무리가 있겠다는 냉정한 판단(자의반 타의반)으로 선수생활의 마침표를 찍게 되면서 '달리다만 하니'가 되었습니다. 나름대로 태극마크를 달고 올림픽에서의 금메달과 최고기록, 이름을 남기는 것이 제 목표이자 꿈이었지만 안타깝게 목표달성

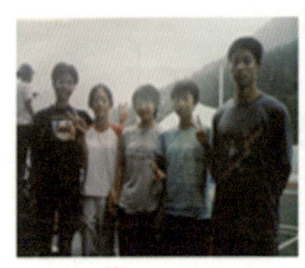 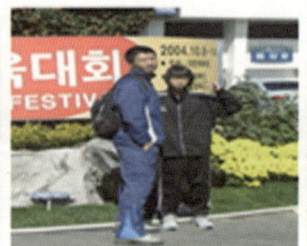 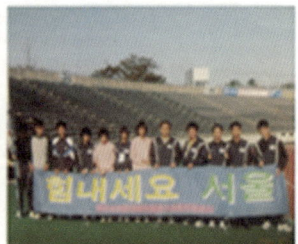

육상선수생활 때의 사진

을 하지 못하고 선수생활을 마무리 하게 되었습니다.

척추의 구조적인 불균형은 아마 2003년 중3때부터였던 것 같습니다. 동계훈련으로 도로 스케줄을 하고 있는데 오른쪽 골반에서 뚝뚝 거리는 소리와 함께 심한 통증이 느껴지면서 순간적으로 멈춰 서게 되었습니다. 겨우겨우 한발 한발 발걸음을 움직였습니다. 그 전에도 강 스케줄이나 힘든 운동 후에는 골반에 통증이 있었지만 정형외과에서 물리치료나 약물치료를 하면서 풀어주면 괜찮아졌기에 늘 상 그렇게 풀어주곤 했습니다. 하지만 이번에는 통증이 너무 심해서 걷기도 힘들 정도로 괴롭고 고통스러웠습니다. 코치님의 부축을 받으면서 정형외과에 가서 검사를 받았는데 의사선생님디 "고관절이 부어 있다"라고 하시면서 무리하지 말고 약 먹고 물리치료 받으면 괜찮아 질 것이라기에 처방대로 치료를 받으면서 회복시간을 가졌습니다.

그런데 몇 개월의 치료를 받는 중에도 별다른 호전이 없었습니다. 다른 치료 방법을 찾다가 통증클리닉을 가서 통증 완화 주사를 여러 차례 맞고 통증이 가라앉은 듯 했지만 얼마 지나지 않아 다시 증상이 재발되었습니다. 회복을 위해 신경주사도 맞고 여러 차례 약물치료를 반복했지만 한 숨만 늘어갈 뿐 이였습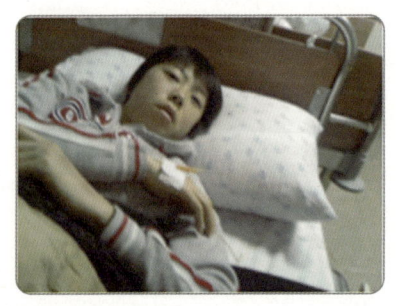

니다. 어떤 날은 온수 역 근처 **병원에서 근육을 풀어준다는 이완 주사를 맞았지만 부작용 이였는지 전신에 힘이 빠지면서 의식을 잃어 이대 목동병원 응급실에 실려 간 적도 있었습니다. 몸이 한 단계 한 단계 올라 갈 만하면 허리, 골반, 무릎, 발목이 돌아가면서 반복적인 통증으로 자극을 주는 것 이였습니다. 로테이션 증상과 장기적인 부상에 도미노가 쓰러지듯 무너지고 또 무너지고 내 정신과 육체가 바닥을 향해 내리막길을 향해가고 있었습니다. 영혼이 점점 병들어가고 있는 것 같았습니다.

유독 심했던 허리 통증은 처음에는 허리에 굵은 송곳으로 찌르는 것처럼 아프다가 시간이 지나면서 묵직해지고 골반부터 허벅지, 종아리, 발끝까지 남의 살 같이 저리고, 쑤시고, 불에 달군 다리미로 살을 지지는 것처럼 화끈화끈 하기도 하고, 터질듯 하게 아프다가 어떤 날은 감각이 둔해지다가를 반복했습니다. 증상이 악화 되서 심할 때는 훈련 중이나 시합 중에 내 의지와는 상관없이 다리가 나무토막처럼 무릎이 쫙 펴지면서 왼쪽골반이 외측으로 돌아갈 때가 있었는데 트랙 시합일 때는 1레인에서 4레인 까지 밀려날 정도였습니다. 아무래도 육상이 기록경기이고 시합 때는 페이스가 빨라지면서 무리가 가서 그랬던 것 같습니다. 정말 못 견디게 괴롭고 고통스러웠던 것은 내 의지와는 상관없이 나타나는 셀 수없이 반복되는 증상 때문에 말로 다 표현하기 부족할 정도로 괴롭고 고통스러웠습니다.

이런 증상이 나타난 이후로는 밤새 허리 골반, 허벅지, 종아리, 발끝까지 통증이 더 심하게 나타났었는데 밤새 앉지도 서지도 눕지도 못하고 이리 뒤척 저리 뒤척거리면서 몇 년을 잠도 제대로 못자면서 통증에 시달리며 눈물의 나날을 보냈습니다. 정말이지 통증이 너무 심하다 보니 칼로 째는 것 같아 내 아픈 다리를 잘라 버리고 싶었을 정도로 고통스러운 나날의 연속 이였습니다.

몇 년을 슬럼프시기로 방황하며 최악의 선수생활하면서 여러 차례 X-ray, CT, MRI를 찍게 되었고 시간이 한참 지난 뒤에야 척추의 구조적인 변형이 심하다는 것을 알게 되었습니다. 정면은 경추부터 요추까지 일자 형태, 측면은 S자 형태로 정면과 측면이 뒤 바뀐 구조였습니다. 유독 통증을 심하게 느꼈던 허리는 디스크가 탈출되어 신경을 누르고 있는 상태였습니다. 상태의 심각성 알게 된 이후로 큰 건물이 내 심장을 누르는 듯한 강한 압력이 느껴지면서 눈물이 쉴 세 없이 흘렀습니다.

눈물겨운 나날들을 보내면서 허리통증을 시작으로 또 다른 증상들이 늘어나기 시작했습니다. 증상에 따라 내과, 피부과, 치과, 산부인과, 정형외과, 마취통증의학과, 흉부외과(어떤 날은 흉부외과에서 기흉 진단을 받았는데, 수술을 받지 않으면 다른 방법이 없다고 말씀을 하셨지만 다행이 지인의 소개로 한방 치료를 받고 일주일 만에 수술 없이 완치 되었던 적도 있었음. 이때 수술만이 최선이 아니 구나 라는 것을 알게 됨), 한의원, 추나 요법, 적골 하는 곳, 이봉주, 황영조 선수가 치료 받았다는 곳, 마사지나 지압 잘한다는 곳, 한방관련 치료법(침-일반 침+장침+피내침, 티침, 이침 기타 등등…), 뜸(간접구, 직접구=일반 한의원의 한계를 느껴 **중학교 교장선생님의 소개를 받아 **침 뜸 연구소에서 익혀 self로 하기도 함), 카이로프랙틱, 주열요법, LH-SYSTEM, 피부샵의 다양한 관리 기기관리, AK(응용 근신경학), EFT, 튜닝포크, 양자의학치료, 종교치료, 최면, 심신개천연기법 등 생각나는데로 열거하다보니 참 젊은 나이에 별별 다양한 곳을 적지 않게 다닌 것 같습니다.

병원마다 증상에 따른 약은 또 어찌나 많던지 종류도 다양했습니다. 약도 장기적으로 복용하다 보니 내성이 생겨 효과도 없고 있어도 순간적이거나 일정기간 동안만 잡아 줄 뿐 증상이나 통증을 해소하지 못 하였습니다. 약이란 약은 점점 늘고 밥보다 약을 더 많이 먹는 것 같았습니다. 다양한 치료방법들이 효과가 전혀 없지는 않았습니다. 몸 상태나 때에 따라서는 랜덤의 치료선택으로 심리적인 치료 효과를 많이 볼 때도 있었습니다. 하지만 잦은 치료에 따른 적지 않은 의료비용도 부담이 되었고, 근본적인 치료보다 응급처치식의 패턴 인 것 같다는 생각이 들었습니다. 타인에 의한

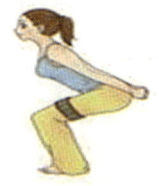 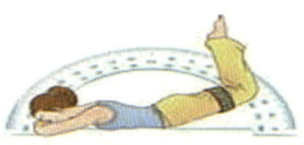 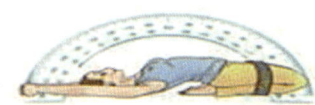

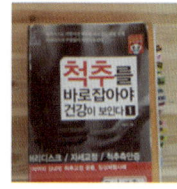 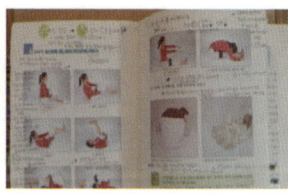 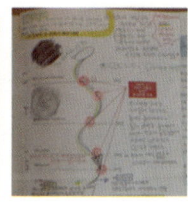 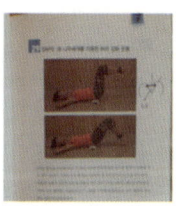

　수동적인 치료가 대부분이라는 것에 지겹기도 하고 기대효과에 비해 몸은 만족스럽지 못한 결과 뿐 실망감과 회의감만 늘어 갈 뿐 이였습니다. 선수 때의 슬럼프이후 회복하는 동안의 2차 슬럼프증상이 나타나면서 뭔가 사고의 전환이 필요하다는 생각이 들었지만 이내 갈증은 해소 되지 못하고 길어지기만 했습니다.

　그러던 어느 날 아는 분을 통해 '척추를 바로 잡아야 건강이 보인다' 책을 선물 받게 되었고, SNPE동작도 배우게 되었습니다. 몇몇 동작들은 선수생활 할 때도 비슷하게 했던 동작이였지만 구르기라는 동작은 새롭게 다가왔습니다. 따라해 본다고 가볍게 생각하고 굴렀던 구르기는 저에게 그리 만만한 동작이 아니었습니다. 운동했던 신경들은 잠을 자고 있는 건지 전혀 가동되지 않았습니다. 몸은 공처럼 말리지도 안았거니와 누워서 일어나지도 못하고 쩔쩔매면서 땀만 삐질 삐질 흘렸습니다. 하나 둘 횟수를 늘릴수록 제 몸은 로봇 저리가라였을 정도로 뻣뻣 그 자체였습니다. 제 딴에는 충격 이였습니다. 이 구르기 따위가 뭐라고 내 쓸 때 없는 자존심을 건들며 묘한 승부욕을 발동 시켰습니다. 이때 제 구조적인 척추 상태의 심각성을 더 인지하고 강한 자극제가 되어 동작이 될 때까지 꾸준하게 계속 구르면서 운동했던 것 같습니다.

　이후 교육프로그램이 있다는 것을 알게 되었고, 2012년에는 SNPE 바른자세운동,

SNPE최고위과정을 2013년 SNPE바른자세 3P최고위과정 수강을 통해 심층적인 교육을 배우게 되었습니다.

2013년 SNPE바른자세 3P최고위과정 교육과 함께 실습을 하는 과정에서 2012년 교육 때와는 다르게 이번 학기 때는 뭔가 새로운 도전을 해보고 싶은 강한 승부욕이 끌어 올랐습니다. 교수님께서 수업 중에 "구르기를 5시간 동안 옷이 구멍이 날정도로 했었다"라고 말씀하셨던 적이 있었습니다. 전에는 그냥 스쳐 들었던 얘기였는데 이번에는 유독 그 말이 귓가에서 맴돌았습니다. 물론 몸의 구조적인 변화를 위해 SNPE 운동은 나름대로 꾸준히 하는 편이였지만 변화의 양상을 지켜보면서 불균형측만과 무너진 곡선라인이 어지간한 운동량과 도구사용으로는 안되겠다는 생각도 들었고 이번 기회에 좀 더 임펙트 있는 도전을 시도하고 싶었습니다. 그래서 이번에는 SNPE기본 운동프로그램인 SNPE경추베개를 이용한 척추, 골반교정운동, 1~3번과 4번 구르기 3000회 도전을 시도하게 되었습니다. 교수님께서 하셨던 5시간 구르기가 기본 100회를 일반적인 페이스로 10분정도라고 하면 3000번이 딱 되는데 '3000배 절대신 구르기로 간절한 마음의 염원을 담고 하면 되겠다'라고 생각했습니다. 스스로 마음가짐을 단단하게 다지기 위해서 책장을 뒤적거리며 예전 운동선수생활 때의 훈련일지와 작년에 썼던 SNPE수련일기, 그리고 체험사례를 집중해서 읽었습니다. 기록한 것을 읽다 보면 기록했던 때의 리얼함이 전달되는 듯해서 동기부여도 되고 도움이 되는 것 같았습니다.

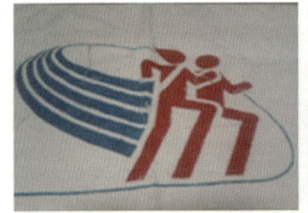 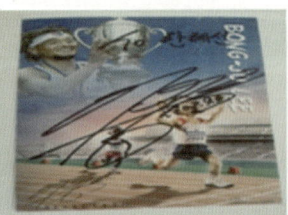 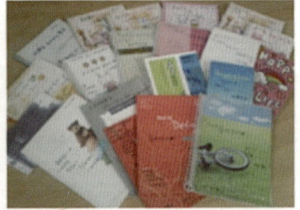

육상 선수 생활 때 받은 '이봉주 선수 사인'과 훈련일지

운동을 하면서 다른 동작들은 10~30분정도의 시간으로 그날 몸 상태와 컨디션에 맞게 조절하면 되지만 구르기는 스스로 정한 3000번 도전장을 내고 양으로 시도 하다 보니 처음에는 스스로 정한 횟수에 대한 중압감에 고비의 순간이 여러 차례 왔었습니다. 일상생활을 하면서 여러 유혹과 타협의 순간에 내 자신의 감정지배를 한다는 것이 정말 쉽지 않습니다. 정신적인 진통을 이겨내야 한다는 중압감이 회를 거듭할수록 힘들게 밀려왔던 적도 있었지만 반복 운동을 하면서 생각의 전환이 되어 '해야만 한다'라는 중압감이 아니라 과거의 최악이 였던 몸 상태로 돌아가지 않기 위해 '할 수 밖에 없다'라고 생각을 바꿨더니 마음의 무게가 한결 가벼워 졌습니다. 별 차이가 있겠나 싶었지만 중압감을 극복하고 필요성을 깨닫는데 있어 도움이 되는 것 같았습니다.

운동 페이스를 단계적으로 점진성있게 올리면서 여러 차례 고비의 순간도 많았습니다. 운동을 하다보면 보통 취약한 쪽으로 변화의 양상이 다양하게 나타난다는 것은 알고 있었지만 유독 이번 수련 때는 몸의 변화양상이 자주 나타났었고, 정신적 육체적 변화에 심신이 많이 지치기도 해서 포기하고 싶었던 적도 수차례 왔었습니다. 몸이 변할 마다 나타나는 반응에 괴롭고 힘들어 변화가 두렵기까지 했었습니다. 하지만 변화의 속성을 알게 되면서 변화가 기다려질 정도로 여유가 생겼습니다. 그리고 처음 구르기 300~500회가 많다고 느꼈을 때 반복 수련으로 횟수의 여유를 느꼈던 것처럼 하다 보니 500~1000, 1500~3000회도 반복적으로 꾸준히 하다 보니 횟수에 여유를 가지게 되는 과정도 있었습니다. 최종 3000회를 달성할 때쯤에는 극한까지 올라간 집중력에 도취되어 몸의 디테일한 변화가 느껴질 정도였습니다. 평균 100회를 8~10분 페이스로 리듬을 잡고 3000회를 했더니 4시간 40분정도 소요 되었습니다. 중간 중간에 좀 뻐근한 곳이 있으면 나무손이나 홈파인 베개로 풀어주면서 했습니다. 확실히 구르기는 하면 할수록 맛이 다르다는 것을 몸으로 직접 느끼게 되었고, 하다 보니 바닥도 매트에서 하는 것 같은 느낌이 들 때가 있었습니다. '교수님께서 시멘트 바닥에서 하셨던 적이 있었다고 했었는데, 아마 이런 비슷한 느낌이 들어서(자극이 약해서) 하시지 않았을까?'하는 생각도 스쳐갔습니다. 근데 차마 시멘트에서 할 정도의 용기까지는 나지 않았습니다.

   운동 후 척추 뼈 마디마디가 많이 부드러워지고 트위스트 된 측만상태의 척추가 회전이 되면서 가동범위가 늘어나고 몸으로 자각 될 정도로 오징어근육처럼 많이 유연해졌다는 것을 느꼈습니다. 이전에는 스트레칭을 하거나 도구를 하면 척추가 돌아가다가 브레이크 걸려서 뭔가 미적지근하고 개운하지 않았었는데, 이제는 제법 쭉쭉 돌아가고 사운드도 다양했습니다. 척추 뼈가 연주되는 거 마냥 소리도 시원스럽고 기분이 좋았습니다.

   '병 음료를 오픈했을 때의 신선한 소리를 느꼈다고나 할까?' 보통 트위스트 스트레칭을 하면 주로 등이나 골반 쪽에서만 반응이 있었는데, 전면 가슴 쪽에서도 반응이 나타났습니다. '측만의 회전축이 돌기 시작 한 건가?' 무튼 이런 반응이 무척이나 반가웠고, 엄청 뻐근하고 묵직했던 등과 전면의 가슴 쪽 부분에서도 사운드가 생기면서 가슴이 점점 활짝 열리는 것 같았습니다.
   문득 교수님께서 수업시간에 말씀하셨던 문구가 스쳐갑니다. "몸은 군중 속에 있어도 눈은 하늘을 나는 독수리처럼" 교수님께서 안경은 쓰셨지만 정말 예리한 눈으로 사물을 바라보는 관찰력과 실천력을 가지신 것 같다는 생각을 많이 하게 됩니다. 사물을 바라보는 관찰력은 독수리 부럽지 않을 정도의 시력을 가지신 것 같다는 생각이 들 정도입니다.

   참고로 독수리는 300~500m 상공에서도 뛰어가는 산토끼나 물속에서도 헤엄치는 물고기를 찾아낼 수 있을 정도로 매우 뛰어난 시력을 가지고 있어 사람보다 4~8배 정도 더 좋다고 합니다. 사람의 눈에는 망막에 물체를 선명하게 볼 수 있도록 도와주는 중심와가 한 개밖에 없지만 독수리눈에는 이러한 중심와가 두 개나 있어 사람보다 더 정확하게 볼 수 있다고 합니다.

항상 끊임없는 관찰과 새로운 아이디어나 기록해야 할 것이 있을 때 등등 메모의 순간을 즉시 기록하시면서 적자생존의 실천을 생활화 하시는 모습을 보면서 습관적인 기록의 중요성을 깨닫게 되었던 것 같습니다.

적자생존정신으로 스스로에 대한 변화를 관찰, 기록하면서 획기적인 SNPE치아교정 원리를 조금이나마 간접적으로 경험하게 되었습니다. 실제로 치아교정을 해본 적이 없어서 어떤 느낌인지 잘 모르겠지만 벨트와 다양한 도구를 활용하면서 몸의 디테일한 변화를 체크하게 되었습니다. NP(본래의 자세) 지향하는 밸런스 SNPE 운동을 통해서 인체 역학적 원리를 응용하여 인체를 감싸고 있는 360도의 어마어마한 인대와 근육이 굳어진 것을 어떤 방법을 통해서 부드럽게 할 수 있는지 속 시원하게 알 수 있었던 유익한시간이였습니다. 그리고 치아교정 원리를 응용한 척추 뼈를 움직이는 운동과 다양한 도구사용을 통해서 타율적인 방법이 아닌 자율적인 self 방법으로 자신의 체중을 이용해 자연스런 견인효과를 볼 수 있다는 것 또한 창의적인 무기이자 커다란 장점이라는 생각이 들었습니다.

SNPE 운동을 하면서 전반적으로 몸의 효율도 많이 좋아지고 정신적 육체적으로도 긍정적인 변화가 생겼습니다. 가장 큰 변화는 희망사항 이였던 키가 자라는 정말 놀라운 변화가 있었습니다. 고 2때만 해도 키가 161cm였는데, 1년 만에 3cm가 자랐으며 이후 3cm가 더 자랐고 현재까지 유지되고 있습니다. 몇 년 사이에 딱히 한 거라고는 SNPE 운동 말고는 특별히 한 것도 없는데, 성장판도 닫혔다고 했던 고등학교 1학년 이후로 '2~3cm도 아닌 6cm나 자라다니?' 더 아이러니 했던 것은 구조적인 부분은 이전보다 비교적 많이 부드러워지긴 했지만 아직 NP의 지향이 더 필요한 상태인데도 목표했던 167cm를 달성하는 결과가 나타났습니다. 오랜만에 만나는 저보다 훨씬 컸던 친구들이 보면 키가 많이 자란 제 모습을 보고 완전 신기해하며 다들 부

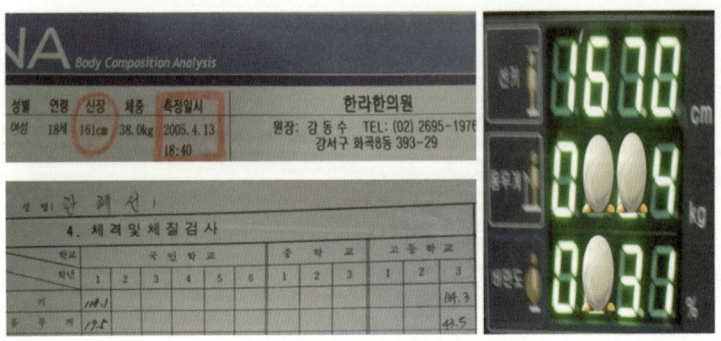

2005년 고2, 2006년 고3 때와 2007년에 측정했던 기록입니다.

러워하기도 했습니다. 아직도 자라고 있는 듯한 느낌이 있어서 콩나물처럼 위로만 커질까봐 걱정이 될 정도입니다.

또한 바른 먹거리 생식을 2012년 4월부터 현재까지 거의 2년 정도 먹은 저는 오랜만에 보는 사람들에게 예전 피부 샵에서 일했을 때의 칙칙하고 생기 없던 피부보다 더 맑아 졌다는 얘기를 듣게 되었고, 화장실에서의 편안함뿐만이 아니라 식후에 나타나는 식곤증도 개선이 되어 식후에도 속이 거북하지 않고 정신도 많이 맑아 졌다는 것을 체험하게 되었습니다. 생식이 154칼로리의 저칼로리에 비해 에너지 효율이 5~6배 높다고는 했지만 기존에 식탐이 많아 식사량이 많았던 습관이 있어서 초기에는 오히려 더 과식했던 부분도 있었습니다. 그런데 꾸준하게 먹을수록 희한하게 식사조절이 되면서 일정량이상을 먹게 되면 스스로 조절되는 변화가 생겼습니다. 이점 또한 너무 신기했습니다.

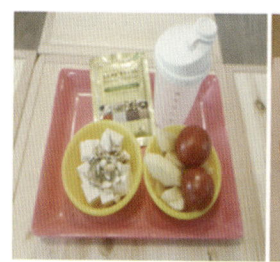 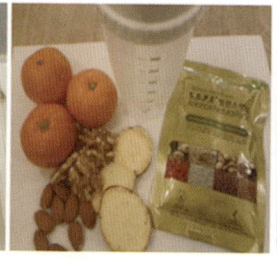 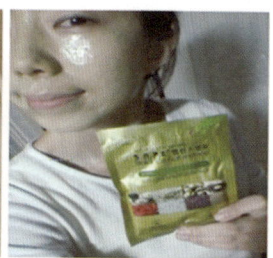

SNPE밸런스생식 식단과 생식 팩

　SNPE 바른자세운동, SNPE최고위과정, SNPE 바른자세 3p최고위과정의 심화학습을 통해서 그 동안 풀리지 않던 수수께끼는 변기가 막혀서 뚫어뻥 된 거 마냥 깔끔하게 해소되었고, 현재 상태를 디테일하게 돌아 볼 수 있었던 강한 자극제와 동기부여가 되어 몸 관리 상태를 깊이 반성할 수 있었습니다. 그리고 아무리 뼈가 강해도 근육이 약하면 제 기능을 할 수 없다는 것을 도전적인 경험을 통해서 자가 근력 운동의 필요성과 중요성을 더욱 더 깊이 새길 수 있었습니다. 최중기 교수님의 강의는 기본 원리적인 부분은 비슷하게 반복하시는 것 같은데도 이상하게 들으면 들을수록 새롭고 귀가 더 열리는 것 같았습니다.

　또한 다양한 학문적인 내용을 교수님만의 독특한 전달력으로 수업을 전개함으로써 책과 컴퓨터뿐만 아니라 아이패드, 어플 등의 스마트미디어를 적극 활용한 수업은 광범위하고 다양한 내용을 함축하되 종합적이면서도 입체적으로 SNPE 운동치료의 원리를 쉽게 이해하는데 도움이 되었던 것 같습니다.

　제가 현재 활동하고 있는 SNPE 중앙연수원에서 지도강사로 있다 보면 정말 다양한 기본 치료수단의 코스를 거치고 라스트 코스로 방문하시는 분들을 많이 보게 됩니다. 거의 대부분일 정도로 만성화된 근 골격계 통증을 가진 분들이 많이 방문을 합니다. 특히 최근 들어 20대의 젊은 회원 분들이 방문하는 것을 많이 관찰하게 됩니다. 시멘트처럼 단단하게 굳어있는 분들의 운동을 지도하다보면 급변하는 시대에 맞는 치료방법과 self 운동처방의 필요성을 더 더욱 많이 느끼게 됩니다.

교수님께서 항상 강조하셨던 SNPE 뉴 패러다임이 갖는 힘은 사물을 바로 보는 사고의 전환뿐만이 아니라 그 전환이 퀄리티 있는 변화를 일으키는 원동력이 되는 것 같습니다.

모든 운동의 기초가 육상이듯이, 근 골격계를 바로 잡는 SNPE 바른자세운동이 새로운 NEW paradigm(뉴 패러다임)의 운동법으로 급변하는 시대의 흐름에 맞게 디지털화 되어 있는 시스템은 머지않아 Global로 도약할 수 있는 트럼프에서의 '조커 패' 같은 컨텐츠라는 생각을 하게 되었습니다. 앞으로 디스크 및 근 골격계 질환과 관련한 증상 및 통증으로 고생하시는 분들과 예방을 원하시는 분들뿐만이 아니라 몸의 밸런스가 균형점을 잃어 힘들어 하고 있는 다양한 케이스의분들을 위해 SNPE척추교정 바른자세운동 지도자로서 무지함에 길을 잃은 분들에게 '건강지도'와 같은 역할이 되어야 겠다는 생각을 하게 되었습니다. 열린 시야를 가지고 멀리 내다보면서 젊은 강사의 열정적인 에너지로 활동하는 SNPE 바른자세운동 지도자의 한 사람으로써 물고기를 주는 것 보다 물고기를 잡는 방법을 알려줄 수 있는 강사로 활발하게 활동하려고 합니다^^

SNPE를 창조하신 최 중기 교수님
새로운 미래를 열어갈 수 있게 기회를 주셔서 감사합니다^^

❖ 외부 기업체 특강 및 학교 SNPE 운동 시범 지도 참여

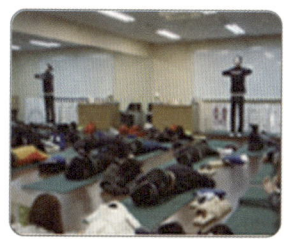
한림대 SNPE 운동지도

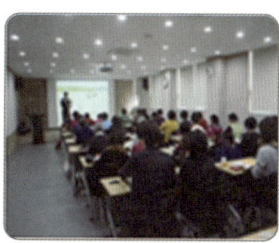
보건소 특강

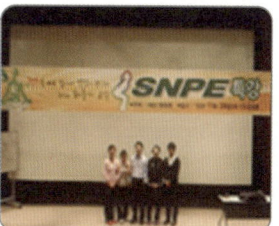
삼성전자 특강

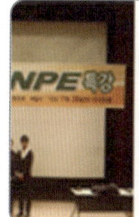
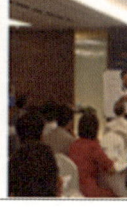
인간개발연구원 특강

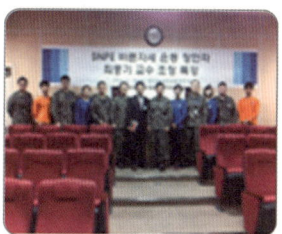
공군부대 특강

14

허리통증, 척추측만증(Scoliosis) 'SNPE 바른자세운동' 성공사례

30대 직장여성(저자의 임상체험사례)

필자가 2002년 직접 SNPE 운동을 지도한 30대 직장 여성의 체험사례이다. 극심한 허리통증 때문에 자세가 서서히 변형되면서 척추가 휘는 '척추측만증'의 상태까지 진행되었다. 통증 및 잘못된 자세습관 때문에 발생한 척추측만증 케이스는 통증이 해결되거나 바른자세운동 수련을 통하여 척추를 바로잡는 교정이 가능하다.

그러나 원인을 알 수 없는 특발성 측만증(idiopathic scoliosis) 및 선천성 측만증(congenital scoliosis)은 물리치료 및 운동 치료 등으로 자연치유 되는 사례가 불가능한 경우가 대부분이다. 청소년기 학생 시절에 비뚤어진 자세습관 때문에 척추가 변형되어 척추측만증의 증상으로 진단되는 경우가 많다. 예방적 차원에서 평소 바른자세운동을 실천하는 노력이 필요하다.

30대 여성으로 허리를 숙여서 장시간 근무하는 직업에 종사하였다. 심한 허리통증으로 걷기가 힘들어서 저자를 방문시엔 옆사람의 부축을 받고 왔다.

두통과 어깨통증, 불면증을 동반하여 추나요법 시술을 오랫동안 받았고, 침, 한약을 많이 복용했다고 한다. 많이 먹지도 못하는데도 불구하고 몸이 붓고 우울증 증세까지 왔다고 한다.

너무 답답하여 무당을 불러 굿까지 했다고 한다. 이 여성분의 특징은 오랜 요통의 원인때문에 한쪽 다리가 가늘어져 있었고 엉덩이에 탄력이 없는 상태였다.

처음 자세수정 운동 시 매우 힘들어 했다. 걷기도 힘든 상태에서 꾸준히 인내를 갖고 저자의 지시를 잘 따라주어 고맙게 생각한다. 요통이 없어지면서 엉덩이에 탄력이 생겼고 가늘어졌던 다리가 통통하게 정상을 찾게 되었다.

얼굴 혈색이 깨끗하게 변화되었고, 두통, 어깨결림 등도 모두 사라졌다. 각종 통증

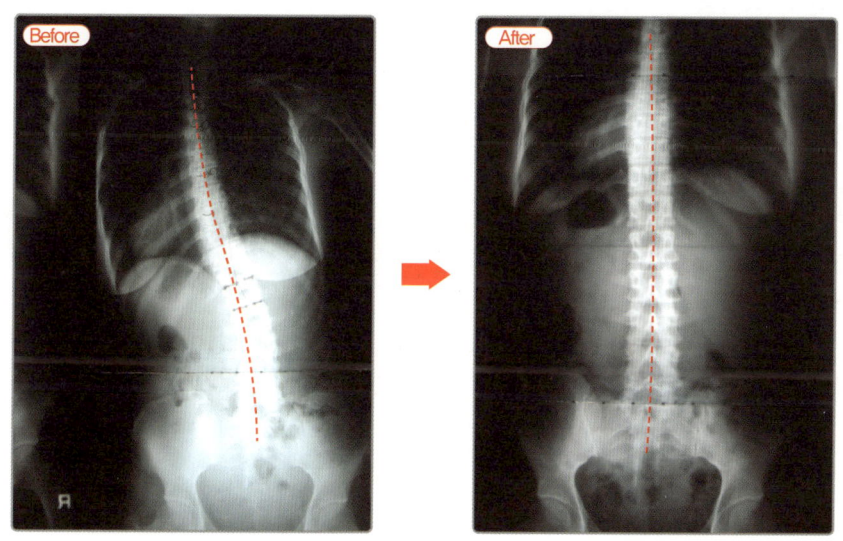

SNPE 척추교정운동 전 　　　　　　SNPE 척추교정운동 후

이 없어지면서 성격도 밝게 변화되었으며 불면증도 없어졌다.
　위의 사례를 경험하면서 저자는 신체적인 건강상태는 → 정신적인 면과 성격에 중요한 역할을 한다는 것을 깨닫게 되었다.

　많은 경험과 관찰을 통하여 알게 된 사실은 장시간 왼쪽 허리가 아팠고 왼쪽 다리의 저림 현상이 지속 되었던 사람들의 왼쪽 엉덩이 탄력은 오른쪽 엉덩이와 비교하여 탄력성이 부족하거나 크기가 작았으며 왼쪽 발의 근육은 오른쪽 발의 근육보다 약해져 있거나 가늘어진 경우가 대부분이었다. 체형의 외적 형태와 탄력성의 비교를 통하여 현재의 몸 건강 상태를 파악할 수 있는 간단한 체크방법을 소개했으니 실제 현장에서 요통 및 디스크로 오랫동안 고생하고 있는 사람들을 대상으로 관찰해 보길 바란다. 또한 왼쪽 골반 및 허리에 통증이 있는 사람을 엎드리게 한 후 다리 길이를 분석해 보면 왼쪽 다리가 오른쪽 다리보다 더 장족인 경우가 많은 것도 흥미로운 사실이다.

15 초등학교 6학년 여학생 척추측만증 SNPE 바른자세운동 수련으로 한 달만에 10°를 바르게

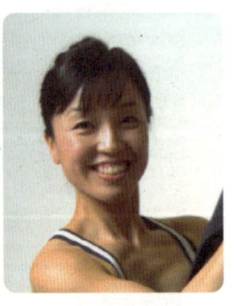

'척추를 바로잡아야 건강이 보인다' 2007년 초판인쇄 시
"배미경" 님이 보내준 원고를 그대로 올립니다.
요가 강사로서 'SNPE 바른자세운동' 자격증 취득 후
개인레슨 회원에게 SNPE 바른자세운동을 지도한 체험사례이다.

SNPE를 활용한 측만증 치유 사례

최근에 있었던 임상 사례 하나 올려봅니다. 제가 지도하는 일반 성인 요가 시간에 회원이었던 초등학교 6학년 지연이는 척추 측만증이 있었습니다.

지연이의 부모님은 지연이의 척추 측만증 여부를 우연히 작년 초에 알게 되어 부랴부랴 병원에 가서 검사를 하고 상담을 했었는데, 그땐 그 정도가 그다지 심하지 않아 적당한 운동을 해야 하고 바른 자세를 유지하자는 정도였으며 그럼에도 특별한 운동을 할 여건이 되지 않아 얼마간 미루다가 올해 들어 제 요가 수업에 들어왔던 것입니다.

지연이는 마른 편이었으며 키는 보통에 조용한 성격이고 학교에서 우등생인 아이였습니다. 서로 스케줄을 마음껏 조정할 여력이 없어 저녁 성인반 요가 수업에 들어왔던지라 특별히 지연이 몸에 맞춘 개인적 지도를 많이 해줄 수 없었던 지도자 입장에선 늘 아쉬움이 많았는데, 그래도 수업 때마다 나름대로는 몸이 시원하고 좋았던지 주변에 소개를 하고 친오빠부터 친구들까지 데려와 같이 열심히 요가를 하곤 했

습니다.

　요가를 열심히 했으니 몸 상태가 조금은 좋아진 듯한 느낌으로 몇 달 전 고대 구로병원에 다시 한번 측만증 검사를 하러 갔다가 뜻밖의 결과에 놀랐다고 합니다.

　물론 그동안 정기적으로 병원에 다닌 바 없으니 모처럼만에 간 병원에서의 결과에서 측만 각도가 심해진 것에 대한 시점이 요가를 시작한 즈음과 비교해 언제였을지는 정확히 알 수 없었지만, 불과 검사한 지가 일년 만인데 그렇게 심하게 더 휜 것이 부모님 입장에선 너무도 놀랍고, 게다가 이런 상황이라면 적극적 방법인 보조기착용을 필히 해야 한다는 의사 선생님의 사뭇 심각한 얘기들에 놀라, 당일 날 바로 보조기를 맞췄다고 합니다.

　사전에 저와 상담이 있었으면, 보조기를 착용하지 말고 조금만 시간을 갖고 적극적 운동법인 SNPE 바른자세운동과 몇 가지 NP교정법을 통해 개선시킬 수 있다고 말씀드렸을텐데... 당시의 제 스케줄이 너무 빼곡하여 지연이를 늘 염두에 두고 있었음에도 미처 못챙긴 사이에 벌어진 일이었습니다. 그 이후에야 저랑 상담을 하게 되었고 우여곡절을 겪으며 개인 레슨을 하게 되었습니다.

　갑자기 크게 진행된 척추 각도 측정에서 부모님은 적잖이 불안감을 갖고 계셨으며 보조기를 찬 딸아이의 불편한 모습에 안스러움을 감추지 못했습니다.

　흉추와 요추에서 S자 형태로 휘어진 척추 모습에 보조기를 차면 한쪽 어깨가 보조기 때문에 치켜 올라온 모습이 되어버려서 웃옷을 늘 모자가 달린 옷으로 입어 양어깨 높낮이 차이를 자연스럽게 가려야하고 잠잘 때도 보조기를 차고 자느라 잠을 설친다는 것입니다.

　한창 성장기인데 그런 불편함이 오히려 정신적 육체적으로 해가 되지 않을지... 걱정이었습니다. 그러니 부모가 아닌 제가 봐도 참 안스러운 일이었으며 그것을 견뎌내는 지연이가 얼마나 힘들까 싶은 맘에 레슨 때마다 SNPE를 하고 난 후 정성들여 등 근육을 풀어주곤 했습니다. 실제로 지연이는 수영과 요가를 할 때를 제외하곤 하루 종일 보조기를 차고 다닌다 하였습니다. 사실 이전에 일반 성인 요가 클래스에서 지연이는 나이에 걸맞게 요가 동작을 비교적 잘 소화해 내는 유연성은 좋은 편임에도 분명 남들과 비교해서 심하게 어려워하는 동작들이 있었는데 이는 주로 요근과 복근을 쓰는 동작들이었습니다.

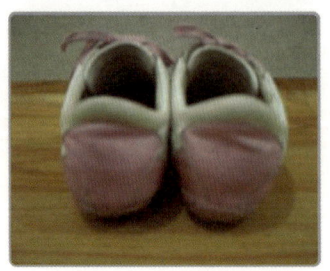

지연이가 신었던 예전 신발

또 어깨의 근력도 완전 제로였습니다. 그 부분에 대해 개인적으로 연습할 동작들을 설명해주곤 했지만 본인이 크게 중요하게 받아들여지지 않았던지 더디게 느껴졌습니다. 본인이 자신의 어떠한 문제점을 잘 이해하고 중요하게 받아들이게 하는 것도 지도자의 중요한 몫임을 절실히 느꼈던 대목이었지요.

이후 개인 레스을 할 땐 늘 지연이가 잘 이해할 만큼의 수준으로 해부학적 설명이며 근육의 쓰임이며, 기타 왜 본인에겐 이러한 SNPE 바른자세운동을 해야 하는지에 대해 이해할 때까지 반복 설명을 하며 지도하였습니다.

다행히 우등생답게 지적 욕구가 많아서 재밌게 예를 들어 설명하는 제 얘기들을 귀담아 듣고 질문도 하고, 오빠가 했던 말이며 엄마가 했던 말들까지 물어보며 이론적 지식을 새겨들으며 신기해하고, 재밌어하고, 잘 이해해주었습니다.

또한 매일 해야 하는 동작들에 대한 표를 만들어 숙제를 내주었고, 일기를 쓰듯 그 운동법을 하고난 후의 느낌까지 적어 담 레슨 때 일일이 검토를 하기도 했습니다. 다행스러운 것은 지연이가 그 모든 것을 너무도 잘 따라와 주었던 점입니다.

개인레슨을 하면서 좋았던 점이 바로 또 하나, 단둘이 시간을 갖게 되므로 꼭 필요한 설명들을 귀담아 들을 수 있게 충분히 하고 세밀하게 동작을 지도해 줄 수 있었기에 동작들이 나날이 발전하고, 무엇보다도 본인이 동작을 하면서 자신의 문제점에 따른 느낌들을 제대로 느끼며 발견하고 수정하려 노력하는 집중수련법을 깨달아 간다는 것이었습니다.

중간에 가족과 더불어 유럽 여행을 떠나 보름을 못 만난 상태에서도 날마다 수련일지를 적으려 애썼던 기록을 보며 이렇게 열심인데 안될 일이 무엇이겠냐며 다독이며 마주 웃곤 했는데...

그 결과물이 예상보다 빨리 좋게 나와 더 기뻤습니다.

개인레슨 한달 보름 만에 병원에 다시 한번 진단을 해야겠다고 생각하신 부모님과 지연가 다녀온 병원은 서울대 병원이었습니다. 같은 병원만 다닐 일은 아니란 생각을 하셨던 것 같습니다. 그런데 놀랍게도 측만된 척추의 각이 12도 정도가 줄어든 것이었지요.

부모님은 물론 본인도 놀라운 일이었지만 솔직히 저도 놀랐습니다. 혹시 측정이 잘못 된 건 아닐까? 의심이 들 정도였지요^^;; 그러나 그건 의심할 여지가 없는 정확한 진단이었습니다.

보조기를 맞출 당시 의사 선생님에게 보조기 착용하는 것은 앞으로 언제까지냐는 질문에 의사 선생님의 말씀은 성장이 끝날 때까지라며 그 기준은 지켜봐야할 뿐 미리 정해줄 수 없다고 했다며 참 막막해 했었습니다. 어쨌든 보조기를 차는 것은 단지 더 이상 진행이 되지 않기 위한 방편일 뿐, 그로 인해 척추가 반듯하게 교정이 되는 것은 아닌 수준이었기에 이번 결과물은 정말이지 SNPE 운동법으로 개선된 상황이었습니다. 기대는 했지만 생각보다 빠른 진전에 우리는 모두 놀랐습니다.

병원에 가기 전에도 물론 예상을 하게 하는 좋은 느낌은 있었습니다. 태어나서 단 한번도 윗몸 일으키기를 한 개도 해본 적이 없었는데 학교 체력장 때 부끄러워 어쩜

좋냐고, 걱정을 하길래 이젠 잘 할거라고 격려를 하면서 일주일밖에 기간이 안남았지만 해보는 데까지 해보자며 복근과 요근을 다양한 각도로 발달시킬 수 있는 핵심 동작 몇 개를 레슨 때 가르쳐주고 매일 해야 할 분량을 숙제로 내주었습니다.

마침내 체력장 테스트에서 무려 15개도 넘게 했다고 그것도 다른 애들은 다 허리 굴러서 쿵쿵~ 방아 찧어가며 엉터리로 했지만 자기는 단 한번도 구르지 않고 순수하게 근력만으로 그만큼 했다고 얼마나 좋아하던지요^^

그 외에도 여타 다른 동작을 할 때 모습이 많이 달라졌음을 스스로도 느끼고 엄마가 집에서 수련하는 동작들을 바라보시며 신기할만큼 달라졌다고 이젠 참 잘한다고~ 칭찬받았다며 레슨 때마다 조잘조잘 좋아했었습니다.

또한 바른 자세의 중요성을 가르치면서 신발에 대한 중요성과 걸음걸이에 대한 설명을 할 때 걸음걸이를 점검해 보니 그 또한 문제였으며 신고 다니던 좌우 신발굽이 확연하게 다르게 되어있는 것을 확인시키는 등… 단순히 교정이나 운동만으로 본인의 측만증 정도를 쉽게 해결되리라 생각하지 말라고 설명했습니다.

바르게 걷는 방법이 무엇인지 그동안 단 한번도 생각해본 적이 없으며 자신이 잘못 걷고 있는지도 몰랐고, 왜 신발이 이렇게 되었는지도 정말 몰랐다고 스스로 놀라는 지연이를 보면서 어쩜 많은 사람들이 이렇지 않을까? 잠시 의문이 들기도 했습니다. 너무도 간단한 진리를 때론 놓치는 것처럼 말입니다.

어떠한 경우에도 바른 자세를 유지하는 습관을 들이는 것이 가장 중요한 일입니다. 그것이 바탕이 될 때 운동도 교정도 효과를 보는 것입니다.

바른 몸을 유지하고자 하는 것은 마치 바른 마음을 유지하고자 하는 것과도 마찬가지이니 비로소 정신과 육체가 온전히 건강한 사람이 될 수 있는 방법은 바른 자세에서 비롯된다 해도 과언이 아닐 것입니다.

마지막으로 이번 경우를 빌려 깨달은 소중한 핵심 내용을 다시 한번 정리해 봅니다.

누구를 막론하고 SNPE 동작을 익숙하게 할 줄 안다고 해서 곧장 몸이 바르게 완성이 되는 것이 아니란 점을 잊지 말아야 합니다. 하물며 SNPE 운동법을 지도하는 본인부터 늘 SNPE 운동은 생활화 되어 있어야 할 것이며 그렇게 자신의 몸부터 바르게 하여야 좋은 지도자 역할을 제대로 할 수 있을 것입니다.

SNPE 운동법의 핵심이 근골격계를 바르게 하고자 하는 목적에 있다보니 여타 운동들처럼 다분히 스포츠화 되어 즐겁고 흥미로우며 다소 사교적 분위기와 같은 다양한 측면은 없다고 볼 수 있습니다. 다만 어딘지 불편

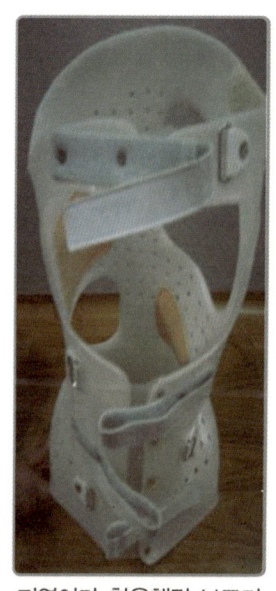

지연이가 착용했던 보조기

한 자신의 몸을 살피고 그에 맞게 처방하는 단순한 집중 운동 스타일을 벗어 날 수 없는 실정이다 보니 크고 작은 통증 해소를 위해 SNPE 운동을 열심히 시작한 이들조차 그 심한 통증이 사라지고 몸이 좀 개선되면 SNPE 운동법의 반복과 지루함이 어느 순간 힘들게 느껴져서 그만 게을리 하기 쉽습니다.

이에 SNPE 지도자들의 몫은 그 과정을 반드시 이를 지속적으로 체크를 해가며 관리를 해서 또다시 통증이 생기지 않을 수준까지 인내심을 가지고 스스로 운동하는 방법을 숙지하도록 이끌어 주어야 합니다.

이번에 체험한 저의 사례만 해도 의지력이 약할 수밖에 없는 초등학생에게서 비교적 짧은 시간에 놀랄만한 확실한 변화가 생길 수 있었던 것은 이 바로 이러한 SNPE 운동법의 섬세한 관리였다고 생각됩니다.

실제로 저는 격일로 개인 레슨을 할 때마다 매일 운동해야 할 분량을 숙제로 내주고 확인하였습니다. 그 방법은 마치 일기를 쓰듯 한권의 노트에 매일 기록하게 해서 숙제처럼 해온 운동의 내용을 매 수업 때마다 일일이 검토 후 첨삭을 하며 운동법의

내용을 보충하고 약간씩 변화시켜 주면서 지루함도 해소시키고 그때그때 운동 후 느낌을 메모하게 한 것에 대한 답변을 꼼꼼히 살펴보고 대화를 나누며 해부학적 설명이나 주변의 상황들을 예로 들어가며 이해시켰고, 만나서 함께 SNPE 운동을 하였으며 그 후에는 몇 가지 NP교정을 상황에 따라 병행하며 일상의 스트레스조차도 풀어주고자 노력했었습니다.

건강한 사람과 달리 아픈 이들은 몸과 마음이 하나인 것을 증명이나 하듯이 마음도 쉽게 지치고 힘들어합니다. 그래서 레슨 때마다 일상적인 대화도 나누며 자연스럽게 친해져서 서로간의 믿음과 사랑이 돈독한 가운데 운동이 진행될 때 그 효과는 더욱 빠르고 확실하게 나타납니다.

함께 가는 길, 상대방이 힘들어 할 때마다 스스로 몸을 살피고 바르게 운동하는 것에 대해 열심히 응원을 해주고 아낌없는 칭찬과 관심을 쏟아 주는 여력을 갖는 것이 지혜로운 지도자의 한몫이 아닐까 생각 합니다^^;

아울러서 SNPE 운동법의 원리를 설득력 있게 설명하고 이끌어 가야 할 것이며 꾸준한 관찰, 반복적 교육으로 합리적이고 신뢰감 있는 지도를 해야 할 것입니다.

16

척추측만증(휜 허리)
성공사례 SNPE 바른자세운동(전과 후)

'척추를 바로잡아야 건강이 보인다' (2007년 초판인쇄) 책에 있는 내용으로 필자가 직접 SNPE 바른자세운동을 개인레슨 한 사례이다. 척추측만증 케이스는 매우 다양하고, 복잡하고, 어렵기 때문에 많은 임상 경험이 있는 사람의 조언을 경청하는 것이 바람직하다.

자세 불균형 때문에 쉽게 피로하고 생리통 등으로 고생하였으며 옷을 입었을 때의 외관상 모습도 고민이 되었다.

약 6개월 동안 SNPE 바른자세운동을 수련하였다.

하루에 걷기를 2시간 이상 하도록 지도하였다.

SNPE ①부터 SNPE ⑤까지 수련시간이 하루 1시간 이상 필요하였다.

처음엔 SNPE ② 동작이 거의 되지 않았고 SNPE ④ 동작시엔 "퉁퉁" 거리는 소리와 한쪽으로 기울어지는 현상이 심하였다.

'척추측만증'을 운동 및 척추교정 등으로 치료한다는 것은 매우 어려운 과정임을 명심해야 한다. 간혹 '척추측만증' 증상이 심하지 않은 사람이 단 1개월 동안 운동 및 척추교정 등의 시술로도 척추의 변위 정도가 좋아지는 경우가 있는데 이런 케이스는 '척추측만증'의 레벨이 낮은 경우에 해당되며 진정한 '척추측만증'으로 볼 수는 없는 것이다. '척추측만증' 증상이 심한 사람(특발성 척추측만증)은 1년 동안 운동 및 척추교정 시술을 하여도 전혀 변화가 없는 경우가 대부분이다. '척추측만증'은 솔직히 미래를 예측할 수 없는 질환이다. 그렇다고 가만히 있을 수도 없는 노릇이다. '척추측

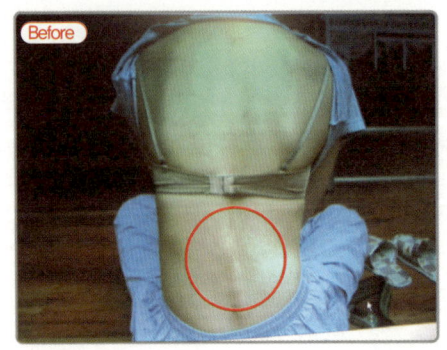 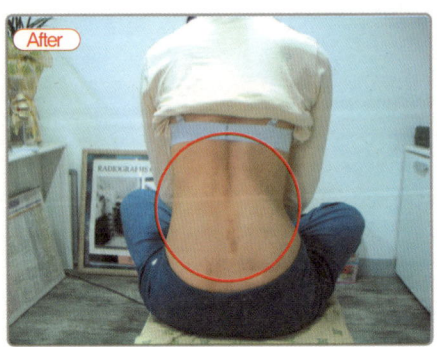

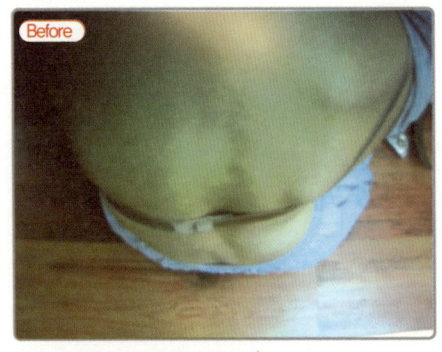 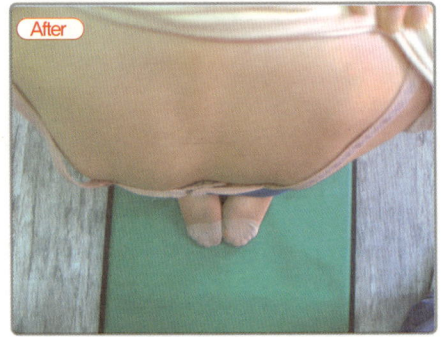

| SNPE 바른자세운동 전(위에서 본 사진) | SNPE 바른자세운동 6개월 후(위에서 본 사진) |

만증'에 관하여 'SNPE 바른자세운동' 수련의 의미는 '결과는 하늘에 맡기고 오늘 할 일을 하는 것이다.'

'척추측만증'의 유형은 너무나 복잡하고 많기 때문에 운동 및 척추교정 등으로 '척추측만증'이 개선될 수 있느냐, 없느냐? 질문에 답변하는 것은 매우 어려운 일이다. 저자가 본서에 '척추측만증' 사례를 올린 것은 일부 좋아진 사람들의 경우인 것으로 어떤 사람들에게는 희망이 될 수도 있기 때문이다. '척추측만증'은 원인을 알 수 없는 경우가 대부분이나 예방적 차원에서 바른자세운동은 반드시 필요하다.

17

척추측만증(휜 허리)
SNPE 바른자세운동 6개월 수련 체험사례

'척추를 바로잡아야 건강이 보인다' (2007년 초판인쇄) 책에 있는 내용으로 20대 후반 주부로서 척추측만증 때문에 병원에서 보조기, 물리치료, 견인 등의 치료를 경험한 사람의 이야기이다.
SNPE 바른자세운동을 수강하면서 자기 스스로 하는 바른자세운동의 중요성을 깨닫고 SNPE 바른자세운동 6개월 수련 체험사례를 올렸다.

저는 20대 후반 측만증이 있는 주부입니다. 제가 6개월간 SNPE 운동을 시작하고 여러가지 변화들에 대해 이야기 하고자 합니다.

저는 19세에 척추가 휘었다는걸 알고 20살에 강남에 위치한 척추관련해서 유명하다는 종합병원에서 측만증 20도로 2주 입원하라는 진단이 나왔습니다. 그냥 방치해 두면 척추 뼈가? 더 휘게 되어 다른 장기손상을 일으킬 수 있다고 겁을 주었습니다. 검사라는 검사는 모두하고 150만원 주고 플라스틱으로 된 보조기까지 착용해야 했습니다. 입원을 하여 거의 움직이지 않고 침대에 누워서 머리와 다리에 무거운 추를 매달고 식물인간(?) 처럼 누워있어야만 했습니다.

그렇게 지낸지 1주일…

견인에 대한 후유증인지 밥을 먹을 수 없을 정도로 두통에 시달리게 되었습니다.

의사선생님께 퇴원 조치를 요구 했고 그 후 2주일에 한번씩 통원 물리치료를 받을 뿐 별다른 변화가 없었고 의사선생님 께서도 나이가 있으니 뼈가 제자리로 돌아오는 것은 어려운 일이라고 대답했습니다.

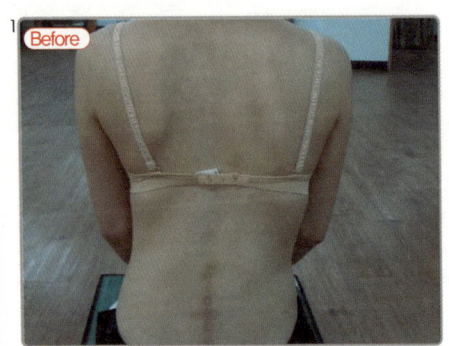
운동 시작 전

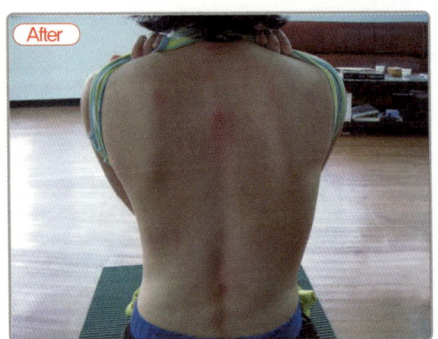
SNPE 운동 수련 후

　그 이후로 그냥 측만증을 가지고 살아야겠다고 생각하고 보조기 착용을 2개월간 했습니다. 다행히도 겨울이라 겉에 두꺼운 조끼를 입어 표시가 안나도록 착용해야 했습니다. 갑옷 같은 보조기를 착용해서인지 소화도 안되었고 매사에 모든 것이 짜증으로 다가왔습니다. 과감히 고가(?) 주고 구입한 보조기를 버리게 되었고 대체의학을 찾던 중 교정하는 곳을 찾아가게 되었습니다.

　측만증을 고칠수 있다하여 무작정 치료를 받기로 했습니다. 하지만 무리한 견인과 테크닉으로 인하여 허리의 통증이 생기고 온몸을 건드릴 수 없을 정도로 통증이 발생되어 중단했습니다.
　"그냥 이대로 살다가 수술하게 되면 해야겠구나…" 포기하고 살던 중 작년 겨울에 카페를 통해 여러가지 체험사례들을 보고 교수님을 찾아 뵙게 되었습니다.

　교수님께서는 먼저 뼈의 구조의 대해 설명을 해주시고는 근육들의 생김새, 여러가지 인체에 대해 자세하게 이해를 시켜주셨습니다. SNPE 즉, 자기스스로 인간 본연의 자세회복 운동을 하여 굳어진 근육을 부드럽게 하고 비뚤어진 척추를 바로잡아야 건강한 삶을 살수 있다 말씀하셨습니다. 말로만 아닌 임상체험 사례들을 보여 주시면서 용기를 주셨습니다.

　　SNPE 운동 중에서도 구르기 SNPE4 강조를 하셨습니다. 구조적 측만증일 가능성이 많다 하시며 완전히 각도가 제자리로 돌아오긴 어려울 수 있으나 SNPE를 열심히? 하여 굳은근육을 부드럽게 하면 분명히 좋아질 거라는 희망의 메시지를 주셨습니다. 제가 30년 가깝게 잘못된 자세로 살아서 이런 결과가 생겼으려니 다시 한번 반성하고 급한 마음 갖지 말고 열심히 구르고 또 구르자 마음먹고 열심히 운동하였습니다.

　　처음에는 구르기를 10개 정도 밖에 못했습니다. 꼬리 뼈가 까지고 등이 굳어서 나무토막 같이 뻣뻣하여 등에서 쿵쿵 소리가 나고 머리는 바닥에 콩콩 찍어 아프고…….

　　그때부터 제 자신과의 싸움이 시작되었습니다. 인내를 가지고 열심히 해야 한다는 것을 깨닫고 하루에 30분에서 한시간씩 구르기를 했습니다. 살이 까지고 피가 나고를 반복했습니다.

　　그렇게 3개월이 지나고 교수님께 NP 교정을 받으면서 소화가 잘되기 시작되었고 항상 손발이 찼었는데 손발이 따뜻해졌습니다. 또 주부라 아이를 돌보며 집안일을 해서 그런지 요통과 두통, 어깨결림이 자주 발생되었는데 운동을 하면서 부터는 거의 발생되지 않았습니다.

　　요즘에는 등에 불균형이 많이 사라졌고 매트에서 잘 못 구르던 제가 마루 바닥에서 할때의 시원함을 느끼면서 구르기의 효과를 다른 사람 들에게 알리는 전도사가 되고 있습니다. *^^*

　　앞으로도 꾸준히 SNPE 운동을 하여 더 좋아지는 그날까지 계속 할 것이며 측만증과 요통이 있는 많은 사람들에게 알리겠습니다. 모두모두 힘내시고 SNPE 파이팅!!

18

O자 다리(휜 다리)
SNPE 바른자세운동 전후 비교사진

김초롱 학생(가명, 초등학생, 저자의 임상체험사례)　　　　　※초상권 관계로 가명을 사용함
2006년 필자가 직접 SNPE 바른자세운동 개인레슨 한 여자 초등학생의 사례이다.
O자 다리(휜 다리) 때문에 정상적인 보행이 어려웠으나 SNPE 바른자세운동 수련 후
정상적인 보행이 가능하게 변화된 사례이다.
O자 다리(휜 다리)교정을 위해서는 SNPE 벨트의 사용이 매우 중요하다.
치아교정의 원리를 잘 생각해 보자!
3살 때부터 휜 다리 증세를 보였으며 10세까지 휜 다리 증세가 계속 진행되다
SNPE 바른자세운동 후 좋아진 케이스.
"연습은 완벽을 만든다.", "인간의 노력은 기적을 만들 수 있다!"

현재 초등학교 3학년인 김초롱 학생은 2006년 3월에 처음으로 알게 되었다.
　김초롱 학생을 처음 보았을때의 걸음걸이 상태는 보행 시 자기발에 자기가 걸려서 넘어질 정도로 심한 오자다리 상태였고 일명 오리궁뎅이처럼 엉덩이를 뒤로 쑥 빼서 걸음을 걸었다.

　저자를 방문 전 각종 교정을 실시하였으나 큰 효과를 체험하지 못한 상태여서 저자도 처음엔 은근히 걱정을 하였다. 그러나 교정운동을 실시한 후 예상외로 빨리 발이 교정되어 정상적인 보행이 가능하게 되었다. 어찌보면 김초롱 학생이나 저자 모두 운이 좋았다고 생각한다.

　처음 김초롱 학생의 어머니를 만나 상담하면서 도전의식과 가능성에 대한 기대 심리도 작용되어 처음부터 디지털 카메라로 다리의 각도를 촬영하여 운동각도를 정확

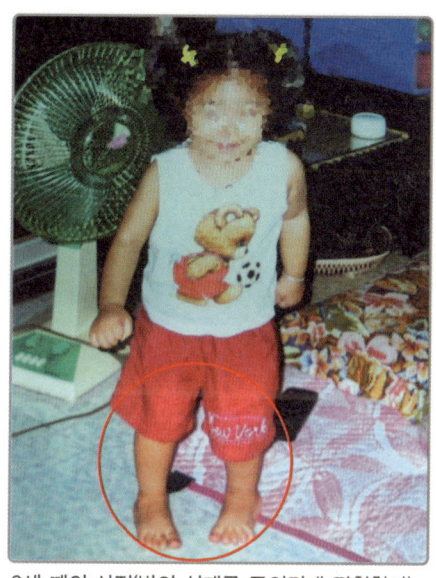 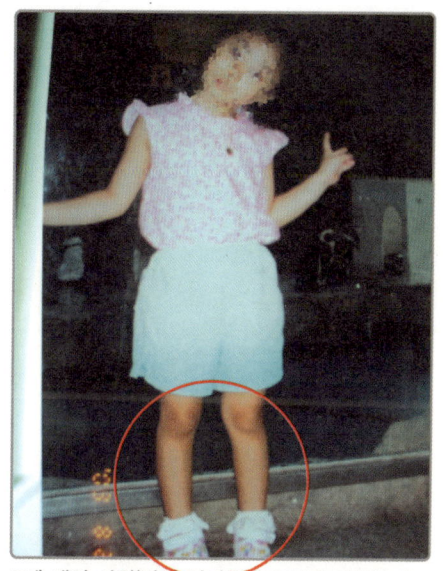

3세 때의 사진(발의 상태를 주의깊게 관찰한다)   7세 때의 사진(발의 상태를 주의깊게 관찰한다)

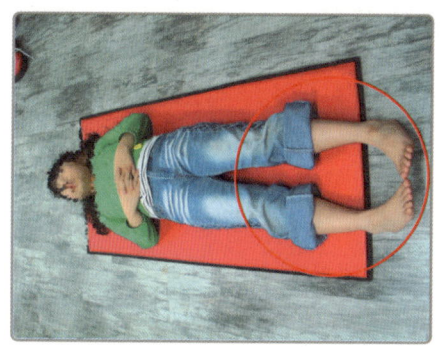 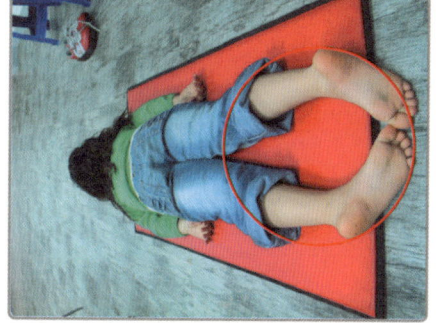

2006년 3월 (처음 저자 방문시) 여전히 오자 상태

하게 맞추어 운동을 실시한 것이 좋은 결과를 만들어 낸 것 같다. 또한 신발과 신발 깔창을 교체해 주었다.

교정된 다리가 유지되도록 매일 꾸준한 운동을 하기 바란다.

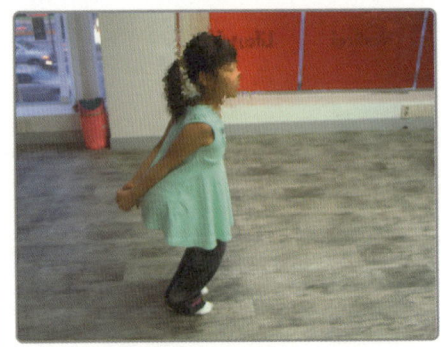
SNPE ① 실시

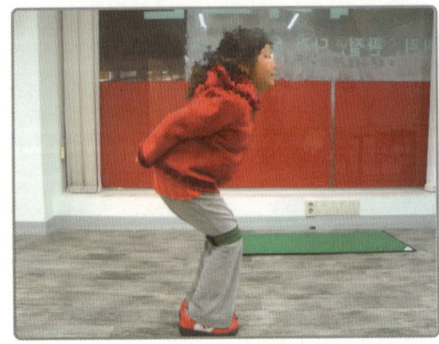
SNPE ① 실시

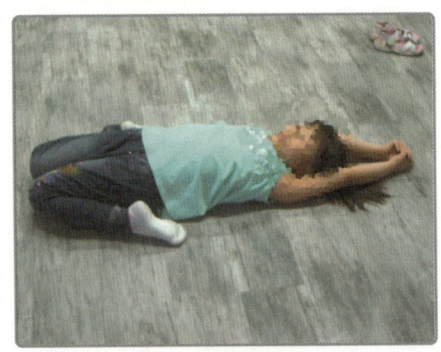
SNPE ② 실시

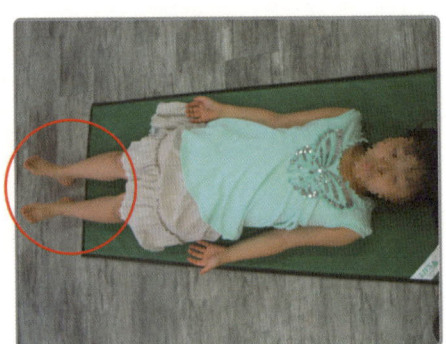
변화된 다리 모습

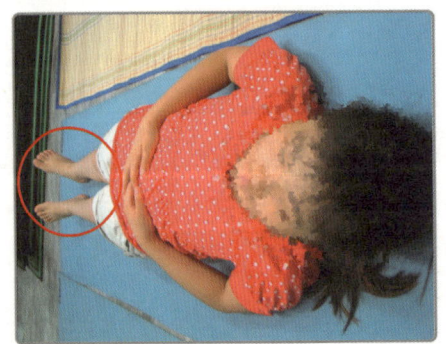
변화된 다리 모습

주의사항
- 꾸준히 운동하지 않으면 원래 상태로 되돌아 갈 수 있다.
※ 치아교정 후 지속적으로 교정도구를 치아에 걸고 있음을 명심하라(치아 벌어짐 방지).

임상사례의 사진은 김초롱 학생이 정상적인 걸음걸이가 된 후 김초롱 학생의 어머니가 김초롱 학생의 어릴 때 사진이라면서 참고하라고 보내주신 사진입니다. 공개를 흔쾌히 허락하신 김초롱 어머님께 감사 드립니다.

19

요가 강사에서 'SNPE 바른자세운동' 강사로 전환 후 변화된 나의 삶

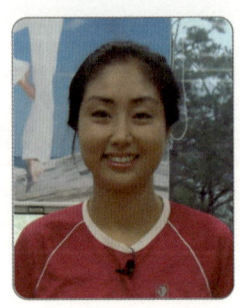

SNPE 바른자세학회 다음(Daum) 카페 'SNPE 체험사례'에 닉네임 "깔리(최다희)~snpe"님이 직접 올린 글입니다.

저는 간호 대학교를 졸업 후 간호사로 일을 하다 인도를 다녀온 후 요가강사로 직업을 전환하게 되었습니다. 요가지도자과정을 인도와 한국에서 배운 후 한 센터에서 요가강습을 시작하게 되었는데 요가수업을 하면서 처음에는 매우 당혹스러운 느낌이었습니다. 장시간 컴퓨터와 씨름을 하고 온 회사원들, 학생, 가사노동을 해온 주부의 몸동작들은 요가지도자반에서 보던 유연한 몸들이 아니었던 것이죠. 그리고 목과 허리에 대한 건강문제를 겪는 분들이 얼마나 많던지 이럴 땐 어떻게 접근해야 할지 막막하면서 좀 더 전문적인 공부가 필요하겠다 고심하던 차에 SNPE 바른자세학회를 알게 되었습니다. 우선 X-ray를 통해 공부하는 사진들이 인상적이었고 공부를 시작하면서 제 체형에 대해서도 새롭게 알아가는 계기가 되었습니다.

첫 번째, 어머니에게 제2의 인생을 열어준 SNPE.

제가 제일 처음 접해본 도구가 '나무손'이었는데 그 당시만 해도 어머니가 경추디스크증상- '편두통, 어깨 결림, 팔이 올라가지 않아 옷 입기 불편함, 팔꿈치, 손가락 저림'이 심하게 있었는데, 나무손을 어머니가 사용하신 후 위의 증상이 매우 좋아졌습니다. 편두통도 없어져서 두통약을 드시지 않아도 되었고 팔도 예전보다 잘 올라가고 저림 현상도 현저히 줄었습니다. 그 외에도 척추협착증으로도 매우 긴 시간 고생을 하셨던 터라 어머니를 SNPE 전문과정에 입학을 시켜드렸습니다. 어머니 스스로도 1년 동안 공부를 하셨고, SNPE 운동과 도구를 사용하시면서 무겁고 힘들었던 아침기상이 어느 순간 가벼워진 느낌을 체험하셨고 몸도 많이 좋아지셨습니다. 워낙 오랜 시간 허리질환을 가져오셨고 심각했던 순간들도 있었던 터라 구르기 운동 시 통증이 더 오기도 하고 담도 자주 걸리곤 했지만, SNPE과정을 공부하셨던 지식과 주변 사례들을 보셨던 터라 중도포기하지 않으시고 '몸의 시간'을 기다려주실 수 있었습니다. 보통사람이었으면 중간에 포기하고도 남았을 것인데도 말이죠. 오랜 기간 몸이 좋지 않으셨던 분들은 몸이 스스로 변화를 겪어가는 시간을 기다려줄 줄 알아야 하고 그러기 위해선 운동 원리에 대한 이해가 같이 병행되는 것이 중요하다는 것을 몸소 실천해보이셨습니다.

어머니 연세가 올해 60세가 되셔서 소소한 불편들은 여전히 있지만, 예전 같은 커다란 통증들은 많이 줄어들었고 이제는 잠자리 주변에 도구들을 모두 세팅해두시고 틈나는 대로 몸 구석구석을 자주 마사지하십니다. 스스로 위치와 느낌들을 발견해가기도 하고 텔레비전을 보면서도 구르기 운동도 틈틈이 하십니다. 현재는 SNPE에 대한 경험과 운동법을 바탕으로 요가원에서 운동지도 및 상담도 하고 계십니다. 어려운 과정을 경험한 터라 어머니가 전해주는 생생한 전달은 회원님들에게 큰 도움이 되곤 합니다. SNPE는 소중한 가족에게도 선뜻 권하고 싶은 그런 운동이고 어머니의 인생에도 큰 전환점을 준 은인 같은 만남이었습니다.

두 번째, 고질적인 아토피와 SNPE

저에게 있어 3살 때부터 겪어왔던 아토피는 성인이 된 후에도 여전히 남아있었고 아토피와의 오랜 전쟁은 수많은 시도와 노력, 좌절들이 있었습니다. 단순히 피부질환인데 뭐가 그리 대단해라고 생각하실지 모르시겠지만, 막상 겪어보거나 옆에서 지켜본 가족이라면 하루하루가 전쟁 같은 통증과 심리적 및 정서적 어려움, 수면-휴식 문제 등 크게 동감하실 것입니다. 어렸을 때부터 유명하다는 병원, 한의원을 전전하면서 느낀 것은 '방법이 없구나 아무도 나를 도와주지 않는구나' 였습니다.

결국은 가장 기본적인 것부터 스스로 해야겠다 싶어서 음식, 운동, 명상 등 필요한 것들을 스스로 찾아다니고 고민하고 노력했습니다. 그래서 그 과정을 책으로도 내기도 했고 텔레비전 방송에도 출연도 했었습니다. 그럼에도 항상 뭔가 부족함들이 있었습니다.

SNPE 교육과정 중 경추가 역C자로 약간 변형된 것이 확인되었고 경추문제가 피부, 면역기능, 아토피와 긴밀한 연관성이 있다는 걸 알게 되었습니다. 이후 경추관리 도구들을 매일 꾸준히 활용하기 시작했습니다. 저는 초등학교 3학년 이후로 주로 몸에 있던 아토피가 목과 얼굴주변으로 집중이 많이 되어서 얼굴피부가 수시로 헐었다가 재생되고 다시 헐기를 반복하며 피부가 수시로 변하는 편이었고 제 손톱으로 이미 상처 난 피부를 또 긁고 긁지 않을 수 없는 가려움 충동에 괴로운 시간들을 반복해서 보냈었습니다. 얼굴은 자주 붓는 편이었고 목과 어깨가 하루에도 몇 번씩 수시로 경직되어서 만성피로와 눈의 피로로 자주 힘들었는데 알고 보니 경추가 원인이 있었던 것입니다. 단순히 잘 먹고, 명상하고 운동하는 걸로는 부족했던 이유가 있었던 것입니다. 목 주변 근육경직이 목과 얼굴의 원활한 노폐물배출, 혈액순환과 면역기능향상을 방해하는데 긴밀한 연관이 있다는 걸 몸소 체험하게 되었습니다. 목 주변 근육을 꾸준히 풀어준 결과 얼굴도 자주 붓지 않고 피부가 한결 맑아지고 건강해졌고, 아토피가 얼굴로 드러나는 횟수와 강도도 현저히 줄었고 얕은 수면 때문에 잦은 만성피로개선에도 큰 도움이 되었습니다. 또 아토피를 앓는 분들이 위장이 약한 경우가 많은데 경추와 흉추를 바로 잡으면 위장에도 좋다는 걸 알게 되었습니다.

건강한 피부에는 바른 척추, 바른 자세가 비싼 화장품을 바르는 것보다 가장 근본적인 접근이 아닌가합니다. 이는 체형을 이루고 있는 근육을 부드럽고 튼튼하게 만드는 것부터 시작이었습니다. 잘못되고 고정된 자세와 스트레스로 매일 긴장이 쌓이는 근육의 피로는 규칙적으로 쌓인 긴장을 풀어주고 순환시켜주어야 합니다. 밥을 먹었다면 화장실을 매일 가야 하는 것처럼 말이죠. 교통사고 같은 외부충격이 아닌 이상 근육통이나 디스크 같은 질환은 하루 이틀 만에 갑자기 터지는 것이 아니라 매일매일 쌓여가지만 인식되지 않고 방치되었던 근육의 긴장들이 차츰 모여 발생되는 것처럼 피부트러블, 피부질환 또한 그러합니다.

세 번째, 특화된 손쉬운 경추관리프로그램

세계적으로 유명하다는 필라테스나 요가프로그램을 접해 봐도 이렇게 경추를 꼼꼼하게 풀어주는 손쉬운 프로그램이 잘 갖춘 곳은 SNPE가 유일했으며 이것은 SNPE의 특화된 장점이 아닐까 생각합니다. 경추근육이 작고 세밀하기 때문에 운동으로는 터치되지 않는 지점들이 많은데 SNPE의 경추관리프로그램을 통해서 이런 지점들을 꼼꼼히, 규칙적으로 풀어주게 되면서 두통, 피부질환, 목&어깨 결림, 저림 현상 개선에 큰 도움을 주며 그런 사례들을 현장에서 무수히 접하게 됩니다. 현대인들의 목 어깨 불편감을 호소하는 목소리가 점점 높아져 가는 가운데 SNPE의 경추관리프로그램을 접해보신 회원님들께서 큰 만족도를 표현하고 계십니다. 또한 진정한 피부 관리는 경추관리에서부터 시작하지 않나 싶습니다.

네 번째, SNPE는 가장 훌륭한 산후운동프로그램

근골격계 관련 증상들이 좋아진 것은 다른 체험사례에서도 많이 다뤄지고 있기에 대신 저는 SNPE가 주는 산후운동효과에 대해 간략하게 언급을 하겠습니다. 여성들의 건강, 특히 산후체형교정운동에 있어 SNPE가 얼마나 효과적이었는지 현장에서 크게 체감하고 있기 때문입니다. SNPE교정벨트를 활용과 경추 관리 도구를 적극 활용하는 SNPE 프로그램은 산후운동프로그램 중 단연 으뜸이지 않나 싶습니다.

❖ 골반교정 및 코어강화효과

임신기간 동안 여성들은 커져가는 자궁을 받치기 위해 골반이 릴렉신 호르몬에 의해 점차 확장되는데 임신, 출산이란 큰 변화를 거친 여성의 몸은 느슨해진 골반주변 인대와 코어근육에 강화 & 균형운동을 필요로 합니다. 산후3~6개월이 가장 좋고 1년 이내에는 시작하면 가장 좋습니다. 이 시기에 몸을 어떻게 만들어주느냐에 따라 임신전보다 체형을 더 바르고 건강하게 가꿀 수도 있죠. 일반 코어운동에 비해 SNPE가 산후 운동으로 더 탁월한 이유로는 교정벨트 활용을 꼽을 수 있습니다. 고관절교정벨트가 벌어졌었고 좌우 불균형하게 틀어지기 쉬운 골반을 탄탄하고 균형 있게 수렴시키고 고관절수정효과를 주어 걸음걸이를 바르게 잡아줍니다. 운동 시 척추교정벨트는 몸의 중심(허리와 골반을 이루는 둔근)에 힘이 더욱 집중시켜주어 코어강화와 밸런스 효과를 더 높여줍니다.

❖ 탄력 있는 몸매

SNPE 운동은 출산 후 관리하기 힘들고 힘없이 처지기 쉬운 복부, 허리주변, 처진 엉덩이를 탄력 있게 만들어 줍니다.

❖ 목&어깨 결림 해소

임신 시 복부의 무게와 쏠림현상을 경험하게 하는 D라인 체형변화로 목, 어깨에 큰 긴장과 근육 뭉침을 받고 있는 상황에서 출산 후에도 목, 어깨는 육아와 모유수유로 여전히 쉴 틈이 없습니다. 이에 SNPE의 경추 관리 도구는 시간, 공간 제약 없이 필요할 때 손쉽게 활용 가능하며 목과 등의 뭉친 근육을 골고루 풀어줄 수 있습니다.

이는 목, 어깨통증 개선에도 도움을 주며 피할 수 없는 육아스트레스와 잦은 피로가 한결 덜어지는데 매우 큰 효과를 보게 될 것입니다.

SNPE 산후 여성건강 체험사례

허리에 힘이 길러지며 자세가 바르게 변하고 키도 1cm나 자랐습니다.
장시간 앉아서 하는 일도 가능해졌습니다. 꾸준한 운동의 결과로 체력이 많이 좋아져 다른 사람들과 같이 활동을 하고도 피곤함을 덜 느끼게 되었습니다.
여기에 덤으로 환절기면 심해지던 알러지성 비염증상이 없어졌습니다. 잦았던 두통도 사라지고 출산 후 탄력을 잃었던 몸도 탄탄해졌습니다.

― 김계* 여성 30대 중 ―

생리통이 거의 없어졌어요   ― 공은* 40대 ―

20살 때부터 꾸준히 요가를 하며 몸의 건강을 지켜온 나에게 임신, 육아, 출산은 많은 고통과 아픔을 안겨 주었습니다. 특히 출산 후 모유수유를 하면서 바르지 못한 자세로 생활을 하다 보니 목과 어깨에 심한 통증이 찾아왔고 몸이 아프면서 짜증이 늘고 특히 잠을 제대로 못 자는 바람에 아침에는 얼굴도 붓고 결리는 몸 상태가 지속이 되었습니다. SNPE요가를 알게 되었고 많은 운동이 있지만 특히 구르기의 효과를 톡톡히 보았다고 확신합니다. 거짓말처럼 일주일 만에 목과 어깨의 통증이 사라졌습니다. 그리고 목, 어깨 통증이 사라진 것도 좋지만 더 좋은 것은 바로 딥슬립~!!잠을 아주 잘 자게 된 것입니다. 더불어 따로 식이요법을 하지 않았는데도 살도 빠지고 피부도 좋아졌습니다.

― 박혜* 30대 초―

저는 아이 출산 후 늘 오른쪽 고관절과 오른쪽 손목에 통증이 있었습니다.
그간 운동으로 극복하려해 보았지만, 일반적인 걷기나 헬스 같은 운동들은 하고난 뒤 더욱 불편한 통증을 가져왔습니다. 한의원에서 추나도 오래 받았고 한약도 먹었지만, 그 방법은 교정당시는 좋아지지만 시술을 받지 않으면 다시 안 좋아지는 반복을 낳을 뿐이었습니다. 또 한쪽 어깨가 결리면 그 증상이 풀리는 데도 참으로 오~래 걸렸답니다. SNPE 운동 시작 후 먼저 자주 결리던 어깨 결림이 사라졌습니다. 사실 별거 아닌 것 같아도 그 불편함은 이루 말 할 수가 없지요. 무엇보다 운전이나 피로 후에 찾아오는 고관절과 오른손목 통증이 사라졌습니다. 선생님께서 경침으로 엉덩이 구석구석 굳은 근육들을 부드럽게 풀어야한다 늘 말씀하셨는데, 정말 3개월쯤 되자 고관절도 아프지 않고 손목도 아프지 않게 되었습니다.

사실 출산 후 틀어진 몸이 평생가면 어떻게 하나 하는 고민이 늘~있었는데 이보다 감사할 순 없었죠. 출산 후 고관절 통증, 자궁선근증을 S.N.P.E로 잡았어요.

— 이하* 30대 —

SNPE 바른자세운동 후
O자(휜 다리)다리 체형교정사례 추가사례

SNPE 바른자세학회 다음(Daum) 카페 'SNPE 체험사례'에
닉네임 "깔리(최다희)~snpe"님이 직접 올린 글입니다.

❖ 사례자: 중학교 3학년 / 박*준 / 남자

8자 걸음에 오자다리인데 오른쪽이 특히 더 심하게 휘어있죠. 걸을 때 어그적 어그적 걷는 모습으로 좌우로 몸이 많이 흔들거리는 편이었습니다. 주2회 운동 외에도 평소 걸을 때, 발의 안쪽으로 중심을 더 두려고 노력하라 코멘트를 주었었습니다. 또 공부할 때나, 잘 때 벨트를 조이고 자도록 하구요. 운동초반에는 0자 다리 자체에는 별다른 개선효과가 없었으나 8자 걸음 자체는 많이 좋아졌다고 하더라구요.

그러다가 3월부터는 SNPE 1번 운동을 30-40분씩 시간을 늘리도록 했습니다.
오자다리 개선이 단순히 미적인 부분 외에도 무릎관절문제도 예방하는데 좋은 이유, 해부학책과 함께 변화가 필요한 근육도 설명을 해주었었죠.

다행히 본인의 의지로 운동을 시작한 것도 있고 성실하고 착한 친구여서 잘 따라와 주더군요. 자기 전에 벨트를 꾸준히 묶고 자는 편인데 일어날 땐 벨트가 풀려있다고는 합니다.^^

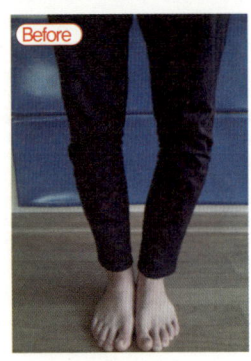 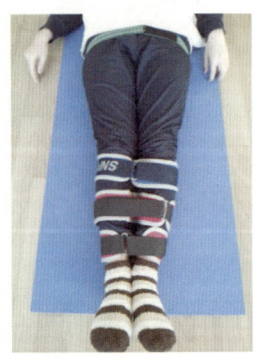 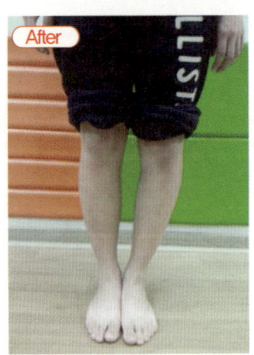

2013년 1월   벨트로 조였을 때의 모습   2013년 5월

현재 많이 휘어진 오른 다리의 각도가 많은 변화를 보이네요. 걸을 때의 뒷모습 자체도 매우 달라졌습니다. 체중도 많이 빠져서 미남으로 바뀌었구요.^^ 조금 더 진행해보면 안쪽으로 더 모아진 모습을 기대할 수 있을 듯합니다. ^^

차후 다시 한 번 보고 드릴께요. 2013년 1월 벨트를 묶었을 때의 모양변화를 사진으로 보여주면서 지속적인 반복으로 이 다리 라인이 근육에 기억되고 근육자체가 벨트의 조임과 지지역할을 대신 할 수 있도록 운동이 필요한 것을 설명해주었습니다.

SNPE 바른자세운동과 생식 체험사례
(고등학생 아토피 전후 비교)

21

2005년 필자가 직접 개인레슨 한 고등학교 3학년 남학생의
'SNPE 바른자세운동 수련과 생식' 전후 비교사진 및 체험사례.
내가 변해야 남을 변화시킬 수 있다.
나의 경험을 바탕으로 이해를 동반한 교육이 타인을 변화시킬 수 있다.
관찰과 기록의 중요성을 강조하고자 한다(적자생존 ^^).

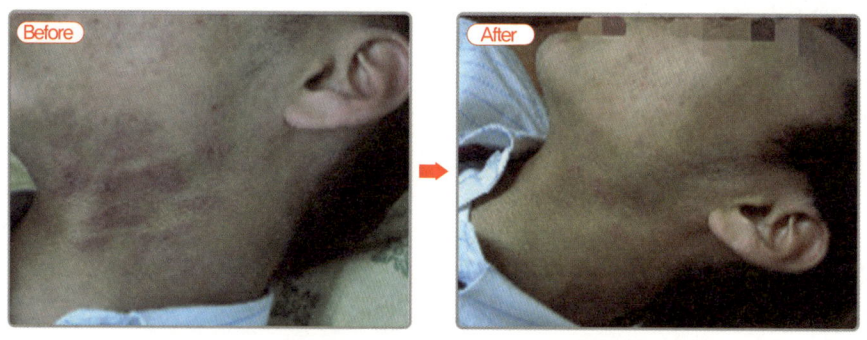

왼쪽 목의 심한 피부 트러블이 깨끗한 피부로 변화된 사진

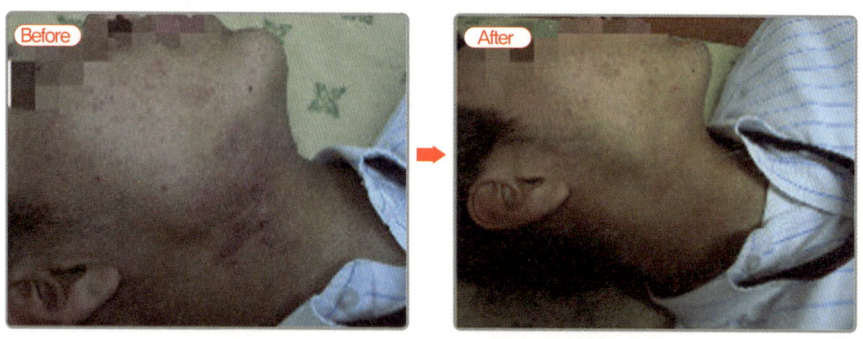

우측 목의 심한 피부 트러블이 깨끗한 피부로 변화된 사진

SNPE 건강학은…' 바른 자세 운동, 바른 먹거리'를 통한 균형적 건강관리를 추구하고 있습니다. 위의 사진은 저자가 직접 SNPE 운동과 SNPE 생식 섭생을 지도한 남자 고3 학생으로서 SNPE 운동과 SNPE 생식을 실천하여 아토피가 좋아진 사례입니다.

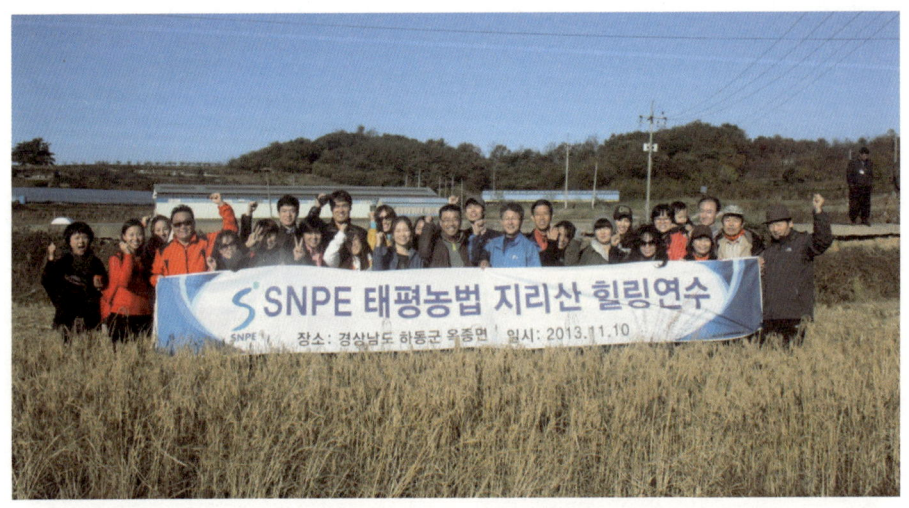

SNPE 바른자세운동 지도자들과 함께 바른 먹거리 농사현장인 태평농법 견학사진

- SNPE 밸런스생식은 건강한 흙에서 '태평농법'으로 농사지은 곡물을 주원료로 만든다.
- 건강한 흙에서 자란 농산물이 건강한 먹거리가 된다.
- 사람은 곡기(穀氣) 즉 곡물의 에너지를 주로 섭취하는 것이다. 생식은 채식과 다르며 곡물이 야채보다 많아야 한다. 건강한 먹거리가 요구되는 시대에 올바른 먹거리 선택으로 건강을 지키는 것이 현명하다.
- 필자는 현재 약 20년 동안 1일 1식 곡물을 주요 성분으로 만든 생식 식사를 실천하고 있다. 필자가 직접 체험하고 경험한 바 곡물을 주원료로 만든 생식 식사를 실천하면 몸이 가벼워지고 정신이 맑아지는 것을 경험할 수 있었다. SNPE 운동 전,후 분말로 만들어진 생식으로 식사 후 좋은 컨디션이 유지되는 사람에게는 장점으로

작용될 수 있다.
- 바른 먹거리와 바른 운동을 실천하여 피부, 다이어트, 성인병 등이 좋아진 사례를 필자는 무수히 경험한 바 있는데 인연이 되는 사람들에게 자연섭생, SNPE 바른자세운동 등 자연치유 건강을 전수하고 있다. 미즈노 남보구(저) 운명를 만드는 '절제의 성공학' 책을 읽으면 "검소한 식사 습관은 성공으로 가는 운명을 개척하는 지름길이다" 라고 강조하는 문구가 자주 등장하는데 음식의 절제, 건강, 성공은 자연스럽게 연결되는 것 같다.

22

12년 동안 불임이었던 친구
SNPE 바른자세운동 수련 후 쌍둥이 남아 출산

SNPE 바른자세학회 다음(Daum) 카페 'SNPE 체험사례'에
닉네임 "한다솔 SNPE-mania"님이 직접 올린 글입니다.

아래 내용은 SNPE 강사인 고지현 님이 2011년 10월 14일 SNPE 카페(daum) 체험사례에 올려준 글을 편집없이 그대로 옮겼음을 알려드립니다. 초상권 관계로 모자이크 처리했음을 양해 바랍니다.

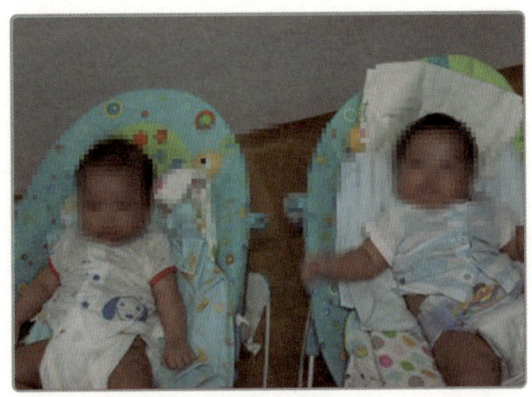

쌍둥이 아들

〈〈과거〉〉

　　12년 전 결혼하고 3년까지는 종종 친구들끼리 모이곤 했는데 그 후론 만날 수가 없었다.

　　내가 많이 아팠고 허리 때문에 병원가면 움직이지 말라고 하지
　　어깨는 귀신이 앉아 있는지 돌덩어리가 있는지 아무튼 좀 나아지면 아주 가끔 통화를 했는데, 기쁜 소식 없니? 라고 물어보면 친구는

1. 스트레스 받으니 끊어!!
2. 병원 다녀왔어.
3. 한약 먹어!! 체질을 바꿔야한데
4. 불임클리닉 다니는 중이야.
5. 병원 다른 곳으로 바꾸고 등.
6. 직장 그만 뒀어.
7. 인공수정, 시험관아기 5번 실패.

이렇게 통화내용이 들렸다. 그리곤 2년 동안 통화가 없었다.
SNPE '척추를 바로잡아야 건강이 보인다'라는 책을 접하고 내 허리가 무지 무지 죽고 싶을 정도로 아파서 지푸라기라도 잡을 심정으로 한림대를 등록하고 운동을 시작한 때였다. 그래도 시작 할 땐 통증이 심하진 않았지만 점점 snpe 2시간 하라는 교수님 말씀에 용기내어 노력했고, 몇 주 지난다음에 너무 심해져서 걷기 할 때 친구 생각이 났다.
"너 SNPE 운동해봐라."
친구 "옛날 요가 했다가 동작 안 되서 죽을 뻔했어. 나 운동 안해!"
"야! 나도 못해 그냥 하는 거야."(아프니까) 사실상 체험사례엔 통증 사례들 밖에 없어서 친구 설득하는데 3일 걸렸다. 난 100일 SNPE 해볼 테니까 넌 1년 해봐 그리고 나도 계속 아프고 너도 안 되면 책 만든 교수님께 따지자!
《《교수님 죄송합니다. 그 당시 마음 이었습니다ㅎㅎㅎ》》
그리고 친구한테 말하길 "SNPE 고관절 벨트 24시간 착용 SNPE 운동 3시간, 걷기 1시간, 1.2.3.4.번 열심히 하기, 힘들면 1.2.4번, 1.3.4번 하고, 책에 있는 다른 것도 해봐." 이렇게 말하고 당분간 연락을 못하고 몇 달이 흘렀습니다. 물론 친구에게 "척추를 바로잡아야 건강이 보인다" 책, 벨트, 고관절 벨트, 경추베개를 줬습니다.

몇 달 후 내가 살아나고ㅎㅎㅎ 궁금해졌습니다. 친구가 살았는지 어떻게 됐는지 답답해 연락을 했습니다.

죽었니? 살았니? 답장 "나 임신했다" 통화 할 땐 입덧시기 울기도 하고 오래 통화 할 수가 없었습니다. 근데 신경 쓰이는 질문이 아들 낳는 비법이 뭐니? ㅎㅎㅎ 이런 걸 나한테 묻다니 난 모른다. 그래서 교수님께 여쭤 본 적이 있습니다.

"교수님 아들 낳는 비법이 뭐에요?"

며칠 후 친구와 통화를 하면서 그동안 고생 했던 일 등 안 해본 방법이 없다는 이 야기를 듣고 저도 약간 울먹였는데

〈〈최근〉〉

얼마 전에 그 친구 집 놀러간 적이 있습니다.

참 통화로만 들었던 민간요법, 인공수정, 시험관아기 7번 실패 임신을 하기 위해서 몇 천만원이 들었다는 등, 무슨 절에 가서 100일 기도를 했다는 등, 정말 글로 표현 할 수 없을 만큼 불임이 무슨 죄 인 것처럼 얘기를 들었고, 또 그동안 운동 어떻게 했 는지 물어보니 너가 시킨 대로 그대로 했다고 신랑도 운동 했는데, 신랑은 그렇게 많 이 하지 못했다고 들었다.

친구 하는 말 "수련일기 20일 쓰고 그 후론 안 쓰고 운동 했어 주로 많이 한 거 고 관절 벨트 기본 SNPE 1.2.3.4번 그리고 경추베개 운동 (후상장골극) 쉬면서 하루 3시 간 했고, 일주일에 적게는 5일 많게는 6일 동안 꾸준히 했고, 상처 나는 곳은 면수건 대고 했는데 상처는 심하지 않았어, 제사 있을 땐 하루 쉰다거나 1시간 했는데 한 시 간 한날은 밤에 걷기운동, 처음엔 너무 힘들었는데 하다 보니 몸도 좋아지고 즐거웠 어 근데 요즘엔 운동 못해 아이들 보느라"

"상현, 상훈이 20살 되면 넌 60세다"라고 말하니 친구는 남 말하고 있네 ㅎㅎ 이렇 게 웃으며 말하고 있는데, 친구한테 전화가 왔어요.

통화 내용이 쌍둥이 애기랑 삼신교수님 아는 친구가 있다는 시어머님하고 통화였

는데 그날 친구가 저만 있는 게 아니라 다른 친구도 있어서 다른 친구 교수님 말하는 줄 알고

"삼신" 아 성함이 삼신이구나ㅎㅎ 하고 웃었는데, 다름 아닌 최중기 교수님이었다.

왜 삼신이야?^^ 임신되게 해주셨지. 또 아들 아들 아들 외쳤는데, 아들 쌍둥이지 나이가 있어서 분만도 걱정했는데 배 아파서 병원 가니 바로 낳았다고

그 집에선 아주 아주 건강하게 아들 쌍둥이 낳게 해주셨다고, 그래서 삼신 교수님이라고 한답니다.

SNPE 화이팅~!!!

* 삼신 최중기 교수님 감사합니다 *

현대 여성의 난산과 불임에 관한 저자의 의견

현재 많은 여성들이 불임과 난산으로 고생하고 있다. 이유는 무엇일까? 장시간 의자 생활로 인하여 척추와 골반의 움직임이 제한되었거나 변형의 가능성이 있다. 골반의 경직과 변형은 난산의 원인이 될 수 있다. 그리고 근육의 경직 현상으로 혈액순환의 장애를 초래하면 몸이 차가워질 수 있고 몸이 차가워지면 임신의 확률이 적어지는 것은 아닐까?

평소 SNPE 바른자세 척추교정운동의 수련은 척추와 골반의 움직임을 좋게 만들고 몸을 따뜻하게 변화시켜 주는 장점이 있다.

23

목수에서 요리사 그리고 SNPE지도강사가 되기까지

2016년 8월 SNPE 바른자세학회에
"박효병"님이 직접 보내준 글입니다.

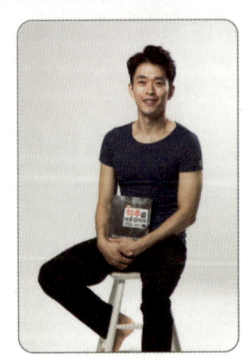

　안녕하세요. 몇 년 전까지 평범한 직장 생활을 하다 지금은 SNPE지도강사가 되어 성북레포츠타운, 강북청소년수련관난나 그리고 모 기업체에서 수업을 진행하고 있는 박효병 이라고 합니다. 산에서 산삼 보는 것 보다 더 보기 힘들다는 몇 안 되는 SNPE 남자 강사 중 한 명이기도 하구요^^;;평범한 직장인에서 지금은 SNPE지도강사가 된 이야기를 해보려 합니다.

❖ 불현듯 찾아온 운동 중 부상 이후 걷잡을 수 없이 커진 통증

　2014년도 봄에 축구를 하다 햄스트링 부상을 입었습니다. 부상을 입었지만 저는 운동을 못하면 오히려 몸이 더 아픈 운동 중독자였습니다. 좀 괜찮아지면 다시 나가 다치고 또 좀 괜찮다 싶으면 또 나가 다치고 몇 번 반복이 되니 더 이상 통증이 잡히지가 않았습니다. 다리 통증은 점점 더 심해졌고 통증 때문에 일상생활도 힘들어 지기 시작했습니다. 항상 절뚝이면서 걸어 다녔고 그렇게 다니다 보니 균형이 무너지면서 여기저기 통증을 달고 다녔습니다. 운동을 좋아 하시는 분들은 아마 공감을 하실 수도 있을 건데 의례 훈장처럼 힘들게 운동 후에 오는 근육통은 당연한 거라 생각했고 다리 통증을 달고 또 운동을 한답시고 또 운동가방을 싸매고 나가 운동을 했습니다. (지금 생각해보면 참…정신 나간….^^;;)당시 저는 무대 설치 일을 하고 있었습니다. 그 일도 꽤 고된 일이였고 그 해 여름 바쁘기도 바쁘고 엄청 힘들었던 기억이 납니다. 그러다 보니 몸은 몸대로 정신적으로도 엄청 스트레스를 받으며 육체적 정신적으로 굉장히 힘들게 생활을 했습니다.

❖ ALL STOP!!

무더운 여름의 끝이 보이던 어느 토요일 아침 자고 일어났더니 오른쪽 얼굴이 뻣뻣했습니다. 일어나 출근준비를 하는데 얼굴이 점점 감각이 없어지기 시작했고 곧 오른쪽 얼굴이 마비가 되었습니다. 개인적으로 이번이 4번째라 그리 크게 놀라진 않았습니다(안면마비 전문가ㅎㅎ^^) 관리 잘하고 침 맞고 한약 잘 먹으면 좋아지는걸 알기에 서둘러 한의원을 알아보고 바로 침을 맞으러 갔습니다.

답답하고 짜증이 났지만 그냥 좋게 좋게 생각하면서 쉬면서 아픈 곳이나 치료 잘 하고 다시 일하자!! 맘을 편히 먹으려고 했습니다. 허리, 어깨, 다리 통증도 심해서 그때 일을 그만둬야 했어야 했지만 금전적인 문제 때문에 사정상 그만 두지를 못하고 계속 일을 해야만 하던 때여서 고민 하고 있었거든요 그렇게 해서 한약을 지어 먹고 오전엔 한의원에서 침을 맞고 오후에는 정형외과 가서 치료를 받으며 생활하기 시작했습니다. 그때 한의원에서 맥을 짚고 좀 적잖게 충격을 먹었는데 30대 중반의 젊은 청년의 맥이 고령의 할머님의 맥보다 더 약하게 뛴다는 선생님의 말씀이었습니다. 정신이 멍해질 정도로 충격이었는데 겉으로 보기엔 다년간의 운동을 통한 탄탄한 근육으로 이루어진 훌륭한 몸을 보유 하고 있었지만ㅎㅎ 속은 그렇지 않았던 것 같습니다. 그럴 수밖에 없는 것이 일도 바빴고 전국을 다니며 밤새기도 부지기수 식사도 자주 거르고 인스턴트 음식에 땡볕에서 일하다 에너지 음료나 벌컥벌컥 마셔 대고 영양도 고르지 못했으니 어찌 보면 당연한 결과였을지도 모릅니다.

❖ 기약 없는 싸움

　성격상 쉽게 무너지거나 포기가 빠른 편이 아닙니다. 스스로를 다독이며 통증을 치료 할 수 있는 좋은 기회라 생각하며 열심히 병원 다니고 쉬면 좋아질 거라는 생각을 가지고 병원 다니고 얼굴에 침을 맞으며 생활 했습니다. 다행히 얼굴은 조금씩 돌아왔지만 도통 어깨나 허리 다리 통증은 잡히지가 않았습니다. 제일 짜증나고 힘들었던 건 좌골 신경통이었습니다(저는 개인적으로 좌골 신경질통으로 부르고 싶습니다.^^;;) 방바닥에는 10분도 앉아있기 너무 힘들었고 의자에 앉는 것도 오랜 시간 앉아있기가 너무 힘들었습니다. 특히 운전대를 잡고 운전을 하면 정말 오른쪽 허벅지 뒤에서 나오는 통증 때문에 엉덩이 허벅지를 때려가면서 운전 했던 기억이 납니다. 손을 집어넣을 수만 있으면 엉덩이 속에 손을 집어넣어서 뭔지 모르겠는 그 통증 부위를 잡아 뜯어 버리고 싶을 정도로 운전대만 잡고 운전을 하면 그렇게 신경질 나게 통증이 밀려 왔습니다. 다리를 다치기 전에도 어깨가 안 좋아 병원을 다니고 있었습니다. 지금이야 왜 통증이 생겼고 어떻게 해야 통증을 없앨 수 있는지 최중기 교수님의 수준 높고 철저한 교육 덕분에(딸랑딸랑^^) SNPE운동치료의 원리를 알게 되었지만 그때는 뭐 그냥 병원 다니는 게 전부였습니다. 충격파 물리치료 레이저치료 프롤로 주사 DNA주사 등등(웨이브 베개만 있으면 간단히 해결될 문제 였는데...ㅠㅠ 아..무지여..^^;;) 처음엔 좀 효과를 보다 다시 일을 하거나 운동(그넘에 운동은 아우...ㅡㅡ^^;;)을 하면 통증은 재발이 되고 반복 다시 반복 또 다시 반복에 반복(나는야 통증에 왕자~^^;;) 조금씩 마비된 얼굴은 다시 제자리로 돌아왔지만 다른 곳은 아무런 변화가 없었고 슬슬 짜증이 나기 시작했습니다. 왜 도대체 왜?? 선생님들에게 질문을 해도 이렇다 할 뚜렷한 답을 주진 못했습니다. 치료를 받으며 제일 듣기 실었던 말은 푹쉬면서 관리 잘하고 치료받으면 좋아질 것이다.. 라는 말이었습니다. 지금 몇 달간 일을 그만두고 관리 잘하고 쉬면서 치료를 받고 있는데 얼마나 더 쉬고 관리하고 치료를 받아야하는지 답답했습니다.

❖ 플랜B

자 이렇게 되면 이런 생각을 하게 됩니다. 다른 병원을 다녀보자 더 잘하는 병원으로.. 유명하단 병원을 찾기 시작 했고 일단 허리가 아팠으니 척주가 문제가 있겠구나 생각을 하고 척추 쪽으로 파고들었고 인터넷으로 검색을 하면 제일 많이 보였던 내용은 카이로 프랙틱이었습니다. 카이로프랙틱 병원을 알아보면서 척추에 좋은 운동, 교정 등을 검색하면서 동작이나 운동을 집에서 틈틈이 따라 했었고 얼마 후 카이로프랙틱과 운동 치료를 받기 시작 했습니다. 미아리 에서 강남까지 가서 받았던 치료는 잠깐 상담 후에 테이블에 올라가 골반 몇 번 쳐주고 허리 한번 비틀고 목 한번 꺾어서 우두둑 소리 나게 해주고 일어서 승모근에 이상한 총으로 몇 번 쏴주고 허리 견인 목에 추를 달아 견인 그리고 짐볼에 올라가서 등 한번 펴주고 간단한 기구에서 운동 몇 가지하고 마사지 기계에 들어가 마사지 한번하고 집으로 돌아오는 거였습니다. 그마저도 선생님이 직접 손으로 교정 해주는 건 몇 회에 한번씩 거의 대부분 견인과 운동치료가 주였습니다. 광고의 내용과도 많이 달랐고 첫날 치료를 받고 오면서 좀… 이건 아니지 싶단 생각이 강하게 들었지만 그래도 뭔가 더 있겠지 생각하고 꾸준히 다녔지만 그 생각이 바뀌기기까지 채 한 달이 걸리지 않았습니다. 견인을 할 때 쎄개하면 더 좋은 건줄 알고 항상 느낌이 오지 않는다고 더 세게를 외쳤고 머리에는 더무거운 추를 올려달라고 했습니다. 그렇게 하고나면 뭔가 시원하거나 개운하단 느낌보다 뭔가 더 불편하고 찝찝한 느낌을 지울 수 가없었습니다.

그리고 직접 선생님이 교정을 해줘도 그닥 몸이 교정이 된다거나 시원하거나 하는 느낌은 전혀 없고 하는 사람도 성의도 없었고 도대체 그 수만은 사례에 적혀있는 내용들은 어떻게 치료를 받고 좋아 졌다는 것인지 따지고 싶었지만 그러면 그마저도 대충해줄까 그냥 참고 다녀야 했고 (이름만대도 알만한 병원 이였습니다) 정말 가기 싫었지만 그렇지 않으면 의료실비 적용을 못 받아 안 갈수가 없고 억지로 횟수를 채워야 했습니다. 그 뒤로 다시 병원을 바꿔서 다니기 시작했고 한약은 4번이나 연속으로 지어 먹었지만 맥을 짚을 때마다 그리 크게 변화는 없었습니다.

❖ **결국 통증에서 해방... 하지만 다시 재발하기까지 그리 오랜 시간이 걸리지 않았다**

그렇게 시간은 또 몇 개월이 지나 14년 11월경에 결국통증이 없어졌습니다. 한약 때문인지 이 병원 저 병원 다니며 몸을 움직여서 그런 건지 통증이 사라졌습니다. 통증이 사라지면 그간 아픈 기억을 다 지워 버리려고 처방전 영수증 차트 등을 다 모아서 불태워버리려고 차곡차곡 모았습니다. 책 한권이 나올 정도의 양이었습니다. 지금 생각해보면 태우지 말고 나눴으면 좋은 교육자료 가 되었을텐데 참 아쉽지만... 시골에 내려가 다 불태워버리고 다시 일을 시작했고 운동도 시작했습니다. 취직은 안 하고 쉬면서 조금씩 일당을 뛰러 다니기 시작했고 운동은 격하지 않게 요가와 케틀벨 운동을 시작했습니다. 하지만 평화도 그리 오래가지 않았습니다. 요가를 하면서 몸을 유연하게 하려고 좀 욕심을 냈던 게 화근이 되었는지 운동을 하면서 더 많이 찢고 벌리고 하면서 다시 고관절 쪽에 무리가 갔고 이상근의 경직 현상이 좌골신경을 압박했었던 것 같습니다. 다시 다리가 저리고 당기기 시작했습니다. 아.. 그때는 정말 답이 안 나왔습니다. 도대체 뭐가 잘못된 건지 어떻게 해야 하는 건지 알려 주는 사람도 방법도 없었고 통증 보다 더 저를 힘들게 했던 건 도대체 왜 자꾸 이렇게 되는 건지 알 수가 없는 답답함 이었습니다. 그리고 엎친데 겹친 격으로 감기에 걸렸고 그 감기가 낫질 않는 것입니다. 그 후로 감기가 2달이 넘게 계속 지속이 됐습니다. 축농증이 덤으로 왔고 그땐 통증보다 축농증 때문에 너무 괴로웠습니다. 마스크를 쓰지 않으면 코로 숨을 쉴 수가 없을 정도로 코가 너무 아팠고 감기약을 아무리 먹어도 항상 제 자리 CT를 찍어보니 콧속 전체가 다 농으로 가득 차있었고 병원에서 수술을 하자고 했지만 해도 재발이 된다는 이야기가 많아 미루고 미루면서 어떻게든 낫길 바랬고 항상 감기약 그리고 직접 집에서 담근 생강차를 물보다 많이 마셨을 때 입니다. 경제적인 문제 때문에 일은 계속하면서 또 다시 고통스런 나 나날을 보내며 생활하던 도중해가 바뀌었고 드디어 운명 같은 SNPE를 만나게 됩니다.

❖ **이 모든 고통스런 시간은 다 SNPE를 만나기 위한 하나의 과정 이었나보다**

가끔 이런 생각이 듭니다. 제가 만약 이렇게 아프지 않았으면 SNPE에 이렇게 깊이 빠져 들 수 있었을까 그리고 지금 이렇게 직업을 바꾸고 강사 생활을 할 수 있었을까? 답은 '아니요' 일 것 같습니다.^^ 두세 번 생각해도 답은 같습니다. 그때 그 힘든 시절이 없었으면 지금의 저도 없었습니다. 그만큼 SNPE는 강력한 흡입력으로 저를 빨아 들였습니다. 우연찮게 어느 칼럼에 달린 댓글 '체형교정엔 SNPE 만한 게 없다' 라는 딱 한 줄의 글!! 다른 설명도 없었고 저 한 줄뿐이었습니다. 강력한 자석에 이끌린 듯 검색을 했고 지금 바뀌기 전 투박한 학회 홈페이지로 들어가게 됩니다. 첫 화면엔 터번을 두른 인상 좋은 인도 아찌와 멋지고 잘생긴 최중기 교수님의 얼굴이 (딸랑딸랑^^) 보였고 하나씩 홈페이지를 살펴보고 바로 다음날 벨트를 구입했습니다.

❖ **2015년 1월 31일 처음으로 벨트를 묶다..**

그 땐 치아교정의 원리, 벨트를 왜 묶어야하는지 SNPE의 뜻이 뭔지 아무 것도 몰랐고 그냥 홈페이지에 있는 내용 동작설명을 보고 따라했습니다. 나가서 걸으라고 하기에 고관절 벨트를 매고 나가서 걸었고 벨트를 묶고 운동을 하라기에 묶고 운동을 하고 벨트를 묶고 의자에 앉고 잘 때도 벨트를 묶고 자라 하기에 그냥 했습니다. 첫날 운동을 하고 무지 힘들고 아팠고 엉덩이는 다 터졌지만 운동 후 느낀 점은 근 1년을 내 몸을 고쳐보자 했던 그 어떠한 것들 보다 느낌이 좋았습니다. 그리고 학회 홈페이지 그리고 다음카페에 있는 내용들은 뭔가 확신이 있었습니다. 제가 제일 원하던 것이었습니다. 말 그대로 "확신" 세상에 어떤 정신 나간 사람이 아프다는 사람한테 저렇게 운동을 하라 말을 하겠습니까. 엉덩이가 다 터지는데 구르라고 하고 절뚝이는 사람에게 나가서 걸으라고 하고 카페에 있는 수많은 사례들은 여태 제가 봐왔던 그것들과는 달랐습니다. 죄다 피나고 혹이 나고 척추는 꺾여있고 이상한 물건으로 몸을 비비고 쑤시고(그때 당시에는 이상한 물건이었습니다.^^;;) 그렇게 1주일이 지났고 정말 신기하게도 몸에서 오는 통증이 반 이상이 없어집니다. 물론 운동을 하면서 룰루랄라 하며 아무런 통증 없이 몸이 좋아지진 않았습니다. 특히 2번과 3번 할 때는 발목과 무릎을 뜯어 버리고 싶을 정도로 많이 아팠습니다. 하지만 카페에 달려있는 질의응답 글을 거의 본 상태여서 크게 겁이 난다거나 무섭진 않았습니다. 참 이상한 게 아프면 쉬어라는 말이 없습니다. 몸을 계속 움직이라고 했고 굳어진 근육을 풀라고 했습니다.

조금씩 SNPE를 알아가고 다음으로 눈에 띈 녀석은 SNPE 밸런스 생식과 족궁보조구이었습니다. 주저 없이 구입을 해서 고관절 벨트를 매고 족궁보조구를 착용하고 걷기 시작 했고 1일1생식을 시작했습니다. 명현현상이 어마어마했습니다. 생식을 시작하고 1주일 후부터 변비와 복통이 시작 됐고 얼굴 전체가 빨개지면서 여드름과 평소에 있던 알레르기가 와장창 올라오기 시작하더니 조금씩 사라져 가면서 피부도 점점 좋아 지기 시작했고 더불어 정말 절 힘들게 했던 축농증증상과 코에 통증 그리고 알레르긴지 아토피인지 피부병인지 모르겠지만 등과 가슴 목 턱에 있던 피부병도 없어지고 증상이 약해지고 발톱 무좀도 조금씩 좋아지고 있었습니다.

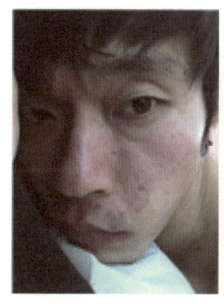 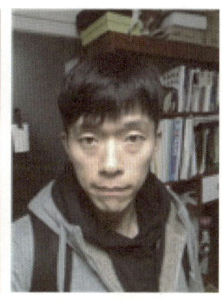 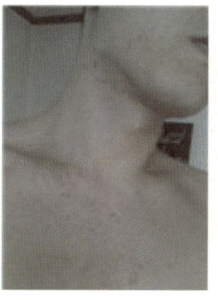 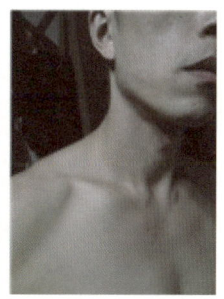

첫 번째 사진은 몸이 가장 힘들었을 때 누워서 침을 맞고 있는 사진으로 추정됩니다. ㅎㅎ피곤하기만 하면 입주 변에 항상 여드름이 생겼고 중식주방에서 뜨거운 불 앞에서 일을 하면서 넓어진 모공은...ㅎㅎ 아직 그대로 지만 여드름은 이제 본지 오래 됐습니다.
다음사진은 군 시절부터 생겼던 알레르긴지 아토피인지 모를 피부병이 등, 턱, 가슴, 사타구니, 엉덩이에 있었는데 운동시작한지 얼마 안 돼 등에 있던 증상이 없어진 걸 확인하고 부랴부랴 찍어 놓은 사진입니다. 아직 다 없어지진 않았지만 없어진 부위도 있고 연고를 꼬박 꼬박 챙겨 바르지 않아도 전처럼 심하게 올라오진 않습니다. SNPE밸런스 생식 최고~~!!^^

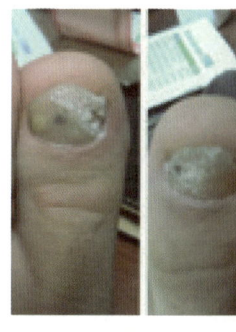 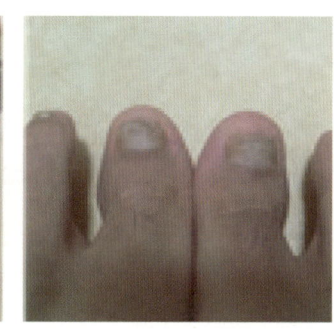 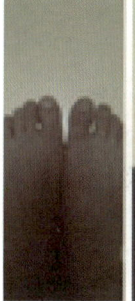 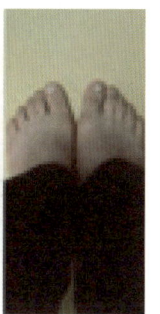

밖으로 휜 발가락이 보기 싫어 SNPE운동을 하면서 그리고 수면 중에도 다리와 발가락을 테이프로 감고 잠을 잤다. SNPE운동 중 공짜로 되는 것은 하나도 없다.
무지외반, 발톱무좀이 SNPE족궁보조구 착용 후 걷고 웨이브베개를 밟아주어 발의 혈액 순환을 돕고 SNPE밸런스생식으로 깨끗하고 영양가 높은 혈액으로 바뀌면서 점점 정상으로 바뀌고 있는 중이다.

1달 운동을 하며 몸은 정말 많이 좋아 졌고 참 희한한 일을 많이 겪었습니다. 구르기를 할 때, 투레일로 경추와 후두골을 풀 때마다 좀 지저분하지만^^;; 시커먼 가래가 올라와 계속 뱉으며 구르고 도구사용을 했었고(아마 그렇게 콧속 농이 다 빠져나간 것 같습니다) 자려고 벨트를 묶다 고관절과 발목에서 뚝뚝 끊어지는 소리가 나면서 엄청난 통증과 함께 관절들이 맞춰졌고 그 후로는 발목도 가벼워지고 다리통증도 현저히 줄고 2번할 때 발목도 그리 아프지 않게 되었습니다. 그때부턴 신기한 게 아니라 너무 궁금했습니다. 도대체 이게 뭐라고... 주저 없이 바로 작년 봄 학기 동국대 3P최고위과정에 등록을 했고 드디어 그날이 왔습니다. 하지만 제가 몰랐던 새로운 사실을 알게 됩니다.

❖ **육체적인 고통이 다가 아니었음을...**

몰랐습니다. 정신적으로도 이렇게 많이 힘들었는지... 첫 수업 날 동국대에 들어서는 순간부터 잔잔한 떨림이 느껴졌습니다. 점점 좌선 실에 가까워지면서 심장은 빨리 뛰기 시작했고 일찍 가서 맨 앞에서 열 공을 하려고 일찍 간 덕택에 시간은 여유가 있었습니다. 하지만 들어가질 못했습니다. 밖에서 애꿎은 담배만 태우고 있었고 왜 그러지 왜 이렇게 떨리지 맘을 추스르고 앉아있었고 주위에는 담배꽁초만 많아졌습니다. 집에 다시 가고 싶었지만 억지로 맘을 잡고 좌선실로 들어갔습니다. 들어가서도 마음은 진정이 되질 않았고 당연히 앞에서 교수님께서 무슨 말씀을 하는지도 귀에 들어오질 않았고 자기 소개시간에는 온몸이 떨리는 긴 장속에 혼자 웅얼거리다 앉고 그날 뭐했는지 기억이 나지를 않았습니다. 그리고 첫 구르기 시간엔 제 후상장골극을 본 교수님이 다른 동기 선생님께 저의 옷을 들추며 사진을 찍고 왜 색이 거무튀튀해지고 혹처럼 튀어나오는지를 설명하는 그 순간이 너무 불쾌할 정도로 싫었습니다. 교수님 죄송합니다. ㅜㅜ (이미 운동을 하고 온 터라 후상장골극에 약간 혹이 나고 색이 거무튀튀 해져있었음) 왜 그랬는지는 잘 모르겠습니다. 공황인지 우울증인지 대인기피증인지 회사를 그만두고 나서부터 항상 하던 일은 아침저녁으로 병원 다니고 시간나면 매일 조카를 봐주러 동생 집으로 가는 게 일상생활에 전부였습니다. 생각해보니 그나마 웃고 장난치고 떠들었던 것이 조카들과 있을 때였습니다. 5달 동안 한약을 계속 먹고 있느라 술은 먹질 못해 지인들과 만남도 없었고 항상 병원 동생 집 다시 병원.. 생각해보니 아무것도 할 게 없는 일요일이 너무 싫었던 생각이 납니다. 벌이도 없어서 어디 가서 뭘 하기도 부담스러웠고 전 항상 혼사였습니다.

그렇게 시간이 흐르다 보니 스스로 위축이 되고 조금씩 소극적으로 변해 가고 있었나 봅니다. 새로운 사람들과의 만남 대화 그리고 수시로 수업시간에 저를 자주 언급을 하시는 교수님의 관심??이라고 할까요?ㅎㅎ 너무 부담이 됐고 빡코 빡코 부를 때마다 저를 쳐다보는 다른 선생님들의 시선에 숨이 막혔습니다. 그래서 아예 다른 선생님들의 시선이 안 느껴지는 맨 앞자리에 앉아 수업을 들었고 맨 앞으로 오니 오히려 더 눈에 띄었는지 교수님은 빡코 이번 주에는 천개를 굴러라 3시간을 굴러라 여러 가지 주문으로 저를 괴롭히시고 너 처음엔 연탄재를 뒤집어쓰고 왔었다 점점 피부가 좋아진다. 열심히 한다 참 불쌍한 놈이다 아픈 놈이다 등등 여러 가지 주문으로 저를 괴롭??히셨고^^;; 그 괴롭힘이 관심으로 다가오고 동기 선생님들의 따뜻한 말 한마디 한마디가 얼음덩어리 같은 저의 마음을 조금씩 녹여 주고 있었습니다. 3개월 동안 같이 수업을 들으며 형,누나 같았던 4기 선생님들께도 참 감사드립니다. ㅎㅎ

저는 남에게 칭찬 받기 좋아하고 누가 칭찬을 해주면 더 으쌰라으쌰 하는 목형입니다. 자꾸 잘한다. 열심히 한다. 해주시니 더욱 열심히 할 수밖에 없었습니다. 하지만 누구에게 칭찬 받기 위해 열심히는 하지 않았습니다. 더 이상 아픈 게 싫었고 아프지 않고 싶었습니다. 진짜 운동도 열심히 했습니다. 그 어느 누가 물어봐도.. SNPE 할아버지가 물어봐도 자신 있게 대답할 수 있습니다. 진짜 열심히 했다고... 기본 하루에 3~4시간 이상씩 신발 밑창이 다 닳도록 걸어 다녔고 주말에 수업 들으러 가는 날 빼고는 거의 매일같이 천 번을 굴렀고(이건 교수님의 그 3시간 구르기 공격이 정말 컸습니다. 3시간 구르고 나니 천 번은 그냥 저냥 구를 만하더라고요 ㅎㅎ딸랑딸랑^^;;)

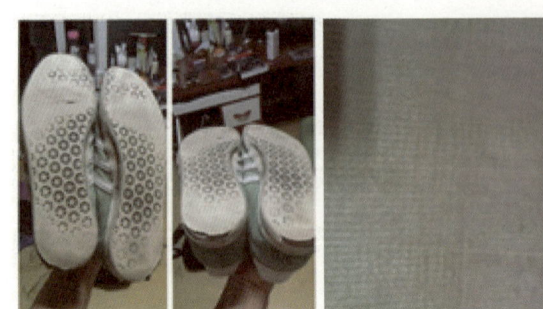
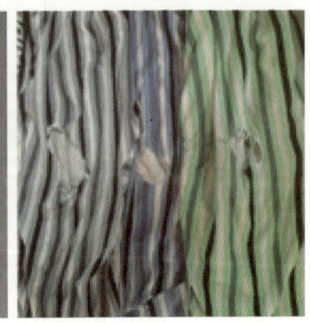

불같이 운동했던 시절... 물론 새신발에서 저렇게 되진 않았다. 비 오는 날 버스에 올라타다 미끄러져 뒤로 대자로 넘어 질 뻔했다. 밑창을 보니 3개월 동안 밑창이 저렇게 다 달고 뒤꿈치가 벌어졌다. 신발도 한 켤레 밖에 없어 저 신발만 신고 다녔더니 저렇게 되었던 것 같다. 내 요가 매트에는 내 엉덩이 자국이 있다 엄밀히 말하면 엉덩이가아니라 천골 자국이겠지만ㅎ 그리고 속옷은 구멍이 나기 시작했고 그 뒤로 속옷이 아까워 집에서 항상 구를 땐 속옷을 입지 않았다ㅋㅋㅋ(동대 수업 때 교수님께서 하도 구르니 팬티에 구멍이 나더라... 라고 하셨을 때 솔직히 속으로 설마 했습니다. 이 글을 빌어 죄송합니다.^^;; 참고로 교수님께서는 8시간 구르신 구르기 장인이심... 3시간은 조용히 있겠습니다.^^;;)

그 때는 하는 일도 없었고 백수여서 시간도 많아서 가능했지 않았나 싶습니다.ㅎㅎ 그러면서 정말 많이 아프면서 다시 몸이 좋아지고 반복에 반복을 하며 몸이 좋아지고 교정수업을 배우면서 너무 수업이 재미있었고 주말수업이 기다려졌습니다. 쓰잘데기 없이 예민해서 스트레스를 참 잘 받는 성격인데 그토록 예민한 성격이 사람의 몸을 만지고 느끼는데 아주 좋은 장점이 될지도 몰랐고 약간의 손재주도 있어서 수업 때 배우는 교정도 미숙하지만 따라하면서 흉내정도는 낼 수 있게 되고 평일에는 여기저기 돌아다니며 연습해보고 여러 사람들의 몸을 느끼고 만져보며 약간의 노하우를 쌓을 수 있었습니다. 그러면서 처음엔 내 몸 하나 고쳐 보자고 수업을 들었지만 조금씩 지도강사의 길을 걸어볼까 라는 생각을 하게 됩니다. 하지만 가당치도 않았습니다. 운동은 좋아했지만 누굴 가르쳐본 적도 없었을 뿐더러 이제 조금 이 분위기에 익숙해졌지만 아직도 사람들 앞에서면 덜덜 떨리고 식은땀이 나고 어버버버 하고 있는데 어찌 사람들 앞에 서서 교육을... 그 치만 주위에서 효병샘은 강사하면 잘할 거 같아 인기 많을 것 같다고 하는 말을 들으면 그닥 기분이 나쁘진 않았습니다.ㅎ

하지만 애초에 시험 볼 생각도 없어서 공부는 하지도 않았고(그래서 막판에 벼락치기 하다 정말 벼락을 맞는 줄 알았습니다.ㅎㅎ) 특히 시험 과목 중 티칭 시험 때문에 시험 볼 엄두가 나질 않았습니다. 그러나 시간이 흐르면서 생각이 조금씩 바뀌고 딱히 수료 후에 할 것도 마땅치 않았습니다. 말은 아니라고는 했지만 이미 맘속은 시험보자로 정했었나 봅니다. 하지만 제일 문제되는 게 티칭이었습니다. 동작시험은 머리가 좀 크고 얼굴이 못생겨서 그렇지 몸태가 나쁘지 않아 예쁘게 나올 자신 있었고 수료 쯤에는 몸 상태도 최고였기 때문에 문제가 되지 않았지만 교수님과 감독관님들 앞에서 하는 티칭은 생각만해도 식은땀이 날정도 이었으니까요 그래서 매일 같이 거울 앞에서 동작연습 티칭연습 밖에서 걸으면서 혼자 중얼 거리면서 티칭 연습을 했습니다.
　곧 그 날이 왔고 이론시험을 봤고 혹시나 했더니 역시나 덜덜 떨며 실기 시험을 봤고 수료를 했고 그간 노력이 헛되지 않았는지 감사하게 표창장도 받았고 수료식 때 앞에 나가 또 덜덜 떨며(무슨 진동 벨도 아니고..ㅋㅋ) 체험사례 발표하다 주책없게 질질 짜기도 했고...
　이렇게 2015년 봄 다사다난 했던 저의 SNPE입문기였습니다.

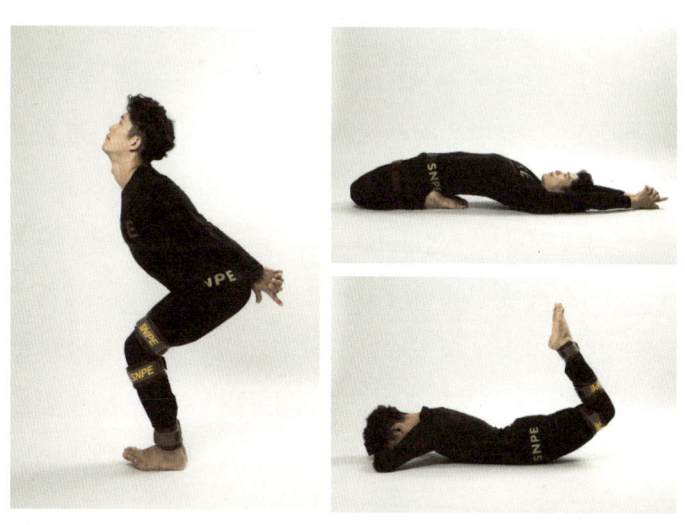

❖ 의도치 않았지만 얼떨결에 맞게 된 첫 수업.. 그리고 1년 후 지금

그렇게 수료 후 우연찮게 놀러갔던 학회에서 지유샘이 보자마자 해맑은 표정을 지으며 집 근처 센터에서 선생님 구하는데 가서 수업하라고 저에게 혼란을 안겨 주시고 더불어 심각하게 고민을 하고 있던 저에게 교수님은 '인생자체가 선택이야 네가 하고 싶으면 하고, 말고 싶으면 하지 말고 됐으니까 빨리 집에 나가' 라며 따뜻한 말 한마디를 기대했던 저에게 이 세상 그 어떠한 말보다 따뜻한 말로 절 위로해주셨고 그렇게 작년 9월 첫수 업을 시작으로 지금 이렇게 우리 교제에 다시 실릴 체험 사례를 쓰고 있습니다. 지금 생각해보니 수업 시작 후 딱 일 년만이네요 정말 많은 일이 있었습니다.

갑자기 수업이 한 번에 몇 타임이 늘어 적응할 시간도 없이 매일 파김치가 되어 집에 돌아오고 담당자 분에게 좋은 이야기를 듣고 허파에 바람이 들어, 들떠 있다 쓴맛도 보고 정신을 차리게 되고 기업체 수업을 맞게 되어 대기업 직원 코스프레도 해보고 대학은 다음 생에나 다니는 건 줄 알았는데 어쩌다 보니 PIC체육교육학과 SNPE전공 학생증이 지갑 속에 들어가 있고 영어공부는 다 다음 생에서나 하는 건줄 알았는데 PIC학사과정을 하면서 어설프고 서툴지만 영어 공부를 하고 있고 방송국 무대 설치는 수없이 했지만 방송출연은 얼굴을 다시 빚어야 TV에나올 수 있는 건지 알았는데 웨이브 베개를 밟으며 엉덩이를 씰룩이는 모습이 방송에 나가게 되었고 영광스럽게 내 모습이 교제에 실리게 되고 책에 실릴 체험 사례를 이렇게 쓰고 있습니다. 가문의 영광입니다 세상에 제 모습이 책에 실릴 줄이야... 작년 9월 첫 수업을 시작하며 일 년 후의 그려봤던 저의 모습들을 뒤집어엎어 버릴 정도로 많은 일이 있었습니다.

37년을 살면서 톱니바퀴가 맞아떨어지는 것처럼 뭔가 일이 이렇게 순조롭게 진행된 적이 없어 솔직히 좀 불안 했고 두려웠던 적도 있었습니다. 여태 그 힘들었던 모든 일들이 지금 이 순간을 위한 하나의 과정처럼 느껴졌고 느리지만 조금씩 발전 하고 있는 저를 보면 참 대견 하고 뿌듯합니다.

　몇 년 전까지 현장에서 무대를 만들고 주방에서 짜장을 볶던 한 남자는 지금은 운동 강사가 되었습니다. 막연하게 운동이 좋아, 운동이 재미있어서 나도 사람들에게 운동을 가르쳐 주는 운동 강사가 되고 싶었던 적이 있었는데ㅎㅎ 참 재미있게도 지금 그 일을 하고 있습니다. 이렇게 쓰고 나니 대단한 성공을 한 사람이 쓴 글인 것 같네요 ㅎ

　전 성공하지도, 잘나가는 강사도 아닙니다. 아직 배워야 할 것도 많고 부족한 게 너무나도 많은 초보 강사입니다. 지난 1년 많은 변화가 있었던 것처럼 1년 후의 저의 모습이 너무나도 궁금합니다. 앞으로 1년 후 더 많은 변화를 이루기 위해 계속 끊임없이 공부하고 노력 하겠습니다.

　3P수강 중 썼던 마지막 수련일기의 한 부분을 옮겨 적으며 마무리를 하겠습니다.

　불과 몇 달 사이 정말 많은걸 배우고 느끼고 달라졌다. 눈을 떠 오늘 어디가 어떻게 아플지 걱정하며 지냈던 게 불과 몇 달 전인데 이젠 아파도 두렵지 않고 걱정이 되질 않으며 무섭지 않다. 하루하루가 감사하고 새롭다. 엊그제 새벽에 축구하고 본원에 들려 수련을 한 후 오토바이 타고 집으로 오는데 눈물이 찔끔 나더라 운동을 하고 나서도 아프지가 않았다. 대신 배가 너무너무 고팠다. 맛있는 음식이 먹고 싶었고 달리는 도중 맞는 바람이 너무너무 시원했고 콧노래가 절로 나왔고 이런 기분 정말 참 오랜만이더라 일을 하며 여유가 있었던 지난날 보다 지금 당장 아무것도 가진 거 없고 직업도 없는 백수지만 내일 일이 모레 일이 담달일 걱정이 되질 않는다. 병처럼 심하게 예민한 성격이었는데 언제 그랬냐는 듯 매일매일 새로운 하루를 맞으며 살아가고 있다. 내일 벌어질 일이 기다려지고 모레는 더 흥분이 되고 기다려진다.

존경하는 최중기교수님 만수무강하시어 항상 저희를 이끌어 주십시오!!
그리고 제 첫수업의 일등 공신! 지유샘, 항상 어두운 곳에서 은밀히 많은 도움을 준 영원한 정직원 대영샘, 볼 때마다 아들처럼 잘 챙겨 주시는 대모 경자샘, 같이 수업 들으며 동고동락 했던 3P최고위과정 4기, 5기오뚜기 샘들에게 감사의 말씀 올리며 마무리 하겠습니다 ^^
SNPE여 영원 하라~~~~

아! 그리고 진짜 끝으로^^;; 맨날 운동 힘들게 시키고 도구사용하며 아파 죽겠는데 자꾸 쫓아 다니며 잔소리한다고 투덜대지만 투덜대면서 잘 따라 와주는 우리 회원님들 앞으론 더 힘들게 시킬 거니까 수업 올 때는 그냥 정신을 집에 두고 몸만 가지고 나오세요.^^ 좋은 게 있으면 자식들입에 먼저 넣어주고 싶은 어머니의 마음이랍니다. 파이팅~^^

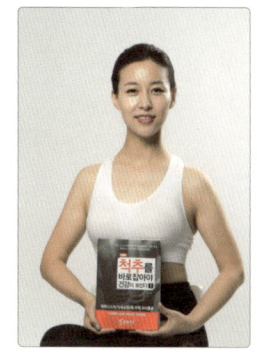

24

SNPE 바른자세 척추운동으로 셀프 통증 해결 방법을 배우게 되다

SNPE 바른자세학회 다음(Daum) 카페 'SNPE 체험사례'에
2014년 1월 14일 "경지혜"님이 직접 올린 글입니다.

안녕하세요? 2013년 동국대 SNPE 바른자세 3P 최고위과정 1기생 경지혜입니다. 이 글을 쓰기 전 제가 체험사례 코너에 쓴 글을 다시 찾아 읽어 보았습니다.

지금은 너무나도 부끄러울 정도의 제목(아직 현재진행형-7개월 만에 꼬리뼈 교정^^)이지만, 그때에는 그 정도에도 만족하고 행복해했었던 기억이 납니다. 3P 수업을 들으면서 X-ray 사진을 보고 난 다음 제 꼬리뼈가 저~~~~엄말 심각한 상태(척추 책 p.45 그림과 같이 ㄴ자로 꺾이고 천골이 오른쪽으로 틀어진 상태)였다는 걸 알았지만요.

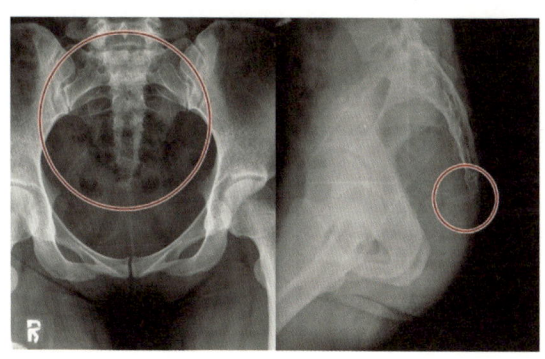

(왼쪽 사진은 'R' 이라고 쓰인 부분이 오른쪽임. 정면에서 천골과 꼬리뼈 부분을 찍은 X-ray 사진. 천골이 오른쪽으로 휜 것을 확인할 수 있음. 그리고 정면에서 볼 때 꼬리뼈가 갑자기 실종되는 기이한 광경을 목격할 수 있는데, 오른쪽 사진을 통해 꼬리뼈가 완전히 꺾여 전면에선 사라진 듯이 보인다는 것을 알 수 있음. 스노우 보드를 타다 심하게 엉덩방아를 찧었었는데 그때 꼬리뼈가 완전히 꺾였다고 생각함. 안으로 꺾였으면서도 방향상으로는 오른쪽으로 휘어 있음. 그래서 구르기 시 오른쪽이 주로 까짐)

343

수업 중간 중간마다 교수님께서 지적하셨던 말씀이 기억이 납니다.
"나이는 제일 어린데 몸은 정말 심할 정도로 굳었다. 뻣뻣하고, 안 아픈 데가 없구나."
네, 수강생들(조교님을 뺀) 중에서 가장 어리다고 자랑하던 전 문제아였습니다.
문.제.아.
꼬리뼈 교정에 환장(?)한 낯 두꺼운 아가씨.
교수님이 실습대상을 찾으실 때 뻔뻔히 몸부터 들이대던 젊은 애.
어둠의 자식들처럼 뒤에서 은밀히 꼬리뼈 교정에 열 올리던 수강생. 이 바로 접니다.
저는 당당히 외치고 싶습니다.
"나이와 아픈 건 상관이 없다고요!!"

어머님이 누구니-어떻게 널 이렇게 키우셨니??

SNPE를 접하시는 많은 분들 중 아프지 않은 분은 없으실 겁니다. 아픈데 원인은 모르겠고, 혹은 원인을 알아도 방법을 몰라 헤매고 헤매고, 돌고 돌아 마지막으로 정착하는 곳이 바로 SNPE이니까요.
저도 그렇게 SNPE와 만났습니다.
같이 운동하시는 회원님들은 부모님께 AS 받아오라고 농담 삼아 이야기하시지만 분명한 것은 부모님은 제게 건강한 신체를 물려주셨다는 겁니다.
전 분명 대학교 1~2학년 때까지는 여느 여학생들보다 훨씬 몸이 건강했습니다.
비염이 있었고, 위가 약한 것만 빼면 전 여느 사람들과 다름없이 활발하게 지냈지요.

그러다 대학교 3~4학년 때부터 여름 에어콘 바람에도 감기가 걸리는 유리 몸으로 바뀌기 시작했습니다. (지금 생각해보면 바쁘게 다닌답시고 식사를 자주 거르고 컵라면과 삼각 김밥으로 끼니를 때우곤 했었는데, 먹을 걸 제대로 먹고 다니질 않아 몸에 나쁜

독소들이 많이 쌓인 것 같아요. 선배들이 항상 컵라면 그만 먹으라고 할 정도로 급하게 먹고 대충 먹고 다녔거든요.) 여름에도 시원한 계곡이나 바닷물에 몸을 적실 정도만 되면 입술이 파랗게 질리고 추위를 엄청 탔고요.

겨울에는 멋과 유행에 동떨어진 내복을 입기 시작했습니다. 감기가 걸리는 이유를 막연히 면역력이 떨어졌다고 생각하고 홍삼과 한약에 돈을 쓰기 시작했습니다. 유명하다고 입소문난 한의원에 가면 항상 "몸이 냉하다. 따뜻하게 보해야 한다"는 얘기뿐이었습니다.

그래서 운동을 시작했습니다. 헬스를 할 때는 스스로도 몸이 따뜻해지는 것을 느꼈고, 실제로도 헬스 했을 때에는 감기에 덜 걸렸습니다. 그러나 운동을 중단하고 나면 몸은 다시 추워지고 감기에 걸리고 기본 한 달 이상 감기에 시달리며 항생제를 먹어야만 감기를 잡을 수 있는 단계에까지 왔습니다.

매번 조금만 서늘해지면 걸리는 감기도 문제였지만, 절 괴롭히던 또 하나는 두통이었습니다.

'내 머릿속에 나쁜 것이 자라고 있는 것은 아닐까'라는 생각이 들 정도로 두통과 편두통은 그림자처럼 따라다녔습니다. 조금만 신경 쓰거나 무리했다 하면 오른쪽 편두통이 절 괴롭혔습니다. 시중에 나와 있는 모든 두통약을 복용했었고, 가장 독하다는 게보린을 쪼개 먹으며 버티다 운동을 하면 조금 완화되던 생각이 나서 역시 헬스를 했습니다. 편두통도 막연히 혈액순환이 잘 안되어 생기는 것이라고 추측했거든요.

실제로 헬스해서 땀을 쭉 빼고 나면 편두통도 참을 정도로는 가라앉았습니다. 그러나 심할 때에는 무릎 꿇고 엎드려 정수리를 바닥에 대고 두피를 마구 비비고 머리를 굴렸습니다. 두개골을 감싸고 있는 근육이 경직돼 있어 아픈 거라고 추측했거든요. 하지만 감기와 편두통 모두 제가 조금만 방심하면 절 덮치곤 했습니다.

그 다음의 문제는 만성 어깨 뭉침이었습니다. 과외로 아이들을 가르치면서 높은 구두를 신고 5킬로 이상 되는 책과 가방을 한 쪽 어깨에 얹은 채로 버스와 지하철을 오르락내리락하며 4년 이상 생활했습니다. 한 회에 10만원이나 하는 비싼 마사지, 경락을 받아도 뭉친 어깨는 좀처럼 풀리지 않았어요. 마사지샵에 가면 "평소에 몸의 긴장을 풀고 다녀라. 몸 전체가 다 심각하게 뭉쳐 있다"는 얘기를 들었고, 전신마사지를 받을 때마다 힐링하는 것이 아니라 고문 받고 있다는 느낌이 들 정도로 항상 아프고 힘든 시간이었습니다.

특히 목과 어깨 부분을 만질 때면 너무 아파 이를 악물고 받아야 할 정도였고, 엎드린 자세에서 목을 한쪽으로 오래 놓지도 못했고 놓는다 하더라도 귀가 바닥에 닿을 정도로는 목이 돌아가지 않았습니다. 턱으로 머리를 받칠 정도로 목의 회전이 원활하지 않았고 그만큼 굳어 있었습니다. 그래도 받고 나면 제 손이 닿지 않던 어깨와 등의 통증이 어느 정도는 풀리는 기분이라 "내 몸을 내가 스스로 풀어주긴 힘드니 돈 열심히 벌어서 마사지 받으러 다녀야지."

라는 생각으로 살았습니다.

그렇게 돈 벌어서 꾸준히 헬스, 수영을 번갈아 하다 지루해서 찾은 운동이 바로 복싱이었습니다. 재미도 있고 평소에 관심 있던 운동이라 관장님이 칭찬해 주면 더 의욕적으로 뭇 남성들과 같이 뛰고 운동했습니다.

그러나 제가 간과한 중요한 사실...복싱 자세는 제게 너무 치명적이었던 겁니다. 상대방에게 공격할 범위를 주지 않기 위해 몸을 최대한 말고 있어야 했던 복싱 기본 자세. 목은 움츠리고, 어깨는 앞으로 둥글게 말고, 허리는 완전히 숙이지도 펴지도 않은 자세로 계속 통통거리며 뛰어야 하는 자세.

로 인해 제 몸은 더욱 아프고 나빠진 상태로 복싱장을 뛰쳐나왔습니다. 어깨 뭉침과 목의 경직, 두통까지 한 번에 다 와버렸죠. 그래서 그냥 막연히 '바른 몸매, 어깨 펴는 방법, 교정, 체형교정' 등 검색어를 두들기다 문화체육센터에 개설돼 있는 'SNPE 체형교정운동'을 발견하게 됩니다.

SNPE~너는 내 운명♡

그렇게 해서 만난 SNPE.

어떤 분들은 처음에는 효과를 질 못 느끼셨다고 하는데 서는 한 번에 딱! 느낌이 왔습니다. 비싼 마사지로도 풀리지 않던 제 어깨가 구르기로 시원하게 풀렸던 겁니다!! 계속 운동을 하고 있었던지라 구르기가 어렵지는 않았어요. 그런데 일자 구르기, 오른쪽, 왼쪽 구르기를 하자 그렇게 뭉쳐있던 어깨근육들이 정말 고드름이 녹아내리듯 너무도 쉽게 풀어지는 겁니다. 이것만으로도 저는 정말 대박이라고 생각했죠. 하지만 자세가 익숙해지기까지 저도 오랜 시간이 걸렸습니다.

1번 자세. 그냥 스쿼트 동작에서 손을 등 뒤로 깍지 끼는 것만 달라졌다고 생각했는데 제 등과 견갑골 주위 근육이 너무 굳어 있어서 제게는 뒤로 깍지 끼는 동작 자체가 난관이었어요. 깍지는 끼겠는데 손바닥이 서로 닿지 않아 어깨 전체가 앞으로 많이 굽었다는 걸 다시 느꼈고요. 10초 동안 허리를 활처럼 펴고 내려가야 하는데 전 4, 5초에서 멈추고 내려가질 않았고요.

2번 자세. 허리가 너무 뻣뻣해서 무릎 꿇고 손바닥으로 제 몸을 지탱하는 것도 힘들었어요. 팔꿈치까지는 바라지도, 바랄 수도 없는 상태...제 주위에 계시는 아저씨, 아주머니들도 하시는 동작을 전 팔꿈치도 못 닿고 포기하곤 했었어요.

3번 자세. 무릎이 마치 바닥에 착 달라붙은 것처럼 미동도 없이 고대로 있었습니다. 다리는 천근만근 같고, 무릎은 뼈가 튀어나올 것 같은 통증에 정말 쉬운 동작인데도 이거 하나 제대로 못하는구나 싶어 제 몸의 심각성을 느낄 수 있었습니다.

4번 자세. 구르기 시작 전 처음에 무릎을 안고 제자리 구르기 10회를 하는데 저는 왔다갔다 한자리에서 구르질 못했어요. 자꾸 몸이 사선으로 조금씩 이동하면서 저 스스로도 당황스러울 정도였죠. 그런데 저만 그런가 하고 봤더니 새로 오신 분들은 대부분 저랑 비슷하더라고요. 아무리 집중하고 조심해서 굴러도 시계바늘처럼 조금씩 매트를 벗어나는데... 그 때 처음 제 척추와 제 몸에 이상이 있다는 걸 깨달았습니다. 4번 자세인 구르기를 할 때도 마찬가지였어요. 매트 가운데에서 구르기를 시작했는데 횟수가 거듭될수록 몸이 왼쪽으로 자꾸 이동하고 정면으로 뻗던 발이 자꾸 사선으로 옮겨가고..나중에는 제 등 높이가 달라 자꾸 위치가 달라진다는 걸 알았습니다.

처음에는 '구르는 동작'만으로 운동이 될까 싶었어요. 그런데 50번 이후부터 뭉치던 어깨가 내 체중만으로도 서서히 풀리고, 척추 전체를 하나하나 눌러주는 느낌이 시원하면서도 자극이 오는 게 좋았습니다. 지금까지는 신경과 근육의 문제라고만 생각했지 뼈의 이상으로 모든 증상이 나타날 수 있다는 얘긴 한 번도 들어보지 못했으니까요. 단지 내가 좀 예민해서, 신경성이라서, 피로해서 혈액순환이 안 되고 근육이 딱딱하게 뭉친 거라고 생각했는데 그보다 더 근본적인 문제가 뼈였다니.. 사실 충격이었습니다.

그렇게 SNPE는 제 몸의 상태를 거울처럼 그대로 비춰서 보여줬습니다. 고작 화목이틀 50분씩 운동하는 게 많은 운동량은 아니었지만 제 몸이 확실히 안 좋았나 봐요. 1번 자세를 할 때는 등이 굳어서 가슴이 활짝 펴지지 않아 아팠고 2번 자세는 허리가 굳어서 뒤로 아예 넘어가지 않았고 3번 자세를 할 때는 무릎 뼈가 튀어나갈 듯이 아파서 힘들었어요. 그러나 뭐니 뭐니 해도 가장 힘들었던 건 4번 구르기를 하면서 까진 엉덩이 부위였어요. 50번, 100번으로 횟수가 늘어갈 때마다 제 엉덩이도 꼬리뼈 부분이 자꾸 피부가 벗겨지고, 까지고, 피가 나고, 부어오르고 해서 씻을 때 뿐만이 아니라 평소에 앉을 때도 아팠어요.

그런데 생각해보니 스노우 보드를 타고 난 다음부터(심하게 엉덩방아를 찧고 난 다음부터) 꼬리뼈 부분이 이상하다는 걸 느끼기는 했었어요. 복부운동 중 책 P.192~193에 나오는 자세(사진 첨부)를 하려고 하면 꼬리뼈가 너무 아파 엉덩이로 몸을 지탱하고 있질 못했었거든요. 헬스 할 때도 남들은 다 하는 자세를 저만 한쪽 엉덩이로 갸우뚱 비틀어서 하곤 해서 트레이너들도 원래 그 자세가 꼬리뼈가 아픈 자세가 아닌데라는 얘기만 할 뿐 제 케이스에 대해서는 이상하다는 반응뿐이었어요. 그래서 그때 당시에는 그냥 '아, 내가 좀 다른 사람보다는 꼬리뼈가 좋지 않게 태어났나 보다.' 라고 막연히 생각하고 넘어갔었는데 SNPE 운동과 책을 통해(책 p.47) 스키장에서 엉덩방아를 크게 찧었던 경험이 꼬리뼈에 변위를 일으킬 정도로 고스란히 나쁜 영향을 주었겠구나 라고 알게 되었죠.

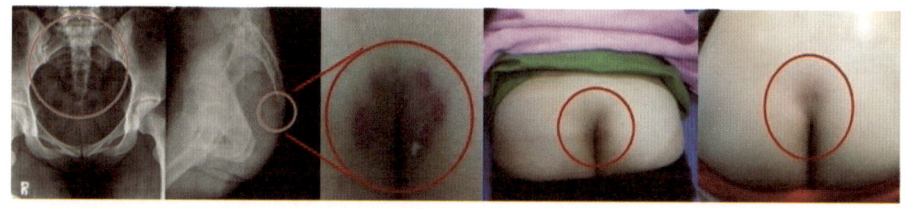

1번 사진(운동 시작할 당시) 2번(운동 4개월 이후) 3번(운동 1년째) 4번(운동 1년 3개월째)

(엑스레이 사진은 오른쪽으로 휘어진 천골의 모습과 ㄴ자로 꺾인 꼬리뼈의 모습. 엑스레이 옆 확대사진은 SNPE 구르기 운동을 200회 가량 지속한 지 4개월 이상 되었을 때 나타난 상처. 처음엔 변위가 있던 오른쪽만 상처가 나다가 점차 왼쪽, 안쪽, 바깥쪽 등 상처 나는 부위가 옮겨 다님. 오른쪽에서 두 번째 사진은 SNPE 운동한 지 1년째 되는 사진임. 상처는 사라진 상태이나 아직 꼬리뼈 변위된 부분의 살갗 색깔이 거무스름하고 라인의 끝이 오른쪽으로 약간 치우쳐져 있는 것을 확인할 수 있다. 마지막 사진은 운동한 지 1년 3개월째의 엉덩이 사진. 전체적으로 색이 밝아졌으며 1년째 되었을 때 보이던 치우친 골라인이 가운데로 바로잡힌 것을 확인할 수 있다. 골 위의 천골 부분이 아직 주변보다 조금 어둡지만 3개월 전 사진과 비교해 보아도 확실히 좋아진 것을 확인할 수 있음)

구르면서 꼬리뼈도 참 많이 까졌었는데 처음엔 오른쪽, 왼쪽, 양쪽, 바깥쪽, 안쪽으로 까지는 부위도 점점 옮겨갔어요. 물론 처음엔 상처가 날 때는 무섭기도 하고 걱정도 되고, 지금 잘하고 있는 건가 의심도 들었습니다. 그래서 엑스레이를 찍게 되었고, 찍고 나서 '아, 이 운동 때문이 아니라 내 몸에 문제가 있던 거구나.' 라는 걸 확실히 알게 되었지요. 복근운동을 할 때마다 꼬리뼈 부분이 아파 나만 자세를 못 잡았던 기억, 오래 앉아 있으면 뻐근하고 짓무르는 듯했던 느낌, 손으로 만져 보았을 때 꼬리뼈가 없는 듯 뭉툭했던 촉감 등이 생각났습니다. 또 '왜 나만 이런 느낌을, 왜 나만 이런 아픔을..' 이라고 고민하고 불편해 했던 기억들과 몸의 이상을 부모님 탓으로 돌렸던 기억들이 떠올라 많이 속상하고 아팠죠. 그런데 그 모든 고민과 방황과 답답함이 엑스레이 사진으로 한 번에 해결되더라고요. 그리고 더이상 누구의 탓을 할 필요도, 누구한테인지 모를 괜한 원망도 할 필요가 없다는 걸 절실히 깨달았고요. 제 몸의 이상은 오로지 저, 저에게 있었던 겁니다.

잘못된 자세습관, 모든 것은 다 내 탓이오

부모님은 무한한 사랑으로 절 건강히 태어나게 해 주셨는데, 크고 자라면서 제가 제 몸을 망치고 있었던 거예요. 공부할 때 책상에 기대고, 턱을 괴고, 허리를 비틀어 앉아 공부하고, 귀찮다고 스트레칭도 안하고, 몸을 앞으로 숙이고 말기만 했지 반대로 몸을 풀어주는 자세는 제대로 해본 적이 없는 것 같아요. 또 다리 꼬고 앉고, 바닥에 앉을 때도 오른쪽 골반이 벌어지게 다리 접고 TV 보고, 체중을 한쪽 엉덩이에만 실어서 앉고, 컴퓨터 할 때 왼쪽 팔꿈치로 기대 몸을 틀어지게 하고, 누워서 책 본다고 베개를 한껏 높이 베서 책 보다가 그대로 자고...그동안 제가 했던 사소한 자세와 습관들을 돌이켜 보니 정말 제 자신이 부끄러웠어요. 이러면서 아프다고 싫은 소리하고 걱정 끼쳐드리고 괜히 부모님 탓하고...몸이 아프면서 정말 몸도 마음도 한없이 가라앉고 있었다는 걸 새삼 깨달았습니다.

SCR-선택(Selection), 집중(Concentration), 반복(Repetition)을 하면 몸은 정직하게 반응한다

그러니 지금까지 최소 10년 이상 제가 제 몸을 망치고 있었던 거잖아요. 그걸 한순간에, 6개월, 1년 안에 낫게 하겠다는 건 정말 도둑 심보인 것 같고…전 꼬리뼈 부근의 상처가 계속해서 옮겨 다닌다는 것에 우선 희망을 갖기로 했습니다. 계속 같은 부위에만 상처가 난다면 제 노력이 부족하거나 제 몸이 정말 심각하단 의미겠지만 다행히도 제 몸은 제가 운동하는 만큼 정말 정직하게 반응했습니다. 위의 사진만 봐도 아시겠죠? 처음에는 천골이 비뚤어진 방향인 오른쪽만 상처가 나다가 1,2개월이 지나자 왼쪽으로, 3개월이 지나자 다시 오른쪽으로, 4개월이 지나자 양쪽으로 상처가 계속해서 옮겨갔습니다. 그러면서도 오른쪽일 때 같은 부위만 계속해서 상처나는 게 아니라 조금 아래였다가 위였다가, 안쪽이었다가 바깥쪽이었다가, 이런 식으로 계속해서 옮겨 다녔어요. 하도 상처가 나고 아파서 교수님께 보여드리고 여쭤봤는데, 운동을 하면서 굳어있던 천골이 움직이기 시작해서 상처 부위도 옮겨 다니는 거라고 말씀하시더라고요. 아무것도 모르는 상태에서 막연히 설명만 들었다면 답답하고 믿음이 안 갔을 텐데, 이 책과 뼈 그림, 꼬리뼈 관련 설명(p.47~48)과 구르기 운동 시 나타날 수 있는 반응(p.167)에 대한 명확한 설명을 통해 SNPE 운동에 대한 확신과 기대를 가질 수 있었어요. 그리고 정말 책에서 설명하는 이론처럼 제 몸이 서서히 같은 반응을 보이고 있다는 점도 더욱 강한 믿음을 갖게 했죠.

물론 지금(1년 3개월째)도 500번 이상 구르기를 하면 엉덩이에 상처가 날 때가 있어요. 그럴 땐 구르기를 하실 때 엉덩이 닿는 부위에 매트를 돌돌 말아 상처 부위를 좀 더 폭신하게 만들어 주신다던지, 너무 고통스러우신 분들은 상처가 나을 때까지 구르기는 덜 하셔도 좋구요. 본인이 잘 까지거나 상처가 나는 부위를 아신다면 약국에서 파는 테이핑요법 테이프를 사셔서 상처 부위에 미리 붙이고 운동하시면 훨씬 상처가 덜 나실 거예요. 제 1년째 사진을 보세요. 언제부터였는지는 정확히 기억이 나지 않지만 거의 1년에 가까워올 때 즈음에는 전 더 이상 엉덩이 상처로 고민하지 않았어요. 좋아지기 위한 성장통이었을까요? 그렇게 매번 까지고 대일밴드로 도배해야 했던 제 엉덩이가 9개월 이후부터는 더 이상 상처가 나지 않았거든요. 그러니 꼬리뼈 부근에 상처가 나서 고민이셨던 분들이 제 사례를 보시고 용기와 힘을 얻으셨으면 좋겠어요. 좋은 결과를 얻기 위해서는 인고의 시간이 필요하다는 거, 인생의 진리일 뿐만 아니라 SNPE에서도 똑같이 발휘되는 진리인 것 같아요.

마지막 사진은 음력 2013 마지막 날 찍은 사진입니다. 피부색도 훨씬 밝아졌을 뿐만 아니라 약간 오른쪽으로 치우쳤던 골라인이 일자로 돌아왔어요! 특히 꼬리뼈 부근은 상처를 거의 찾아볼 수 없고, 이제는 그 위에 천골 부위가 색이 약간 거뭇거뭇하네요. 아직도 오래 앉아 있거나 꼬리뼈 쪽으로 체중을 실으면 불편하긴 하지만 꼬리뼈가 걸려 구르기 할 때마다 아프고 힘든 건 없습니다! 주 2회1, 2, 3개월.. 주3회... 몸이 불편하고 찌뿌둥 할 때마다...1년, 그 이상...운동을 하는 횟수와 시일에 따라 제 몸은 제가 느끼기에도, 남들이 보기에도 정말 많이 부드러워졌어요. 몸의 고통스런 반응은 저런 꼬리뼈 상처였지만, 남들이 느끼는 제 변화는 바로 피부에서부터 시작되었죠.

꼬리뼈의 아픔이 익숙해질 즈음인 3~4개월이 지나자 피부부터 달라지기 시작했습니다. 스킨과 선크림만 바르고 다녔는데도(겁 없이 다녔죠;;;) 피부가 맑아지고 윤기가 나기 시작했거든요. 같이 운동하시는 회원님들이 제일 먼저 변화를 알아채셨고, 새로 오신 회원님들께 제 얼굴이 체험사례가 되었습니다. 운동 후 티타임을 가지면서 같이 운동하시는 회원님들과 서로 아픈 부위, 나아가는 과정 등을 나누며 가족 같은 분위기 속에서 운동했어요. 전 정말 절실해서 열심히 운동한 거였는데 다들 좋게 봐주셔서 'SNPE 모범생, 나이는 어려도 운동은 꾸준히 하는 아가씨' 에서 '시범조교'라는 별명까지 붙여주셨어요. '시범조교'라는 별명이 생기니 확실히 더 열심히 하게 되더라고요. 누구 보여주려고, 자랑하려고 했던 게 아니라 제가 이 운동을 해야만 아프지 않고, 안 좋은 부위를 조금씩 낫게 할 수 있다는 믿음에 열심히 했던 건데 모두 잘 챙겨주시고 강사님도 아낌없이 조언과 격려의 용기를 주셔시 운동하는 내내 기쁘게 했던 것 같아요.

그리고 3~4개월 안에 나타난 또 다른 변화. 감기에 걸리지 않고(혹은 걸리더라도 일주일 안에 나을 정도로) 겨울을 무사히 보낸 겁니다. 비염 때문에 아침마다 제 코는 수도꼭지처럼 투명한 콧물이 주룩주룩 흘렀었는데 어느 순간 코푸는 소리도 사라지고 콧물도 흐르지 않았어요. 무엇보다 부모님이 가장 기뻐하셨고, 엄마는 '드디어 너에게 딱 맞는 운동을 찾은 것 같다'며 열심히 하라고 격려해 주셨어요. 비염 증상도, 감기도 사라지니 정말 행복했어요. 방심하거나, 찬 걸 많이 먹거나, 너무 차게 하고 다니면 감기가 다시 왔지만 척추에 자극을 하나하나 줘서인지 몸이 훨씬 따뜻해지고 건강해진 기분이었어요. 이 때 바로 저항력(면역력)과 관련된 T8번 척추 부분에 피가 나면서 문제 있던 척추 부분에 반응이 나타나니 신기하기도 하고 뿌듯하기도 했어요.

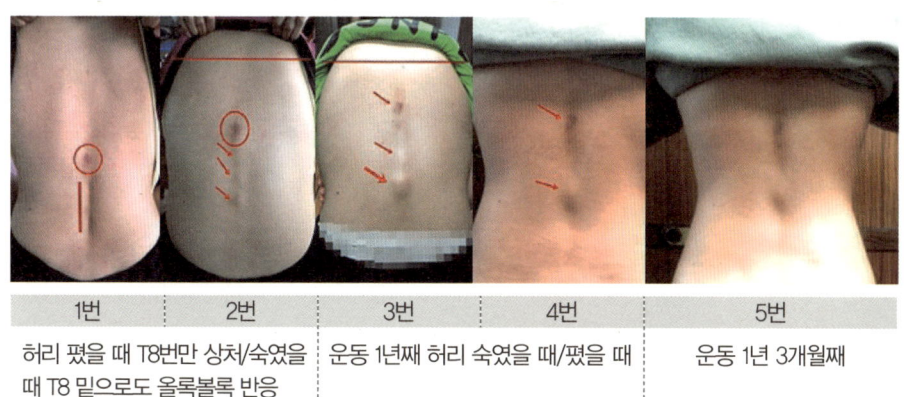

1번	2번	3번	4번	5번
허리 폈을 때 T8번만 상처/숙였을 때 T8 밑으로도 올록볼록 반응		운동 1년째 허리 숙였을 때/폈을 때		운동 1년 3개월째

꼬리뼈의 상처가 사라지면서 자연스럽게 상처 부위가 등으로 옮겨갔습니다. 그래도 T8번은 피가 나도 아프다는 걸 못 느낄 정도로 통증이나 자극이 심하지 않았어요. 1-2번 사진은 처음에 T 8번('척추' 책 p.15 참고)에 상처가 났을 때 낮은 저항력과 위, 췌장 질환 관련 신경이 지나가는 부분인데 이 부분에 상처가 났을 때 전 아픔이나 나쁜 기분보다는 오히려 신기하고 기분이 좋았어요. 꼬리뼈가 많이 좋아지고 나자 그 다음 제게 문제 있던 부분이 자기 차례였다는 듯 나타난 것이 신기하고, 또 제 몸이 더 좋아질 수 있다는 신호로 느껴졌거든요. 제가 항상 고민했던 1년 내내 감기 걸리는 약한 체질, 허구헌 날 체하는 위장 관련 자리가 반응을 보였다는 점에서 SNPE에 대한 믿음은 이때쯤 거의 100% 신뢰에 가깝게 변하게 됩니다. 거기다가 심지어 아프지도 않아서 이 부분에서는 피가 흘러 운동복이 젖을 정도가 되어도 남들이 말해줘서야 알 정도였어요. 그리고 피가 나는데도 아무렇지 않게 운동하는 제 모습을 보고 이때부터 제게 'SNPE 시범조교'라는 별명이 붙게 되었죠. 그런데 정말 이 부분은 아프지 않았어요. 허리를 펴고 있을 때는 상처 난 부위만 티가 나고 그 밑의 척추는 전혀 티가 나지 않았거든요. 물론 1번 사진을 보면 척추가 아주 똑바른 일자는 아니라는 걸 아실 거예요. 약간 오른쪽에서 왼쪽으로 휜 듯한 느낌? 실제 엑스레이 사진도 마찬가지였고요. 어쨌든 평소 자세 때는 티가 안 나던 부분들이 허리를 숙이면 2번 사진처럼 톡톡톡 진짜 모습을 보여줬다는 거예요. 그리고 숙였을 때에만 제 왼쪽 등 높이가 수평보다 더 솟아있다는 것도 알게 되었고요. 허리를 폈을 때 척추가 쭈욱 들어가 있는 걸 발견할 수 있는데, 나중에 교수님께 수업을 들으면서 너무 튀어나오거나 너무 들어가 있는 것 둘 다 문제가 있는 거라고 말씀해 주셨어요.

3-4번 사진은 SNPE 시작한 지 1년 이후의 모습이에요. 그 전보다 더 도드라진 척추의 혹이 보이죠. T8번의 상처도 덜 나고 색도 처음보다 흐려졌는데 오히려 밑의 척추들은 더욱 크게 혹이 생겼어요. 정확한 위치는 모르겠지만 L2~3번 자리라고 만져지는데 자궁과 생리통, 변비에 관련된 부분이에요. 이 부분은 T8번과 달리 정말 고통

이 상당했습니다. 단순히 혹처럼 두드러진 척추 뼈만 아픈 것이 아니라 그 주변 근육들도 같이 경직 되서 구를 때마다 처음에는 허리가 퉁퉁 하면서 매끄럽게 구르지 못했는데요. 제가 오른쪽으로 문제가 있는지 척추를 중심으로 오른쪽으로 더 많이 굳고 통증이 심하더라고요. 혹이 난 부분은 오른쪽으로 근육이 더 경직됐지만, 등 높이는 왼쪽이 더 높아서 구를 땐 왼쪽 등이 더 많이 닿았어요(3번 사진). 그런데 또 허리를 폈을 땐(4번 사진) 혹 같던 부분이 크게 티가 나진 않고, 운동을 하거나 허리를 잔뜩 숙였을 때에만 두드러지게 나와서 신기했어요.

마지막 사진은 꼬리뼈 마지막 사진 찍은 날과 같은 2013년의 음력 마지막 날, 설전에 찍은 사진이에요. 1번 사진과 비교해 보면 약간 사선인 듯했던(빨간색 일자선과 비교해보면 약간 틀어진 것을 알 수 있음) 척추 라인이 가운데로 옮겨왔다는 걸 알 수 있어요. 그리고 문제의 커다란 혹 부분도 훨씬 더 자연스러워졌고요. 1번부터 5번 사진까지 차례대로 보면 시간이 지날수록 몸의 살도 빠지고 처음보다 정말 옆구리 라인이 많이 살아날 것도 확인할 수 있어요. 저도 후기 쓰면서 사진 정리하다 보니 정말 감격스러웠는데 1번과 3번 사진에서 있는 듯 없는 듯했던 허리라인이 5번 사진에서 예쁘게 보여서 얼마나 기뻤던지…틀어진 척추도 잡아주고, 아픈 곳도 낫게 해 주고, 다이어트에 S라인까지 잡아주다니..SNPE 정말 짱이에요!!

정말 지금까지 각종 병원과 한의원을 전전했지만 그 누구도 척추에 이상이 생겨, 혹은 척추의 변위 때문에 이러이러한 병으로 발현될 수 있다고 말해주는 사람은 아무도 없었습니다. 단지 신경과 혈관의 소통의 문제라고만 생각했었는데 가장 기본적인 바탕은 바로 척추의 변위였다는 걸, 정말 '무지가 죄'였다는 걸, 몸의 변화와 변위된 부분의 반응 등을 통해 몸으로 깨달을 수 있었죠.

제가 몸소 느끼고 나아지게 되니 새로운 회원님들이 오실 때마다 어떻게든 도움을 주고 싶어 티타임 때 각자의 고민과 문제가 무엇인지, 나아가는 과정과 노력에 대해 나누면서 SNPE에서 배운 이론을 알려 드리게 됐습니다. 이게 바로 SNPE의 가장 큰 장점이 아닐까요? 이론 + 운동을 병행하니 자신의 몸에 대해 정확히 자각하게 되고 타인에게도 책과 이론에 근거해 확신과 믿음을 줄 수 있고 누가 시키지 않아도 적극적으로 나서서 SNPE를 알리고 가르쳐주는… 앞으로 SNPE가 나아갈 미래는 밝기만 합니다.

SNPE가 주는 기쁨과 뿌듯함, 스스로에 대한 자신감이 생기면서 자연스레 SNPE 바른자세 3P 최고위과정 수업도 듣고 싶다는 열망이 생겼습니다. 그리고 교수님이 발견하시고 정립하신 SNPE의 정수를 직접 듣고 경험해보고 싶은 욕심도 있었고요. 역시나, 아니 제 예상과 기대 이상으로 교수님의 강의는 쉽고도 명확하고, 핵심을 관통하면서도 다양한 관점과 이론으로 몸을 바라보는 방법을 알려 주셨습니다. 처음에는 주말 내내 나와서 들어야 한다는 것이 때로는 꾀가 나기도 하고 놀고 싶은 마음도 있었지만 매주매주 새롭게 알게 되는 이론과 지식, 운동과 실습으로 몸이 가뿐해지는 것을 느끼며 종강 때에는 얼마나 아쉽던지요. 그리고 거짓말처럼 최고위과정 종강 후 전 일주일이나 앓았습니다. 저도 모르는 사이 최고위과정 수업을 통해 제 몸은 제대로 힐링하고 있었나 봅니다.

통증을 없애는 쉽고 빠른 방법-도구 사용하기!

원인모를 두통과 편두통에 시달리신다면 SNPE 웨이브 베개 사용을 꼭 권해드립니다. 제 목은 역C자에 가까웠을 정도로 심한 변위가 있었는데 그 때문에 심한 편두통에 시달린 것이 10년이 넘었었어요. 위에도 썼었지만, 모든 두통약에 내성이 생길 정도로 약이 없으면 못 견디던 편두통을 너무도 쉽게 없애준 게 바로 나무 웨이브 베개였습니다. 원래 목은 앞으로 구부러진 자연스런 C자여야 하는데 변위된 목을 바로잡아주는 것이 바로 웨이브 베개 사용이거든요. 처음엔 저도 뒤통수가 닿질 않고 목의 뼈들이 베개와 닿아 아프고, 자다가 무의식중에 빼버릴 정도로 적응하는 데 어느 정도의 시간이 걸렸습니다. 그러나 정말 거짓말처럼 웨이브 베개 사용 이후 편두통뿐만 아니라 어깨의 뭉침까지도 자연스럽게 풀리는 것을 경험하고는 두통과 어깨 뭉침이 모두 목의 변위에서 시작된다는 걸 몸소 깨달았죠. 그래서 전 이제 여행갈 때에는 웨이브 베개 미니 사이즈를 가져가 목에 베고 잡니다. 몇 번 가져가지 않고 다른 베개를 베고 자다가 어깨가 잔뜩 뭉치고 머리와 목이 무거운 것을 경험한 이후로는 자동차를 오래 타고 가는 여행이 생기면 무조건 웨이브 베개 미니, 가능하면 웨이브 베개까지 챙겨가 저도 사용하고 지인들도 경험해 보게 합니다. 특히 자동차에 오래 타고 가는 여행은 온몸이 굳고 찌뿌둥한데 이렇게 웨이브 베개를 가져가면 뭉친 몸도 풀 수 있어서 일석이조예요. 이제는 심지어 나무손을 베고 잘 정도로 몸이 부드러워졌는데요. 나무손은 확실히 속 근육까지 깊숙히 자극을 줘 나무손을 베고 나면 근육이 좀 아픈데 최근에 나온 투레일을 베고 자면 나무손보다는 자극이 덜해 편하게 잘 수 있어요.

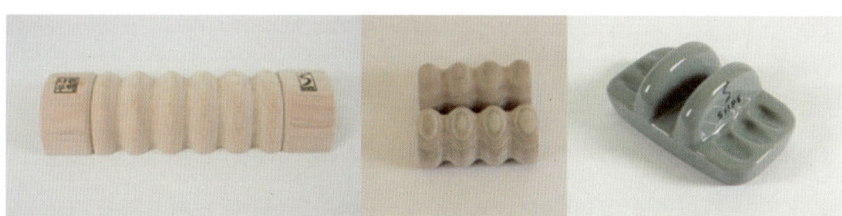

[1]웨이브 베개(평소 잘 때 좋아요) [2]웨이브 베개 미니(여행 때) [3]투레일 청자도자기(베고 자기 좋아요)

그리고 전 평소에 운동화에 SNPE 족궁기를 넣어 족궁을 유지하며 걸어 다니려 애썼어요. 수업시간에 운동 후 짝을 지어 발 지압을 해주는 시간이 있었는데, 발의 뭉친 부분만 풀었을 뿐인데도 체한 사람은 체기가 사라지고, 전 어깨 뭉친 게 풀리는 신기한 경험을 했거든요. 그 이후로 발의 중요성을 느껴 족궁기를 꼭 끼고 다녔어요. 확실히 족궁기가 발의 족궁을 만들어줘 많이 걸어도 발이 덜 피곤하고 몸의 균형이 잡히는 기분이 매우 좋았어요. 남성화를 아버지께 선물로 드렸는데 신어보시고는 지금까지 신었던 기능성 신발들과 비교도 할 수 없을 정도로 편하고 발에 꼭 맞는다고 새해 선물로 너무 고맙다고 하셨어요. 여성화는 엄마와 저 둘 다 신고 오늘 나갔다 왔는데 역시나 정말 발이 편안하다고 엄마도 매우 좋아하셨구요. 그리고 은근 키 높이도 되서 제 동생이 자기 신발은 없냐고 부러워했어요.

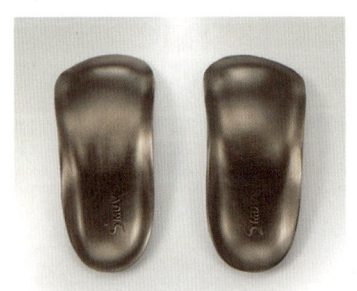 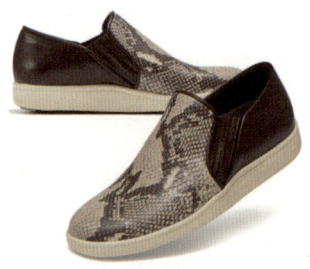

SNPE 족궁보조구(족궁기. 각종 신발에 넣고 다닐 수 있음) SMUV 아치워킹슈즈. 발이 정말 편안함^^

그리고 전 SNPE 생식은 늦게 시작한 편인데요. 집에 각종 미숫가루나 선식이 있었어도 귀찮고 맛도 없어서 타먹지 않다가 그대로 버리는 경우가 많았는데요. SNPE 태평농법 생식은 맛이 좋아서 정말 놀랐어요. 기존의 미숫가루나 선식은 우유에 꿀을 타서 먹어야만 그 맛에 간신히 목 넘김이 가능했는데, SNPE 생식도 그럴 줄 알고 베지밀 단 맛에 타먹었었거든요. 그런데 베지밀 맛이 너무 달게 느껴지는 거예요. 그래서 그냥 우유나 저지방 우유에 타먹었더니 딱 맛도 좋고 배도 부르고, 나중에는 물에 타먹어 봤는데 그래도 역시나 맛이 좋아서 깜짝 놀랐어요.

처음엔 독소가 빠지는 과정이었던지 오히려 변비가 생겨서 걱정했었는데 한 달 정도 지나니 이젠 매일매일 화장실도 편안하게 다녀오고, 무엇보다 화장실에서 끙끙거리지 않아서 너무 좋았어요. 힘을 잔뜩 주고 치질이 생기지 않을까 걱정할 정도로 화장실 가는 게 걱정스러웠는데 이젠 웬걸요~1분 안에 쾌변으로 해결하니 이젠 아침을 생식으로 시작하지 않으면 안될 정도예요.

무지가 건강을 해친다

마지막으로...

무작정 운동을 시작하시는 것보다는 정말 내 몸에 대한 정확한 이해가 우선 되야 한다는 것을 외치고 싶습니다. 단순히 운동만으로는 100% 그 사람을 변화시킬 수 없다는 말씀, 소프트웨어가 깨어 있어야 하드웨어도 완전히 바꿀 수 있다는 교수님의 말씀에 깊이 공감합니다. '척추를 바로잡아야 건강이 보인다' 이 책 한 권만으로도 막연히 의심하고 염려했던 통증의 원인, 이유를 찾아가실 수 있을 거예요. 운동법뿐만 아니라 교수님께서는 척추 교재를 가지고 이론 설명까지 해주시니 몸에 대한 근본적인 원리를 알아야 운동효과도 더 크게 볼 수 있다는 걸 알았습니다. 그만큼 SNPE는 지도자의 역할이 굉장히 중요하다는 것도 다시 깨닫게 되었고요.

동국대에서 SNPE 바른자세 3P 최고위과정을 수강하면서 배운 것이 너무나 많습니다. 해부학 책을 뒤져가며 몸에 대해 알게 되어 기뻤고, 막연한 두려움이었던 구르기 500번, 1000번이 누구나 가능하다는 사실을 배웠고, 동기분들과 실습하며 타인을 통한 교정방법과 효과에 대해 체험할 수 있어 행복했습니다. 그리고 무엇보다 행복했던 건 제 몸으로 느끼고 경험했던 모든 것들이 이론과 일치했고 명확하게 설명할 수 있었다는 겁니다. 막연한 추측, 병원을 다녀도 명확히 나오지 않던 원인과 처방을 남의 도움 없이 내 노력, 내 힘으로 바로잡고 고칠 수 있다는 것이 얼마나 큰 기쁨인지.. 겪어보신 분들은 모두 공감하실 거예요. 그렇기에 머나먼 바다를 건너 호주에서, 필리핀에서 건너와 최고위과정을 수강하고, 부산에서 KTX 타고 오는 비용이 최고위과정 수강료와 맞먹을 텐데도 이렇게 모이고, 오는 이유가 뭘까 생각해봤더니 바로 이것이 SNPE의 힘이자 진가인 것이겠지요.

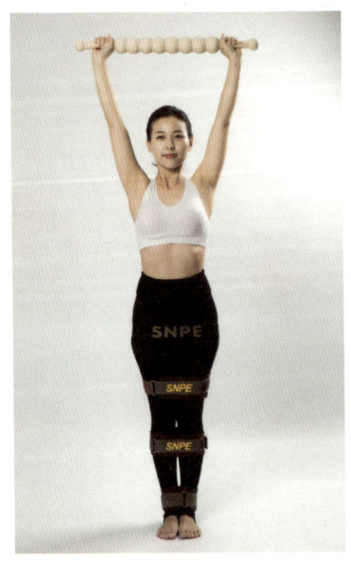
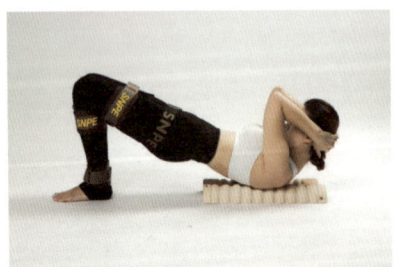
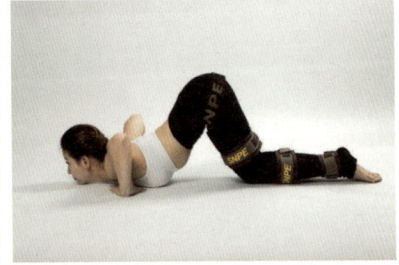

 건강한 육체에 건강한 정신이 깃든다. 맞습니다. 몸이 아프면 마음도, 정신도 아프고 병들게 되지요. 그래서 아픈 사람들이 건강한 사람들보다 더 많은 유혹에 흔들리고, 선택과 집중에서 실패하는 것 같습니다. 하나를 얻으려면 인고의 시간이 필요합니다. 무엇이든지 거저 얻을 수 있는 것은 아무것도 없습니다. 힘든 고비를 넘기면 쉬어갈 수 있는 여유가 생기고, 쉬어도 다시 나아갈 수 있는 힘이 생깁니다. 전 그렇게 해서 지금까지 왔고, 앞으로도 그렇게 계속 나아갈 겁니다. 더 건강하고, 행복한 삶, 건강한 미래를 위해서요. 그리고 그 길에 바로 SNPE가 저와 함께 갈 겁니다.

 길고 긴 글 읽어주셔서 감사합니다. 무엇보다 아프고 힘들어 포기하고 싶으신 분들께 조금이나마 위로와 격려가 되길 바라고 또 바랄 뿐입니다.

 교수님, 감사합니다.

 SNPE로 만난 여러분들, 반갑고 건강하시길 빕니다.

 SNPE Forever♡

25
SNPE 바른자세운동 수술 후 재활운동 및 통증예방 차원에서 필요하다.

"노력보다 더 중요한 것은 올바른 선택이다"라는 말이 있다. 인생은 선택의 연속이다. 선택은 정말 어렵고 중요한 문제다. 아래에 소개하는 사진의 사람도 대형 교통사고 후 20cm이상 피부를 절제하는 디스크수술(척추유합술)을 받았다. 병원의 담당 의사는 지팡이 없이 정상적 생활이 어렵다고 했으나 강력한 의지로 걷고, 운동을 선택한 결과 정상적인 사회생활이 가능하게 된 사례이다.

SNPE 바른자세운동 후 통증이 발생하면 쉽게 포기하거나 운동을 탓하는 사람들이 의외로 많았다.

"인생에는 공짜가 없다" 라는 말이 있듯이 좋은 결과를 얻기 위해선 피눈물 나는 고독함의 노력이 필요한 경우가 많다. 어떤 경우에는 따뜻한 위로의 말보다 냉정하게 자유의지를 발휘하여 본인 스스로 혹독한 노력을 선택하도록 독려하는 것도 필요하다. 외롭지만 홀로 결단을 내려야 하는 순간이 있다.

특정한 사람의 성공사례가 다른 사람에게도 동일한 성공사례의 결과를 이끌어 낼 수 있다고 필자는 장담할 수 없다. 특히 수술을 했는데 일반 수술이 아닌 소위 몸에 쇠를 박았다고 표현하는 '척추유합술'의 수술을 받은 사람들에게 아무리 좋다고 한들 필자는 자신 있게 SNPE 바른자세운동을 적극적으로 추천할 수 없었다.

왜냐하면 솔직히 필자도 두렵기 때문이다. 혹시 통증이 더 발생되면 SNPE 운동을 탓할 것이 당연하기 때문이다. 그런데 본 사례를 책에 올린 목적은 수술을 했음에도 통증이 계속된다는 사람들의 사례를 필자는 너무 많이 경험했기 때문이다. 다른 선택의 방법이 없는 사람들은 어떡하란 말인가? 수술도 안 되면 그 다음은 과연 어떤 방법을 택하여야 하는가? 통증으로 고통 받고 있는 사람들의 입장에서 한 번 생각해 보았다.

본 체험사례의 사례자는 다른 선택의 여지가 없었다. 불구자로 살 것인가, 아닌가? 막다른 선택에서는 인간에게 초인적인 힘이 발휘되는 것 같다. 필자는 한 가지 사례를 겪으면 한 가지 지식과 지혜가 생긴다고 생각한다. 본 체험사례를 통하여 얻은 교훈은 '인간은 강하다' 그리고 '근육은 사용할수록 발달하고 강해진다'를 배웠다.

필자는 "수술한 사람도 좋아지는데 수술 전인 사람들은 당연히 좋아질 수 있다"라는 생각을 자주 한다. 그런데 같은 내용을 말해도 사람들의 성격, 인품, 절제력, 경력, 나이, 성별 등에 따라서 받아들이는 이해의 정도가 다름을 필자는 경험을 통하여 깨닫게 되었다. 남을 이해시킨다는 것은 참! 어려운 일이다. 강요가 아닌 스스로의 깨달음 즉 '소프트웨어의 변화가 하드웨어를 변화시킨다'라는 소박한 진리를 필자는 경험을 통하여 터득하게 되었다.

자유의지를 발휘한 강력한 노력은 자기 선택이 확고할 때 가능한 것이다. 자기 확신이 분명하면 인간은 타인의 확신에 의존하지 않는다고 한다. 사람은 기본적으로 이해력이 있는 존재이므로 자신의 통증을 해결해 준다는 사람으로부터 본인이 이해할 수 있는 로드맵이 그려질 수 있는 답을 얻으면 본격적인 치료가 진행되기 전이라도 몸과 마음이 절반은 가벼워진다.

혹시 너무 힘들어서 포기하고 싶고 좌절한 경험이 있는 사람들에게 한줄기 빛처럼 희망의 용기가 될 수 있는 사례가 되었으면 하는 바람으로 본 사례를 소개하는 바 이다. 일단 운동이 두려운 사람은 걷기라도 열심히 해 보길 권해본다.

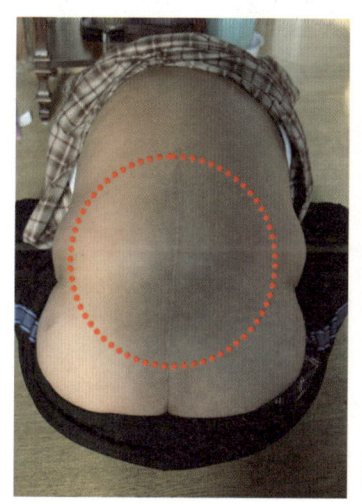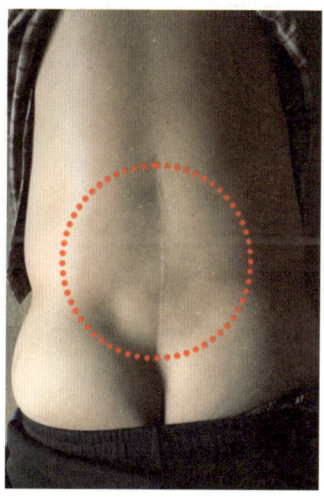

위 사진은 대형교통 사고 후 척추디스크수술(척추유합술)사진. 수술 후 피부의 상처(흔적)가 크다.
※ 참고사항: 일반적인 척추디스크 수술은 수술 후 피부의 상처(흔적)가 작다.

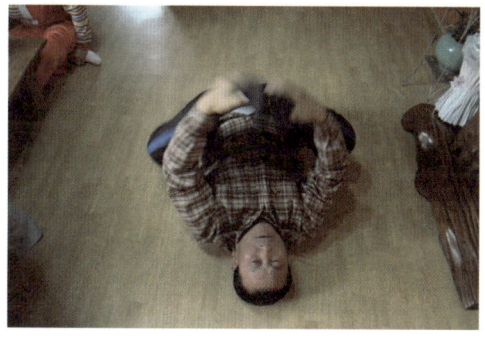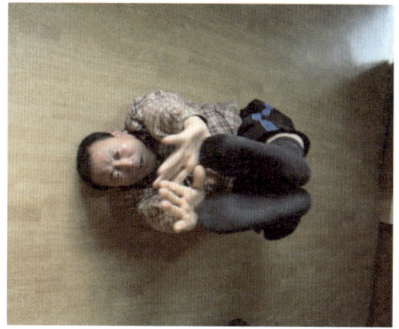

실외에서는 걷기를 많이 하였으며 실내에서는 끊임없이 몸을 움직였다. 다양한 스트레칭을 계속했다. 처음엔 동작이 잘 안되었으나 계속된 노력으로 근육이 이완되어 동작이 부드럽게 변화되었다.

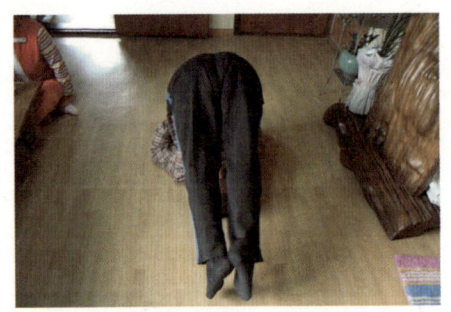 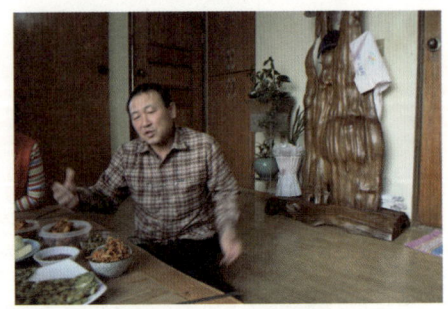

　몇 년 동안 치열한 운동 후 통증이 없어지고 정상적인 생활이 가능해졌다고 한다. 인터뷰 도중에 구르기 동작 시범을 보여 주었다. 수술 후 운동 과정과 몸의 변화를 설명하면서 필자에게 걷기와 바른자세운동의 중요성을 설명하는 사례자의 모습이다.

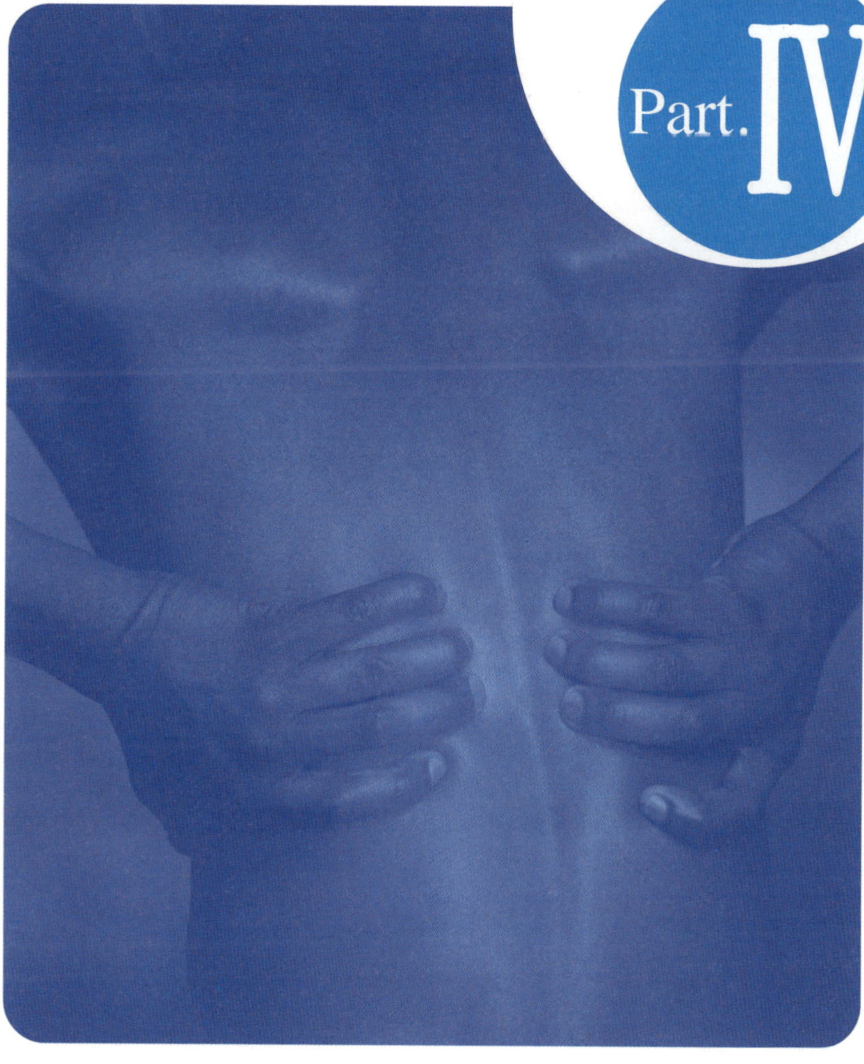

Part. IV

부록

Self Natural Posture Exercise

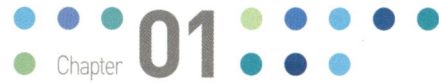

하고 싶은 이야기

- 영국 유학생의 체험사례는 SNPE 바른자세 체형교정의 논리확립에 엄청난 자신감을 심어준 계기가 되었다. 처음엔 불안, 초조한 표정에 다리를 질질 끌면서 절뚝거리며 저자의 연구실을 들어오던 젊은 남학생이 나중에 건강한 혈색과 함께 두 다리로 똑바로 걷게 되는 모습의 전 과정을 목격한 저자는 한 편의 감동적인 드라마를 시청한 기분이었고 참으로 운이 좋은 케이스를 경험했다고 생각한다.

- 2003년 10월 저자로부터 체형교정학을 배운 여성분의 소개로 철의 학생을 처음 만나게 되었다. 철의를 소개해준 여성분은 물리치료학을 전공하고 정형외과에서 수년간 근무하면서 각종 대체의학과 카이로프랙틱(척추교정)을 오랜 시간 공부한 분이었다. 여성분의 의견으론 물리치료, 카이로프랙틱, 추나요법 등의 척추교정 방법으로 치료될 수 있는 단계는 이미 지난 것 같으며 현재 여러 대형병원에서 허리디스크 수술판정을 받고 대기중이란 설명을 하면서 조심스럽게 저자의 운동치료 프로그램으로 철의 학생을 정상적으로 걷게 만들 수 있는지 문의한 것이 계기가 되어 철의 학생과의 만남이 성사되었다.

- 당장 수술하지 않으면 상태가 더욱 악화된다는 의사선생님의 진단결과에 절망하지 않고 이왕 수술 결정한 거 운동치료를 통해서 자신의 모든 노력을 쏟아보고 싶다는 철의 학생의 강인한 의지와 점진적인 치유경과과정을 지켜보면서 저자는 참으로 많은 것을 깨닫게 되었다.

  ① MRI, CT, X-ray 진단 방법이 결코 절대적인 판단 기준의 수단으로 적용되어서도 안 되며 간단하게 간과되어선 안 된다는 점이었다.

  ② 심한 통증 해결은 척추교정(카이로프랙틱, 추나요법, 견인) 등의 방법보다 경직된 부분을 정확히 찾아서 부드럽게 변화시키는 것이 핵심임을 알게 되었다.

  ③ 본인의 의지와 서두르지 않는 정신적인 안정감, 걷기운동의 중요성, 내가 왜 이 운동을 해야 하는지를 논리적으로 설득력 있게 이해시켜주는 운동지도자의 역할과 꾸준히 운동을 실천하는 겸손한 자세가 매우 필요하다.

- 저자는 처음 철의 학생을 보면서 과연 내가 이 학생을 좋아지게 만들 수 있을까 하는 불안감과 두려움도 있었고 한편에선 그동안 연구해온 SNPE 척추교정방법을 이 학생에게 적용하면 과연 어떤 결과가 나올까 하는 도전의식과 막연한 자신감도 동시에 교차하였다. 저자는 수년간 카이로프랙틱(척추교정), 견인치료, 추나요법, 침, 사혈 등을 치료받은 경험이 있다. 카이로프랙틱은 미국인, 일본인, 한국사람으로부터 여러 번 시술을 받았다. 그러나 저자의 허리 통증 상태가 너무 오랜 세월 지속되어서인지 일시적인 효과만 있다가 또 재발하는 등의 악순환이 계속되었다. 그래서 저자 스스로 운동법을 만들어 내 몸에 적용시켜 만성적인 허리 통증을 없앤 방법이 SNPE 척추교정운동법이어서 걱정과 기대를 동시에 갖고 철의 학생에게 적용시킨 결과 성공적인 결과를 만들어 냈다.

- 2002년도에 허리디스크와 목디스크 수술판정 받은 50대 여성분의 성공사례를

통하여 어느 정도 자신감의 작은 새싹은 자라고 있던 상태였다. 50대 여성분의 입증자료는 X-ray밖에 없어서 내심 서운하던 차에 철의 학생의 동의를 얻어 2003년 당시엔 최고급에 속하는 디지털카메라를 구입하여 처음 상태의 철의 학생(X-ray, MRI, CT) 자료와 당시 담당의사 진단기록서까지 모두 촬영한 후 경과과정을 기록한 자료의 일부가 앞에 보여드린 사진들이다. 목디스크로 인한 손가락 마비 증세의 환자를 정상적으로 만든 것과 허리디스크 증세로 제대로 걷지 못하여 부축받던 여성분이 똑바로 걷게 되었다는 사례를 설명하는 도중에 갑자기 철의 학생이 디카 촬영을 제안한 것이 계기가 되었고 철의 학생이 직접 디카를 구입하여 작동 방법을 저자에게 설명해준 추억이 있다.

- SNPE 척추교정운동 지도는 순탄한 길을 걸은 것이 아니었다. 운동 시작 후 1, 2개월 정도까지 큰 진전이 없었다. 단, 통증이 조금씩 없어지는 정도의 작은 변화만 나타났다. 통증과 걸음걸이 상태에 큰 변화가 없자 철의 학생의 아버님은 당장 수술하라고 나무라고 철의 학생의 마음도 갈등이 생기면서 수술의 유혹을 많이 느꼈을 시기가 큰 고비였다. 그런데 차분한 성격의 철의 어머님의 인내가 급하게 수술을 주장하던 주위분들을 자제시킨 것이 지금 생각하면 큰 다행이었다.

- 처음 시작한 것은 철의 학생과의 매일 토론이었다. 해부학 책을 여러 권 보면서 연구하고 운동과정에서 나타난 문제점을 기록해서 이해시키고 설득하는 과정의 반복이 계속되었다. 그런데 철의 학생과의 대화 중에 큰 단서를 발견하게 되었다. 고등학생 때 스키를 타다 넘어진 후 요통이 발생했다는 것이었다. 그렇다면 이것은 고관절의 변형을 동반한 요통이라 생각했다. 고관절의 변위와 동시에 하부흉추, 상부요추 부분에 근육 경직과 자세변형을 가져왔다. 그래서 SNPE ④ 구르기 운동 시 하부 흉추, 상부 요추 부분에 통증과 상처가 있었던 것이었

다. 또한 SNPE ①, ②, ③도 처음엔 매우 힘들어 하였다. 고관절 교정벨트를 착용하고 하루 2시간 이상을 걷게 지도하였고 고관절 NP 바른자세 정밀교정법을 실시하였다. 그후엔 심하던 요통과 다리 당기는 증세가 빠른 속도로 없어지면서 자세가 똑바로 수정되었다. 지금까지 약 4년이 경과하면서 전화나 메일로 질문하면 전혀 통증이 없다고 한다. 앞에 소개된 철의 학생의 체험수기를 공개한 이유는 이제는 철의 학생의 요통이 없어졌다고 조심스럽게 판정내릴 수 있는 단계가 아닌가 하는 저자의 판단 때문이다.

- 일시적인 통증완화가 아닌가? 하는 우려와 시간을 갖고 천천히 판단해 보고자 하는 저자의 단계적인 접근방법 때문에 약 4년의 시간이 필요했고 위와 같은 방법(사진설명/본인 체험수기)을 택하였음을 밝히며 넓은 아량과 이해를 바란다. 약 10개월 가량의 시간을 허락해준 철의 학생과 부모님들께 이 지면을 빌어 감사의 인사를 올린다.

- 또한 철의 학생의 경우를 참고하여 허리디스크, 요통 등으로 고생하시는 분들에게 희망과 용기를 주기 위하여 본 사례를 작성하였음을 밝힌다.

- 요통은 불치의 질병이 아니며 본인의 의지와 노력으로 충분히 치료될 수 있다고 저자는 생각한다.

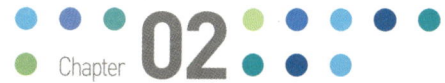

SNPE 척추교정
마무리 이야기- 6가지

1. SNPE 척추교정운동을 지도하면서 흔히 경험하는 사례

　SNPE 척추교정운동을 지도하면서 흔히 경험해야 하는 사례를 올립니다. 우리가 알려주는 운동들은 초보자들의 경우에 매우 힘들어합니다. 쉽고 편안하게 생각하신 분들은 운동의 양과 내용에 적응을 못하고 중도 탈락합니다.

　그러나 고생을 각오하고 1개월에서 3개월의 적응 기간을 의지력으로 보내신 분들은 정말 좋다는 경험담을 이구동성으로 말씀해 주십니다.
　많은 현대인들은 각종 스트레스와 좋지 않은 작업 환경으로 인해 몸의 경직 현상이 매우 심합니다. 따라서 적정 수준 이하의 운동과 내용으로는 몸의 컨디션 회복에 실패합니다.

　운동을 하기는 했어도 무엇인가 해결되지 못한 몸의 구조적인 경직 현상은 계속 유지됩니다. SNPE 척추교정운동과 좀 더 강도 있는 운동 제시를 하면서 흔히 갈등하는 부분은 시류에 타협하여 적당히 할 것인가? 아니면 불만을 감수하면서 운동을 시킬 것인가? 라는 부분입니다.
　참 어려운 선택의 문제에 자주 직면하게 됩니다.

최근에 좀 더 강한 운동을 지도하면서 두 부류의 사람들을 경험합니다.

처음 한 두 번 만에 포기하는 사람들과 '이거 진짜 운동 되는구나!' 하면서 더욱 열심히 운동하는 사람들로 구별됩니다.

정말 몸이 안 좋은 사람들은 운동을 매우 힘들어하고 포기하고 싶은 과정이 여러번 반복됩니다. 그러나 포기하지 말고 끝까지 열심히 운동하도록 격려하는 일은 매우 힘든 일상(日常)이나 보람은 있습니다. 자주 나타나는 근육의 통증과 힘든 상황 때문에 쉽게 포기하려는 사람들에게는 꾸준한 설득과 본인의 노력을 많이 요구해야 합니다. 제가 지금까지 운동을 지도하면서 느낀 점은 "절대로 쉽고 편안한 운동은 없다"입니다. 입에 쓴 약이 몸에 좋듯이 몸에 좋은 운동은 힘이 들고 재미없는 경우가 많습니다. 단, 힘들고 재미없음을 즐겨야지요...

10년 혹은 20년 이상의 경직되고 잘못된 생활 자세를 바로잡는 운동이 어떻게 쉽고 재미있을 수 있습니까? 저와 같이 운동과 요가, 스트레칭 등을 지도하시는 많은 분들은 저의 의견에 어느 정도 동감하리라 믿습니다.

현재 많은 분들이 조금만 힘들어도 쉽게 포기하는 상황이 많아서 아쉽기는 합니다. 그러나 현명한 사람은 옳은 선택을 합니다.

2. 운동이 곧 치료가 되는 운동이 바로 SNPE 척추교정입니다.

SNPE 바른 자세 운동을 지도해 본 결과...

찾아오시는 많은 분들 중에서 기존의 요가원을 다녀본 사람들은 요가의 심오한 철학과 아사나에 관심이 있어서라기 보다는 바른 체형관리 방법과 다이어트, 몸의 안 좋은 상태 개선을 위하여 어떤 종류의 운동과 스트레칭이 필요하며, 다이어트는 어떤 방식의 운동과 생활 패턴을 갖고 활동하여야 하는가 등에 관한 방법을 알고자 했으나 올바른 해결책을 찾지 못하여 SNPE 수련원을 방문하는 것 같습니다.

저는 SNPE 바른 자세 운동 원리와 효과를 상세하게 설명하면서 상기의 질문에 나름대로의 적절한 답변을 드리고자 노력하였습니다.

저는 일관되게 생활요가와 인체역학에 적합한 SNPE 바른 자세 운동을 주장하였습니다. 몸에 맞는 운동이 치료가 되고 바른 체형이 되면 다이어트는 저절로 되는…. 바른 자세 유지가 곧 건강한 삶을 약속하는 그런 요가와 운동. 인체역학에 근거한 운동이 SNPE 바른자세운동이요 체형교정 요가임을 주장하였고 현재도 미래도 같은 주장을 할 것입니다.

바르지 않은 자세로 요가를 십 년 수련하여도 건강한 체형관리가 될 수 없으며 올바른 다이어트도 되지 않는다는 주장입니다. 요가를 오래 해도 피곤함과 비만이 잘 해결되지 않는다는 말을 간혹 듣습니다.
서커스나 무용수 같은 요가 동작(아사나)이 중요한 것이 아닙니다. 멋진 아사나 시범을 보여주는 분들이 모두 건강한가? 저는 확신 있게 "예스"라 할 수 없습니다.

인체 역학에 맞는 운동… 운동이 곧 치료가 되는 요가/운동
이것이 SNPE 바른자세운동입니다.

3. 새로운 패러다임의 요가를 생각해 봅니다.

요가…… 일반인들의 생각에는 다양한 모습으로 이미지가 그려집니다.
어떤 이에겐 명상하는 모습이 요가로, 또 다른 사람들에겐 스트레칭하는 모습

이 요가의 이미지로 떠오릅니다. 세월과 연령대별로 요가를 생각하는 이미지도 다릅니다.

　과연 진정한 요가란 무엇인가?
　요가와 스트레칭의 차별도 모호하고, 명상이 섞인 것은 요가요 단순한 근육 이완은 스트레칭이란 구별도 어색합니다. 정통의 요가와 피트니스 센터에서 하는 요가는 차별과 우월성을 판단 시 과연 어느 것을 기준하여야 하는가? 결국 개인 간 선호도에 따라서 몸과 정신에 유익하게 작용하는 것이 훌륭한 선택입니다.

　어찌 보면 간판만 다른 것은 아닌지... 요가/필라테스/스트레칭... 모두 우리 몸과 정신 건강에 유익한 운동들입니다.

　상호 장점을 취하여 개인별로 소화 흡수에 유리한 조건으로 만들어 보고자 시도함이 SNPE 바른자세 척추교정운동입니다.

　다양한 요구와 기대의 요가 소비자들은 많은데 시장에 나온 요가 교육 및 건강 수련 상품은 빈약합니다. 변화를 싫어하고 두려워 말고 변화에 적응하는 새로운 요가교육 및 요가 수련내용이 필요한 시대가 아닌가 생각해 봅니다.

4. 자신만의 노하우(Know-How)를 개발하고 연구해야 합니다.
　이 세상엔 참으로 배워야 할 지식과 경험들이 많습니다.
　공부를 하면 할수록 본인의 부족함을 더욱 느끼게 됩니다.
　공부를 하는 방법엔 많은 방법들이 있습니다.
　공부 잘하는 친구 및 선배를 모방해서 잘하는 경우도 있지만 실패하는 경우도 있습니다. 고등학교 때 아침에 공부하는 습관으로 좋은 성적을 거두는 친구를 따라서 새벽에 일찍 일어나 공부를 했지만 졸다가 시간만 낭비한 기억이 있습니다.

아침형 인간이 유행합니다. 그러나 아침형이 몸에 맞지 않는 체질도 많습니다. 역으로 저녁 늦은 시간에 학습 및 작업 능률이 좋은 경우도 많습니다. 즉 유행과 타인들의 의견을 어느 정도 참고는 하되 맹목적 추종은 바람직한 현상이 아닌 것 같습니다.

요가, 필라테스, 카이로프랙틱, 추나요법, 스포츠마사지, 경락 등에 관심이 많은 분들은 처음엔 어느 정도 모방을 하여 전체 분위기를 익힌 다음에 자기 나름의 독특한 장점적 역량을 파악하여 개성 있는 실력 연마에 관심을 갖고 노력해야 시대 흐름에 능동적으로 참여하고 자신만의 노하우(know-how)가 생긴 실력자가 될 것이라 생각해 봅니다.

學而不思則罔思而不學則殆... 학이불사즉망 사이불학즉태
학문을 하되 생각이 없이 하면 바로 어리석게 되고, 생각은 있으나 학문을 하지 않으면 바로 위태롭게 된다. -논어

자연의학 분야는 배운 것이 많다고 실력자가 아닙니다.
실천과 경험 많은 사람이 최고의 실력자입니다.
Experience is the best teacher...경험이 최고의 선생이다.

역사와 전통은 존중하되 흐르지 못하는 물의 정체됨이 없도록 새로운 사고와 실험정신으로 인체를 연구하고 탐구하는 사람이 되어야 하겠습니다. 요가, 필라

테스, 카이로프랙틱, 추나요법, 스포츠마사지, 경락 모두 미완성의 학문과 경험 지식들입니다. 계속 보완과 수정을 통하여 다듬어지는 역사의 진행형 학문들입니다.

　수학공식 같은 정형화된 룰과 원리도 부분적으로 필요하지만 배운 테크닉과 원리가 모든 사람에게 동일하게 적용되는 경우는 별로 없습니다. 현실에 부적합한 이론과 지식들의 나열도 많이 존재함을 우리는 인정해야 합니다. 일관성이 없는 많은 지식이 오히려 혼란을 초래하는 경우도 있습니다.

　여기서 선택의 문제에 직면합니다.
　어떤 지식이 정말 정답인지는 매우 어려운 숙제로 평생 지속될 것입니다. 저의 경험으론 정답은 없습니다. 적절한 선택과 적용, 경험에서 터득한 지식 응용을 잘하는 사람이 훌륭한 임상가가 될 것입니다.

　선택의 주인은 본인이고 결과의 책임도 본인에게 있습니다.
　자신만의 노하우(know-how)로 무장된 사람은 계속되는 선택의 혼란으로부터 어느 정도는 자유롭게 활동합니다.

5. 다이어트를 원하는 분들을 위한 조언

　요가 수업을 원하는 많은 분들의 최대 관심사는 특히 여성분들의 경우 제 1순위가 다이어트임을 확인하였습니다.
　그러면 어떻게 해야 빠르게 다이어트가 진행될 것인가?
　많은 운동도 중요하지만 척추와 골반을 바르게 하는 운동이 매우 중요합니다.
　혹자는 척추와 골반이 다이어트와 무슨 관계냐고 질문을 할 수가 있습니다.

제가 경험한 결과는 척추와 골반의 상태는 다이어트와 매우 밀접한 연관이 있다 입니다.

  바르지 못한 상태의 척추와 골반의 형태는 다이어트 진행에 많은 어려움이 있습니다. 균형 잡힌 척추와 골반의 유지 관리는 다이어트에 많은 도움이 됨을 명심하시고 평소 자세관리 시 옆으로 비뚤게 앉는 자세와 다리를 꼬는 등의 습관부터 고치도록 합시다. 불치의 병은 없고 불치의 생활이 있다고 합니다.

6. 화려한 요가 동작의 열등감에서 벗어나세요!(요통 환자의 경우)

  요통으로 고생하시는 많은 분들이 요가 수련을 합니다.
  그러나 기대했던 효과를 보지 못하는 분들도 있습니다.
  이유는 개인의 차별성을 무시한 일률적인 요가 동작을 제시하기 때문입니다.
  다양하고 화려한 동작을 익혀 수련함이 능사가 아닙니다. 화려한 요가 동작과 건강은 무관합니다. 즉 서커스를 잘하는 사람들이 꼭 건강하다고 볼 수 없는 경우와 같습니다. 단순한 동작과 인체역학 구조에 맞는 몇 가지 운동이 우리 몸에 긍정적으로 작용되는 경우가 더 많습니다.

  현재 요가 업계의 현황은 무용수 수준의 멋지고 다양한 아사나 동작을 원하며 겉보기에 화려한 동작 연출에 많은 집중이 가고 있는 경우가 있습니다.
  요통 감소를 기대하고 요가 수련원을 방문하는 사람들에게도 다른 사람들과 차별 없이 요가 강사의 시범 동작을 따라하는 요가 동작(아사나) 수련은 문제가 있다고 생각합니다. 요통 환자의 경우 개별적인 집중 운동지도가 필요합니다. 저자가 요통 환자에게 제시한 운동은 매우 단순한 것이었습니다. 단순한 동작의 반복 숙달과 근력강화 운동법 … 이 두 가지가 매우 효율적이었습니다.
  만성적인 요통환자는 병원이나 타인의 교정법보다 본인의 운동이 더욱 중요하다고 생각합니다. 타인의 치료로 불가능해 보이던 많은 요통 환자들이 본인 스스로의 운동으로 요통을 극복하는 과정을 많이 지켜보았습니다.

심지어 사고로 허리 뼈가 부러져서 나사로 고정수술을 받은 분도 수술 후유증으로 인한 허리 통증을 본인 스스로 매일 열심히 운동해서 현재는 통증을 훌륭하게 극복하고 시의원으로 당선되어 활발하게 활동하고 있는 분도 있습니다.

본인 스스로 운동하고 노력해서 점진적인 자기복원 능력을 향상시키고 근력을 강화시키는 것은 시간이 걸리더라도 재발없는 훌륭한 치료결과를 가져온다고 저자는 생각합니다.

Chapter 03

활동 앨범

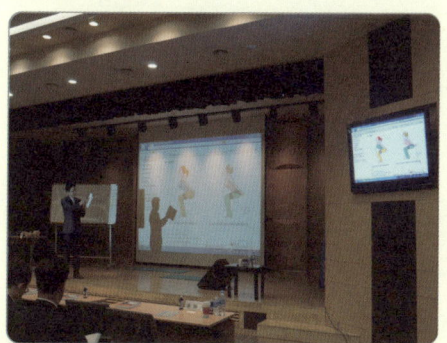
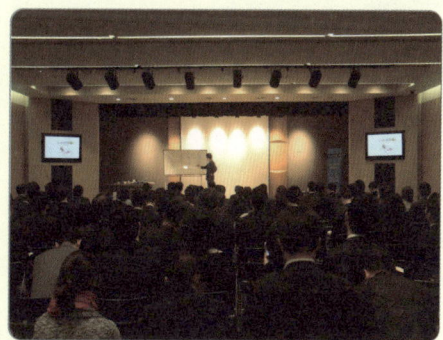

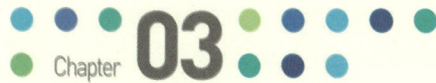 동아제약 명사초청 SNPE 바른자세학회 최중기 대표 특강
"척추를 바로잡아야 건강이 보인다"

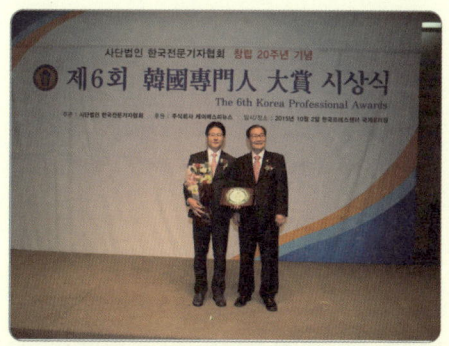
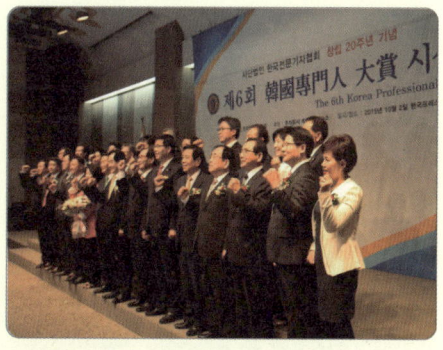

한국전문기자협회 제 6회 한국전문인대상 '국민건강 부문' (보건–척추교정운동)
SNPE 바른자세학회 최중기 대표 수상, 한국프레스센터

동국대학교 평생교육원(서울) SNPE 바른자세운동 과정

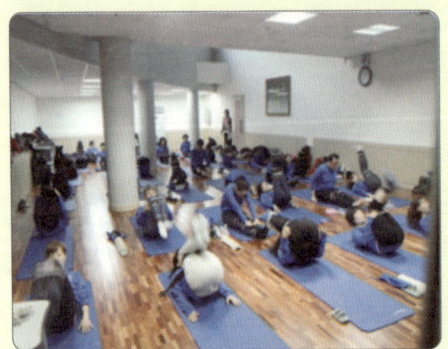
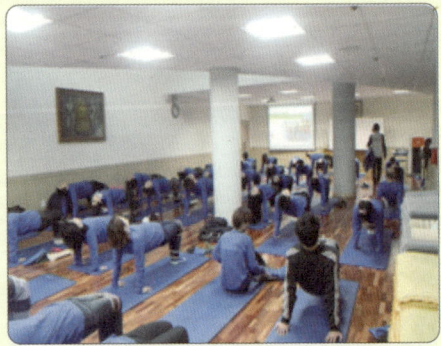
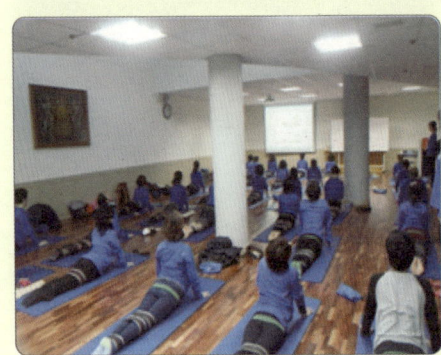
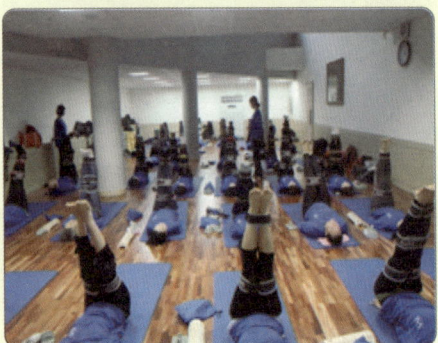
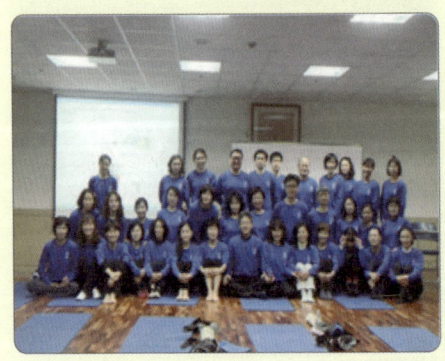
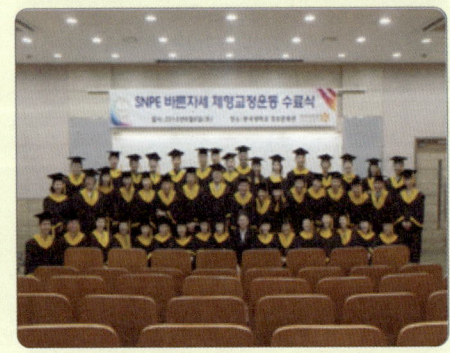

동국대학교 평생교육원(서울) SNPE 바른자세 3P 최고위과정

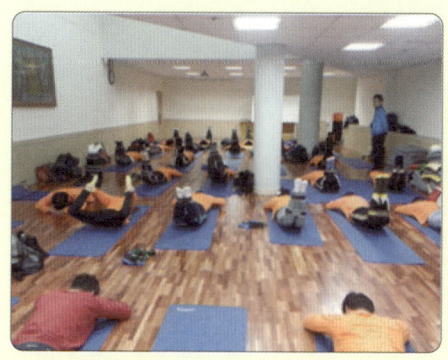
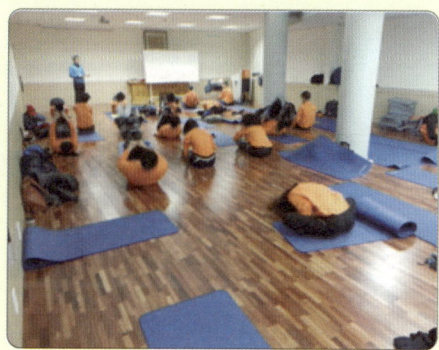
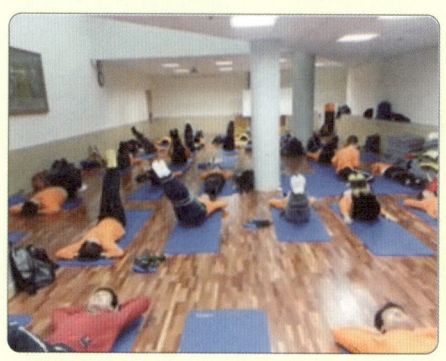
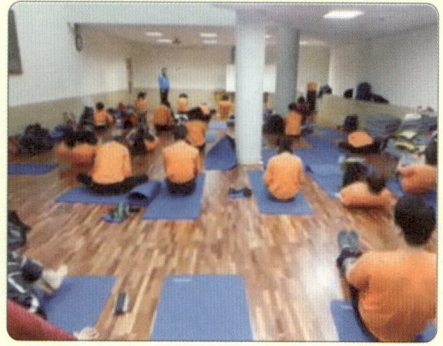
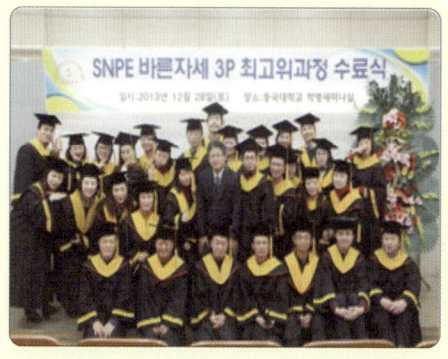
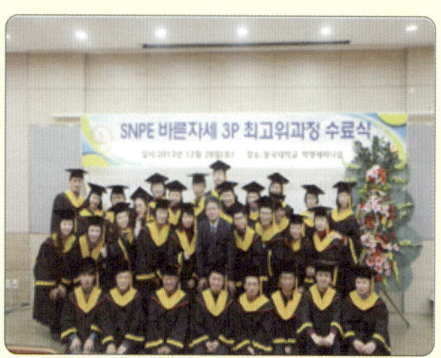

최고경영자 CEO 대상 SNPE 바른자세운동 특강 (소공동 롯데호텔)

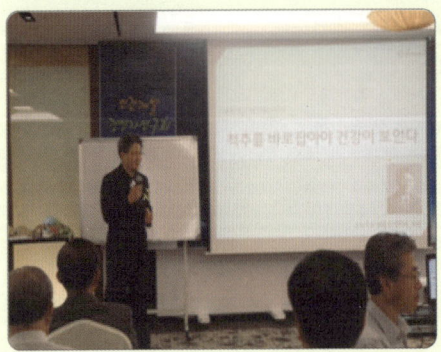
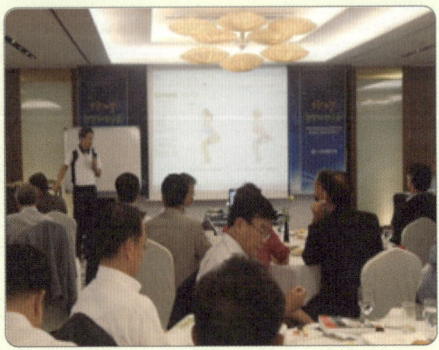
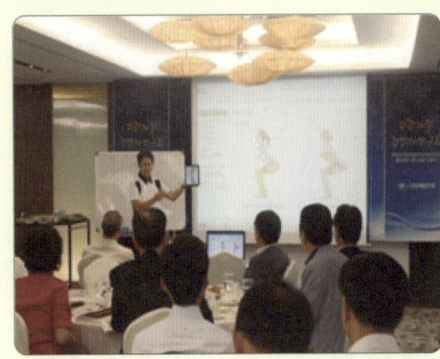
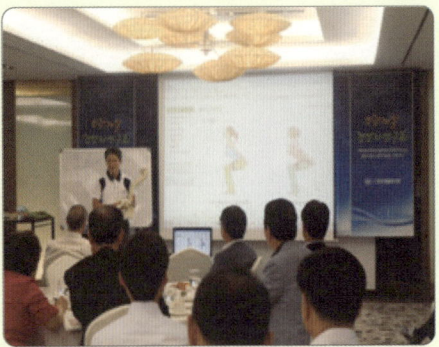
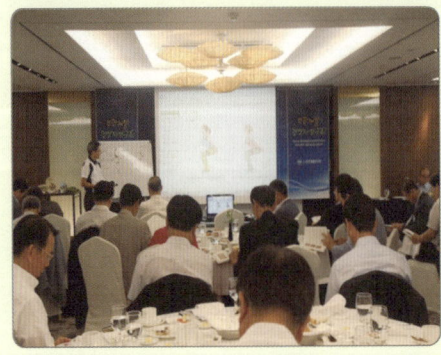
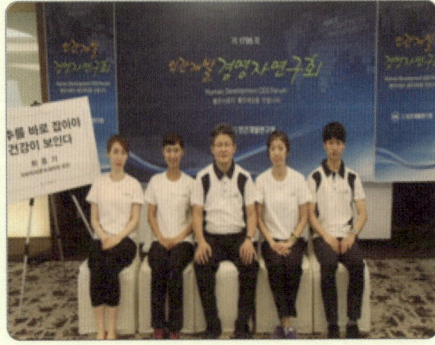

숙명여대 최고경영자과정에서 SNPE 바른자세 척추건강 힐링 특강

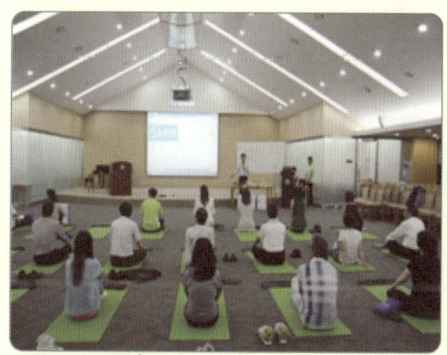
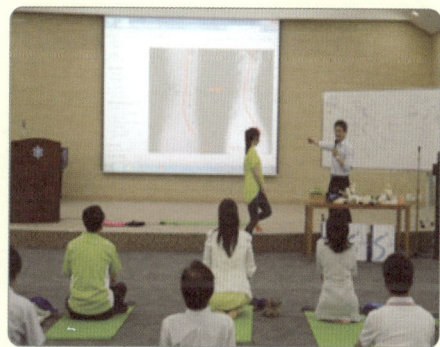
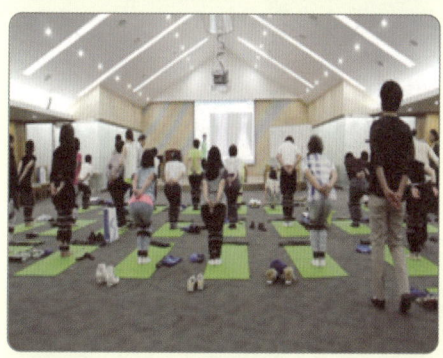
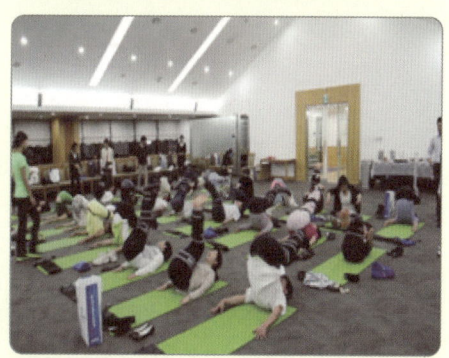

SNPE 태평농법 바른먹거리 힐링 워크샵

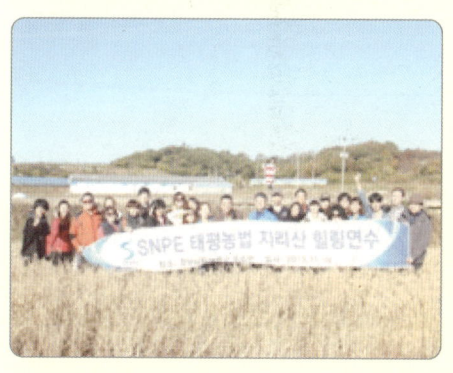
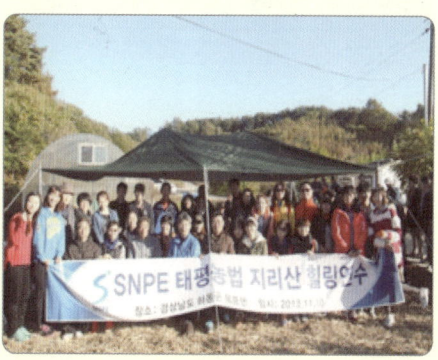

농협 우수직원 대상 SNPE 바른자세운동 특강

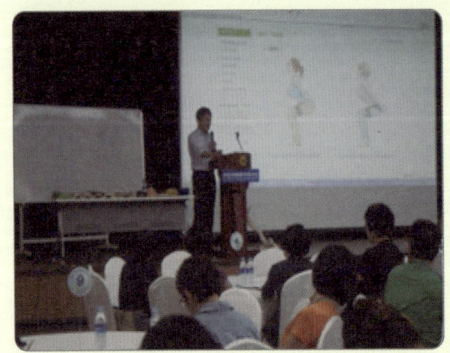
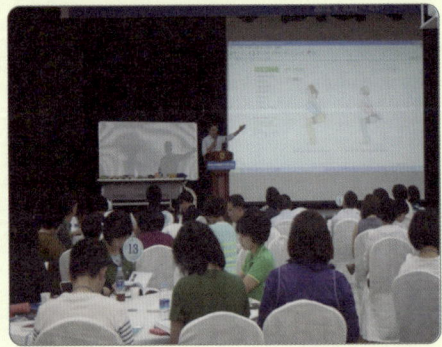
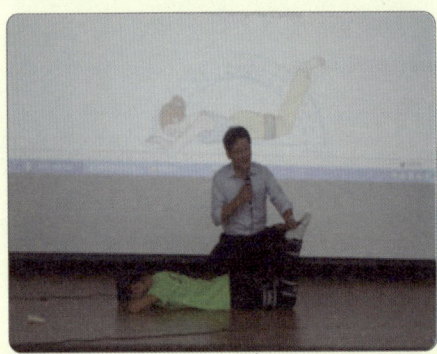
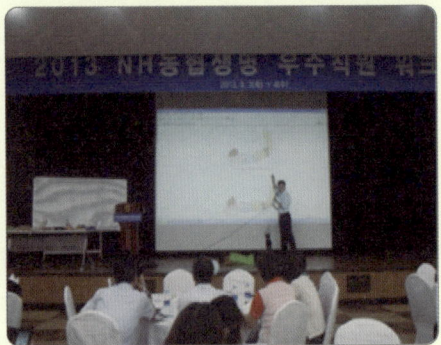
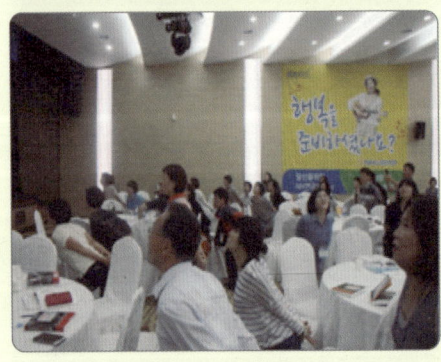
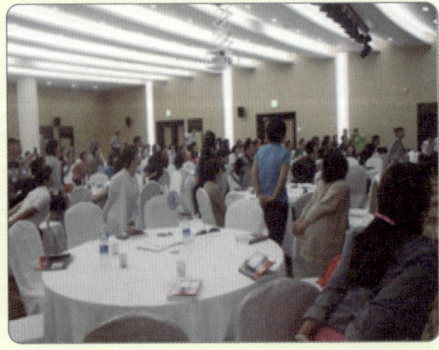

공군부대 초청 SNPE 바른자세운동 특강

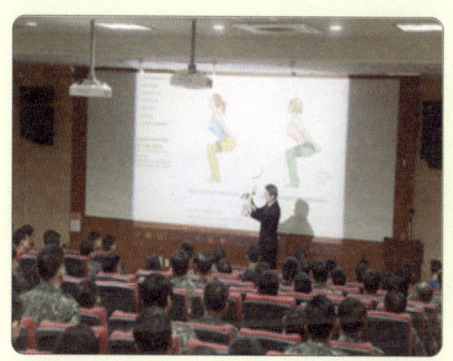
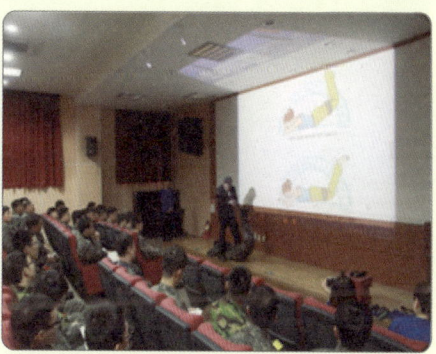
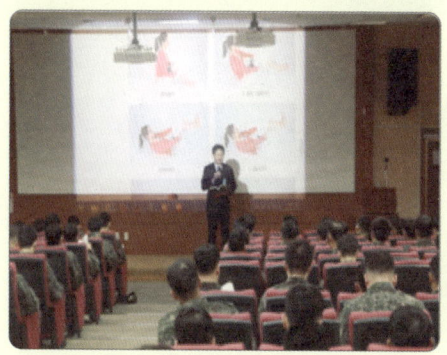
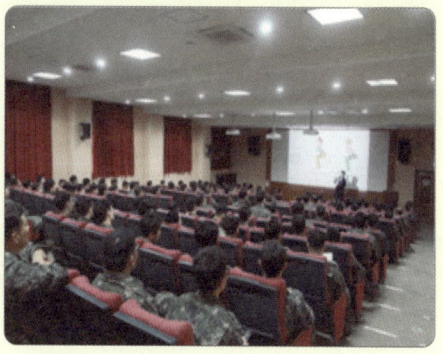
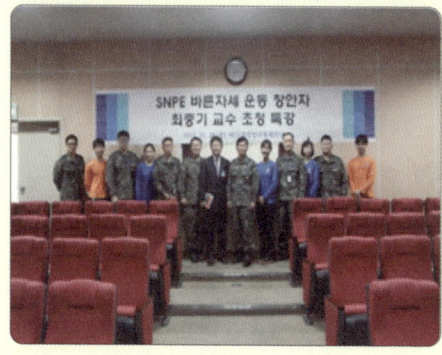
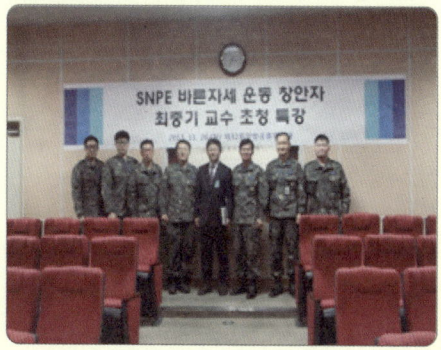

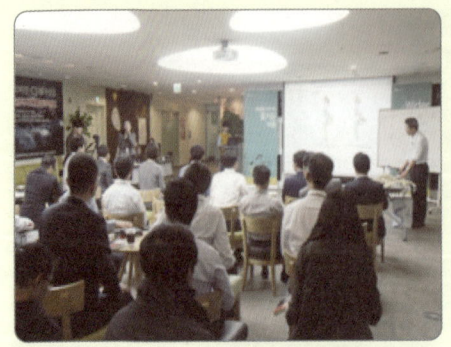 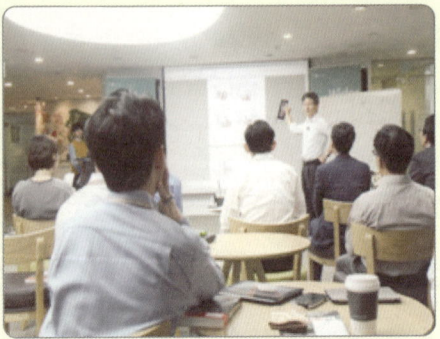

CJ 기업체 직원 대상 SNPE 바른자세운동 특강

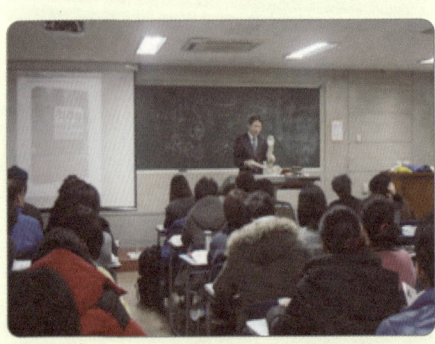 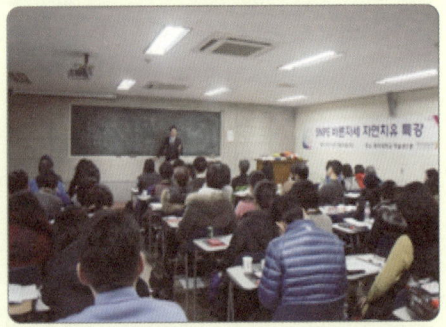

동국대학교(서울) SNPE 바른자세 자연치유 교육

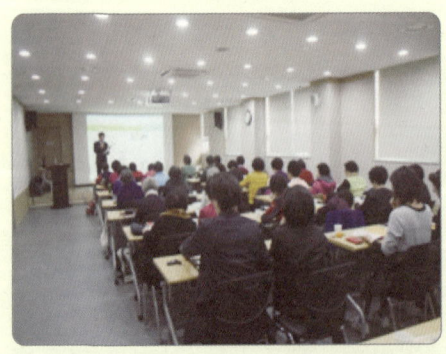 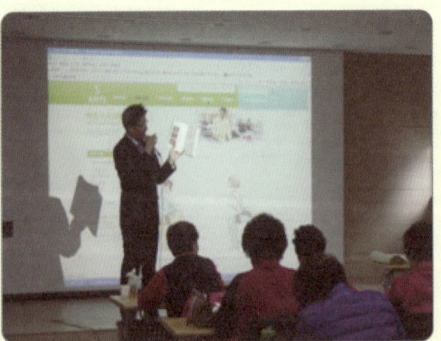

시흥시 정왕보건소에서 SNPE 바른자세, 아름다운 몸 특강

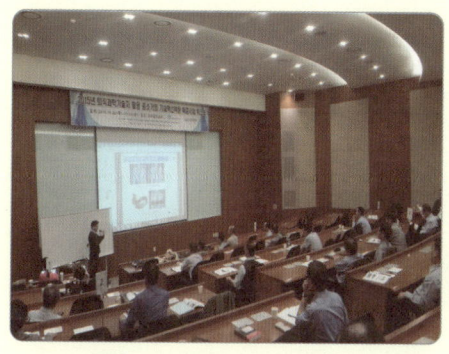
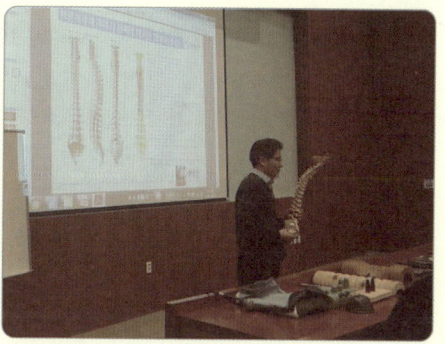

한국산업기술진흥협회 주관 과학기술자 워크숍 SNPE 바른자세 척추운동 특강

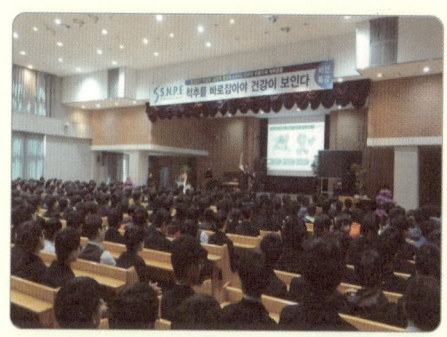
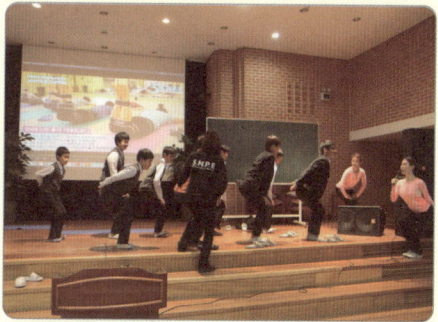

대신중학교 청소년 비전특강 "SNPE바른자세운동, 척추를 바로잡아야 건강이 보인다"

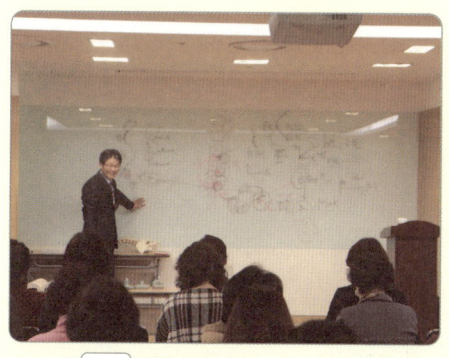
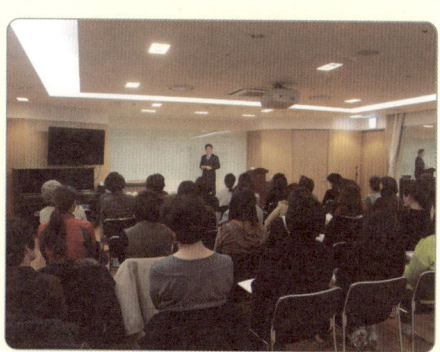

롯데백화점 MBC 문화센터 "SNPE 바른자세 척추운동" 최중기 교수 특강

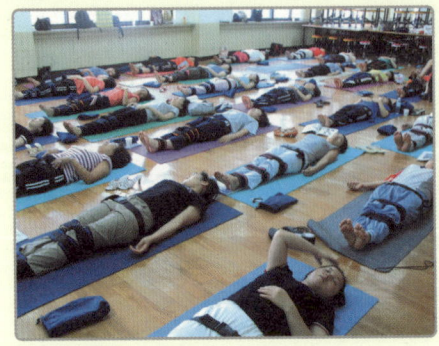
초·중·고등학교 교사 직무연수

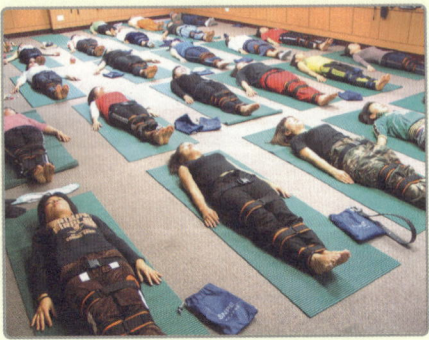
한림대 국제대학원 대학교 평생교육원(서울) SNPE실습

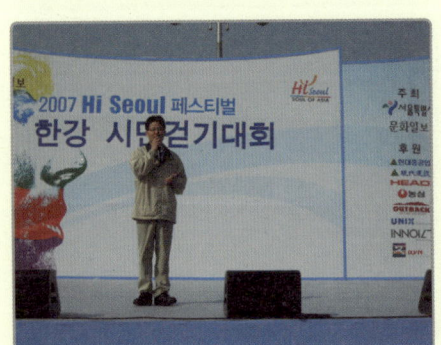
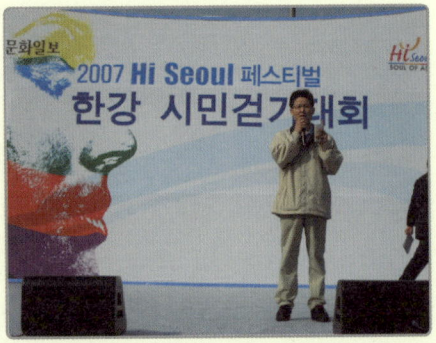
서울특별시 초청 바른자세 걷기를 한강(약 1만명 참석)에서 설명하고 있는 저자

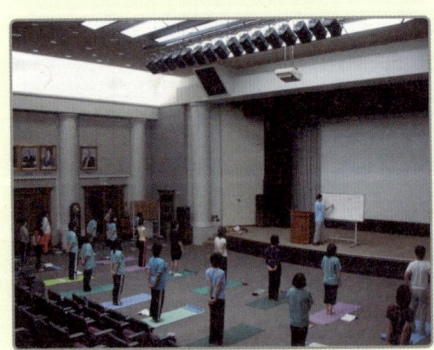
한국은행 본부 SNPE 특강

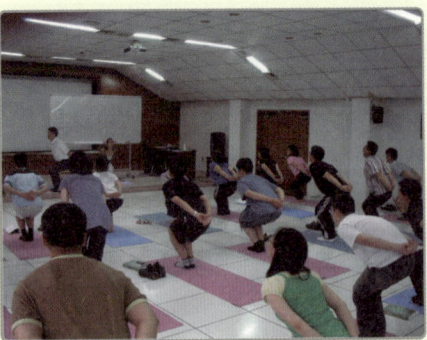
한국은행 연수원 SNPE 특강

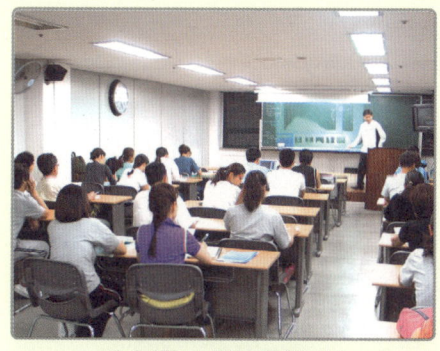
경기대학교 사회교육원(서울)
SNPE 바른자세(운동/요가) 수업장면

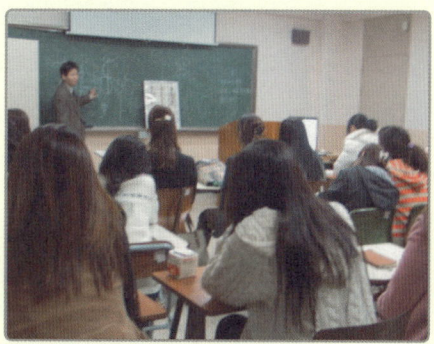
수원여대 SNPE 특강사진

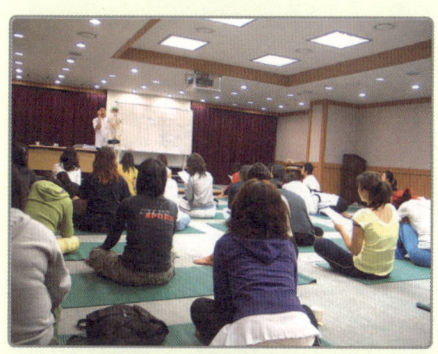
한림대 국제대학원대학교
SNPE 바른자세(운동/요가) 교육

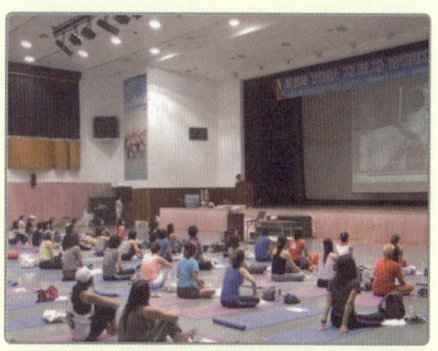
종로구청에서
SNPE 바른자세(운동/요가) 교육

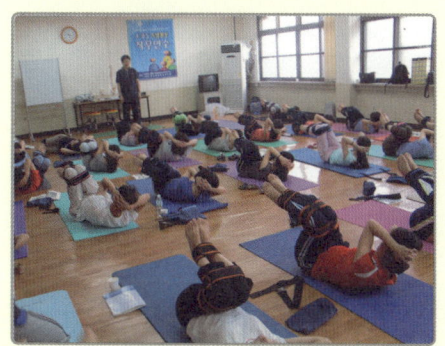
초·중등 특별활동 교사 직무연수 교육

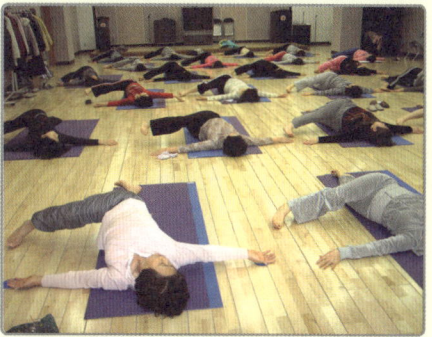
주민자치센터 건강 SNPE(운동/요가) 수업

군인들을 대상으로 SNPE 체형교정(운동/요가) 교육

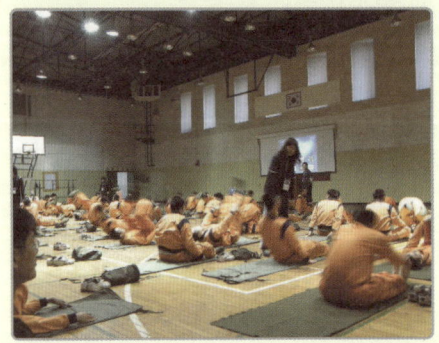
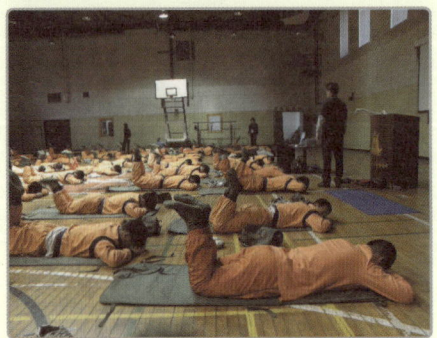
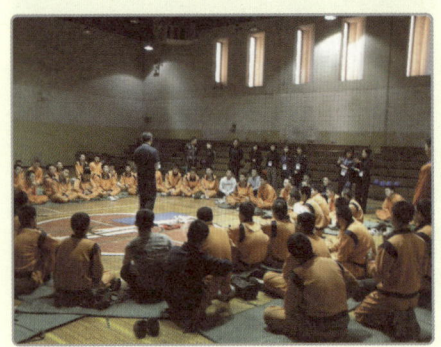
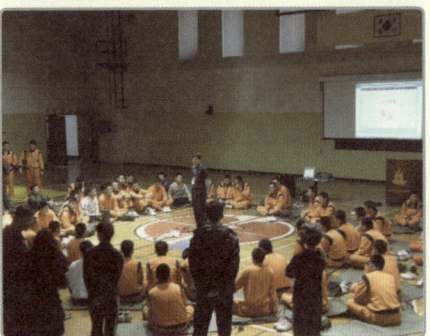
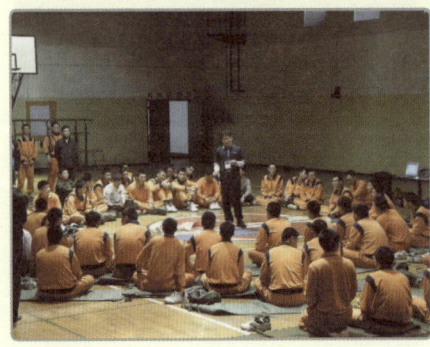
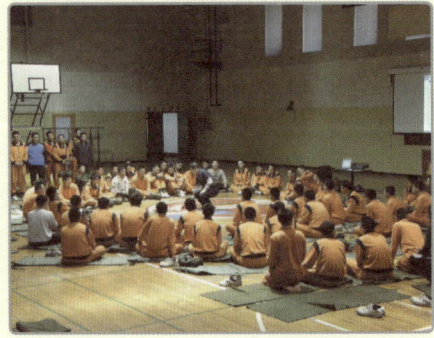

2007년 제1회 SNPE 체형교정(운동/요가) 정모사진

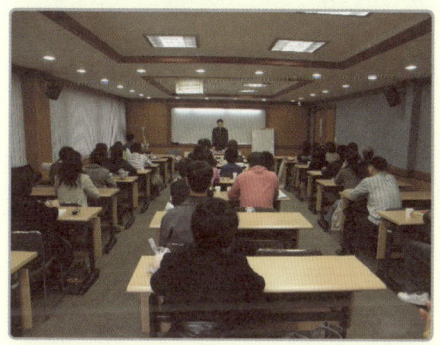
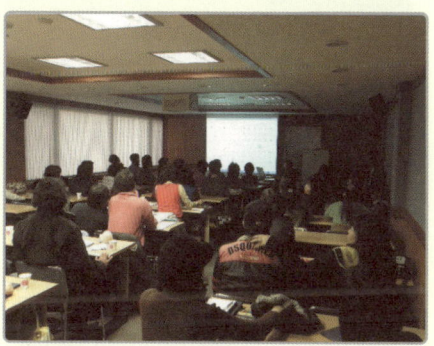
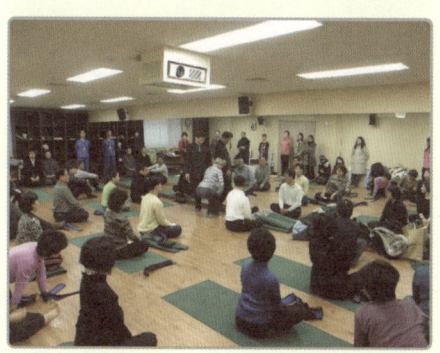
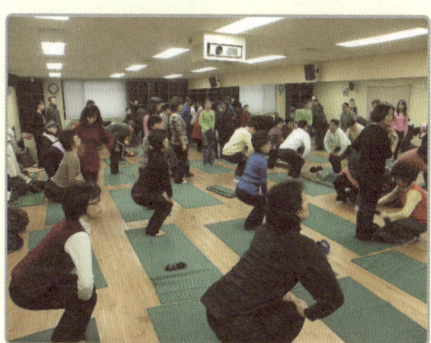
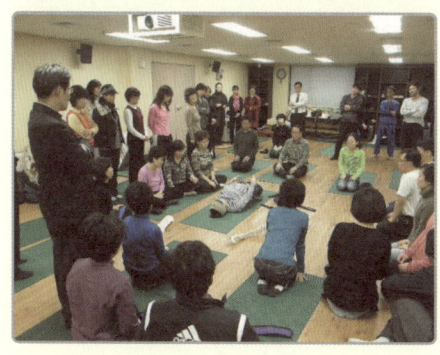
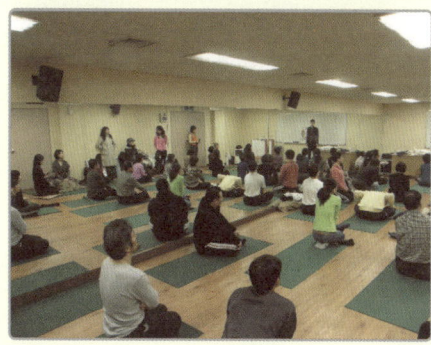

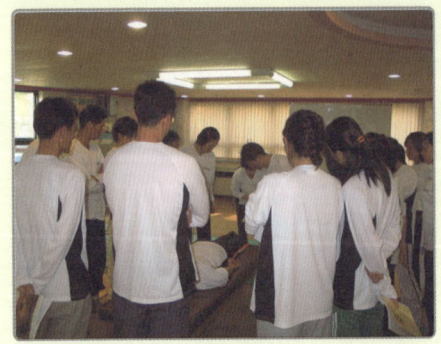
경기대학교 사회교육원(서울)
SNPE 바른자세 & 체형교정 수업장면

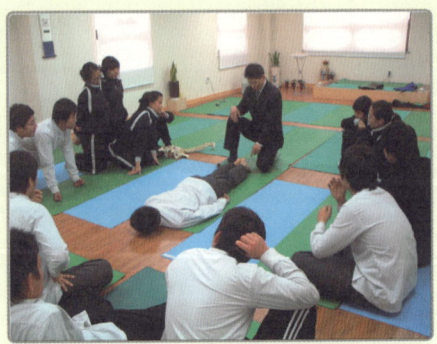
중·고등학생을 대상으로 한
바른자세 & 체형교정운동 교육

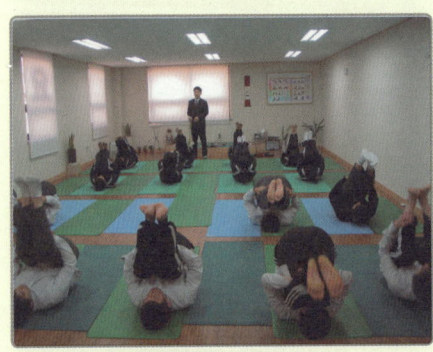
중·고등학생을 대상으로 한
바른자세 & 체형교정운동 교육

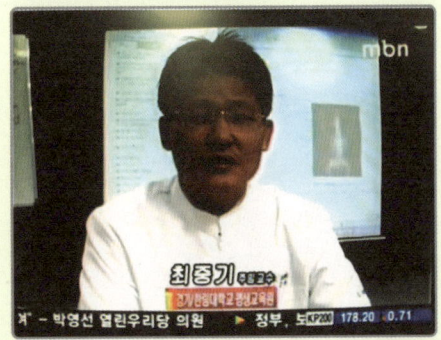
TV 방송출연(SNPE 강의)

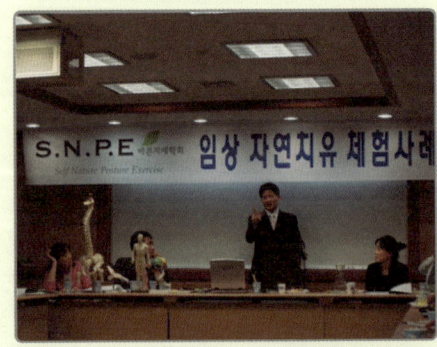
SNPE 자연치유 체험사례 발표

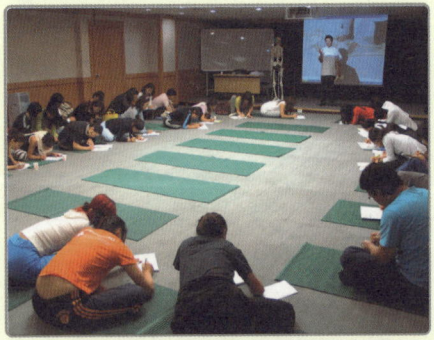
한림대 국제대학원대학교
SNPE 바른자세 & 체형교정 강의

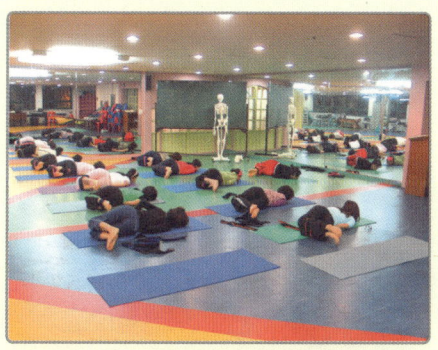
경기대 사회교육원(서울) SNPE실습

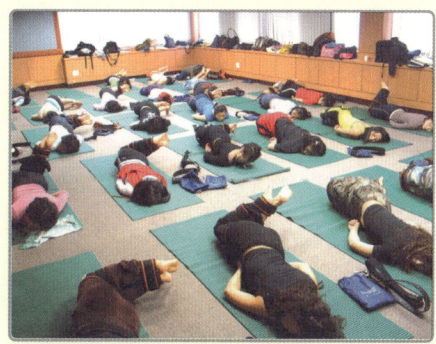
한림대 국제대학원 대학교 평생교육원(서울) SNPE실습

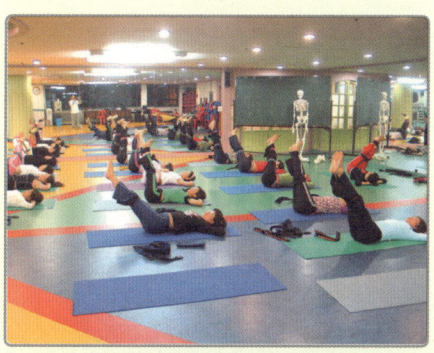
경기대 사회교육원(서울) SNPE실습

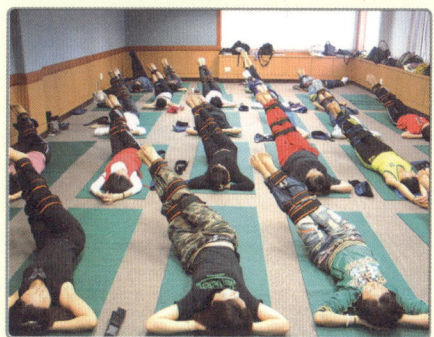
한림대 국제대학원 대학교 평생교육원(서울) SNPE실습

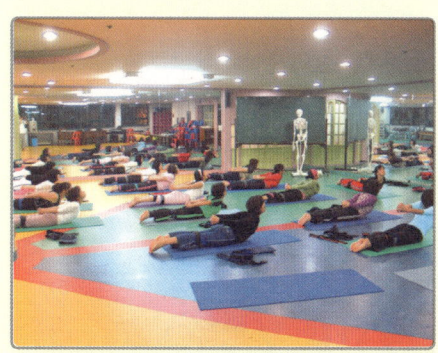
경기대 사회교육원(서울) SNPE실습

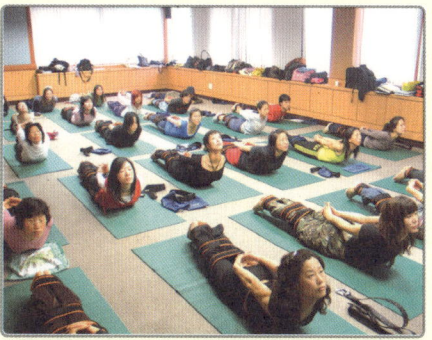
한림대 국제대학원 대학교 평생교육원(서울) SNPE실습

KBS 에 방송된 모습

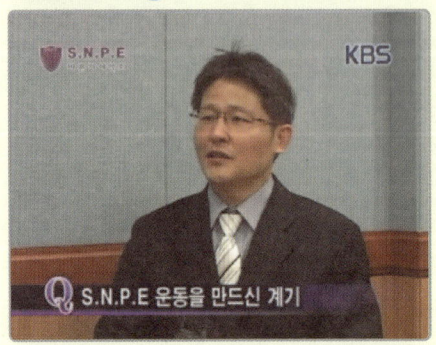
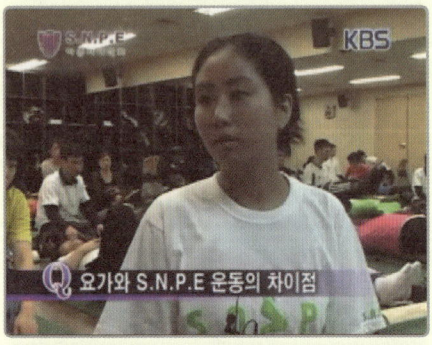
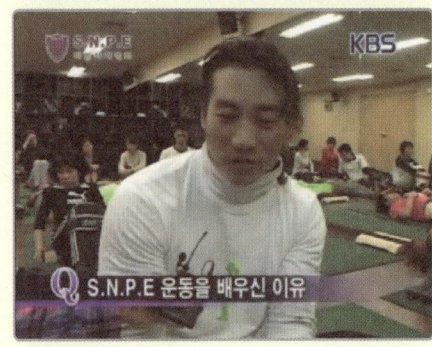
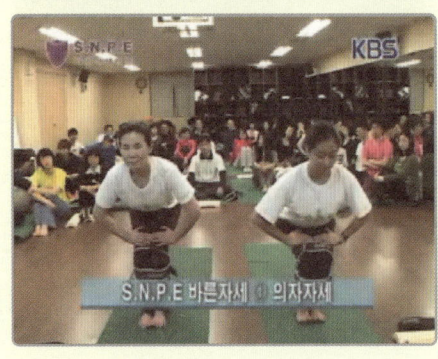

SBS 에 방송된 모습

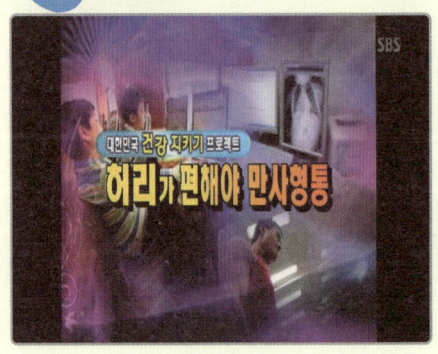
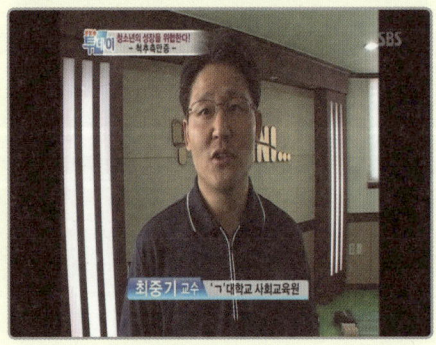

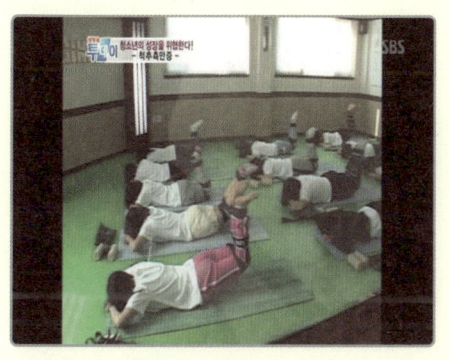 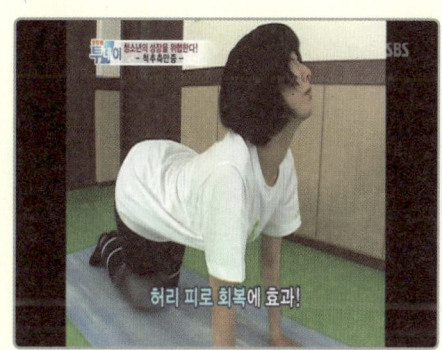

EBS 에 방송된 모습

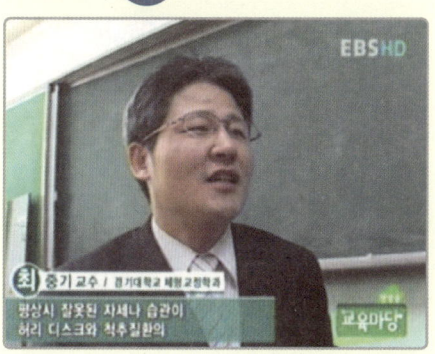 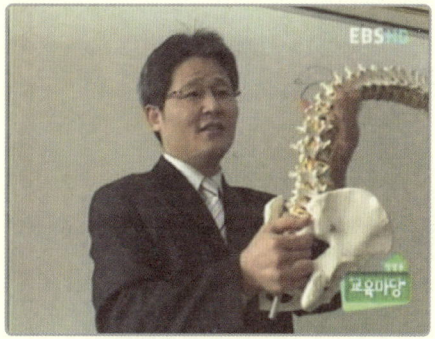

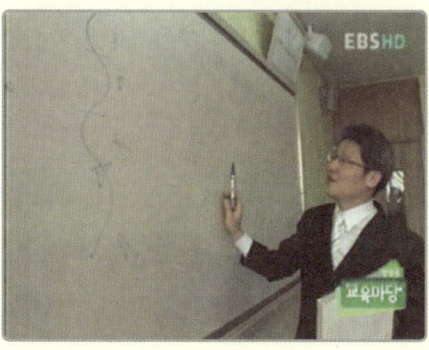 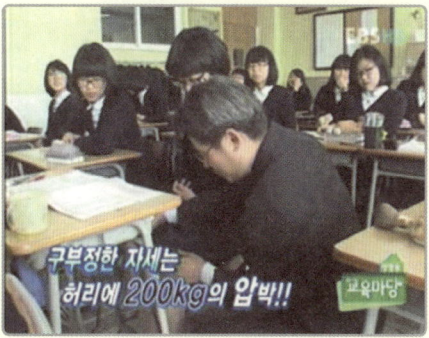

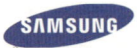 삼성전자에서 SNPE 바른자세 척추운동 특강

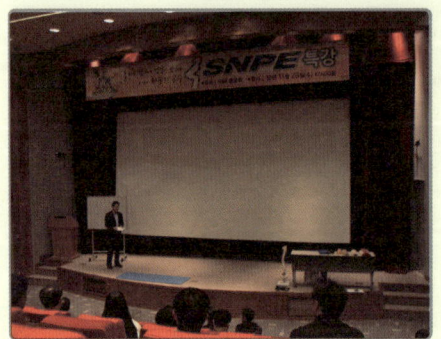
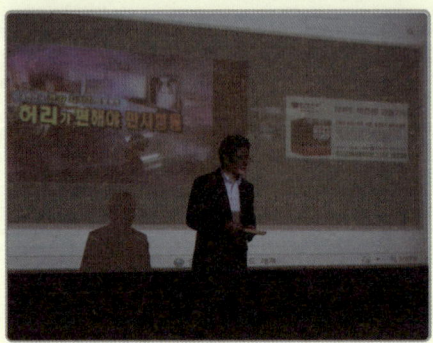
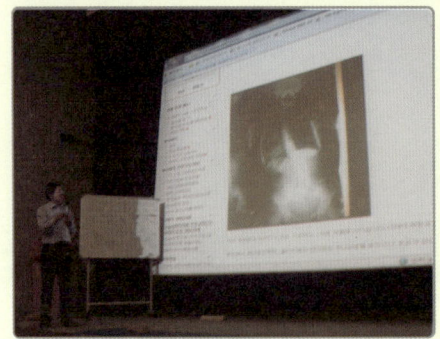
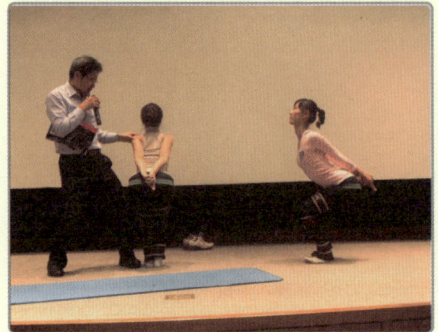
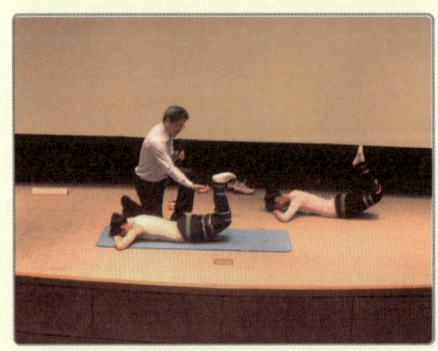
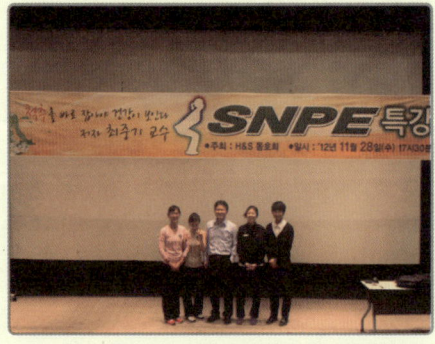

'척추를 바로잡아야 건강이 보인다' 체험사례 p.238~240 'SNPE 운동으로 수술없이 허리 통증이 없어진 연구원'에 소개된 삼성전자 직원의 초대로 삼성전자에서 'SNPE 바른자세 척추운동' 특강

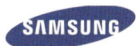 삼성증권 사외보 — 삼성그룹 계열사인 삼성증권 사외보에 "체형교정 운동법" 2008년 11월호에 수록

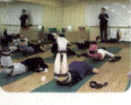

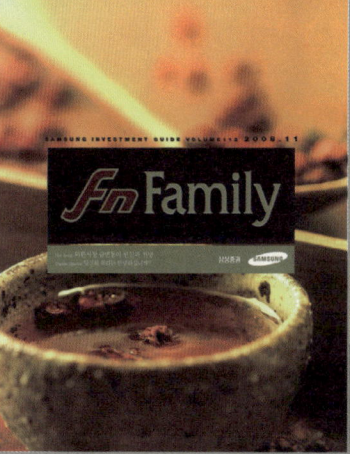

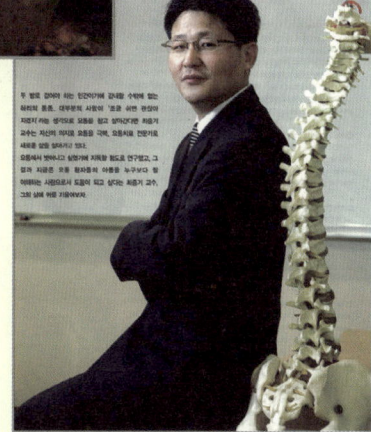

"사람의 의지로 못할 것이 없지요"
SNPE 바른자세 학회 대표 최중기 교수

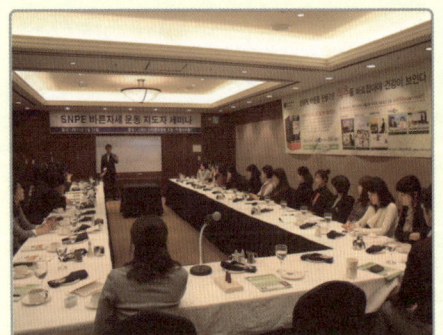 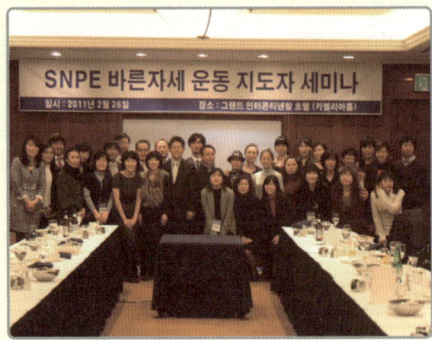

SNPE 바른자세 체형교정운동 지도자 세미나

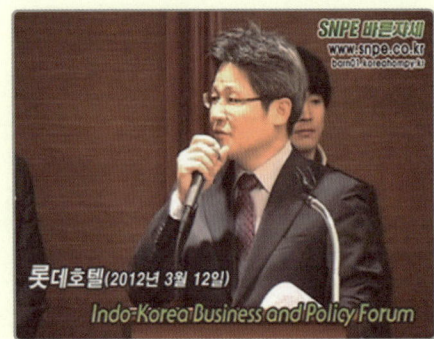 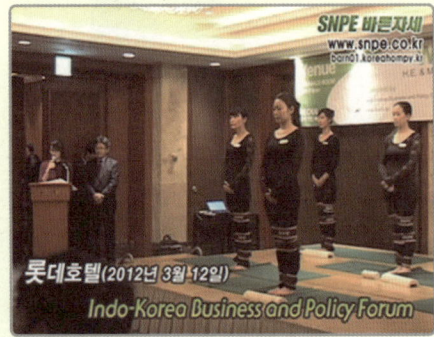

인도-한국 비즈니스 정책 포럼에 참석하여 snpe 바른자세운동 퍼포먼스를 선보임

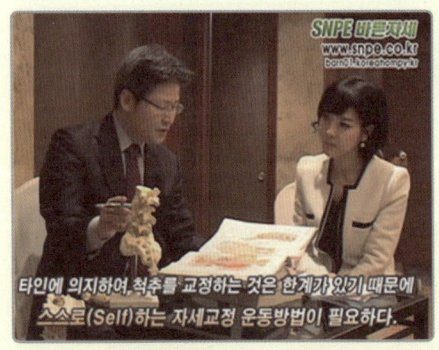 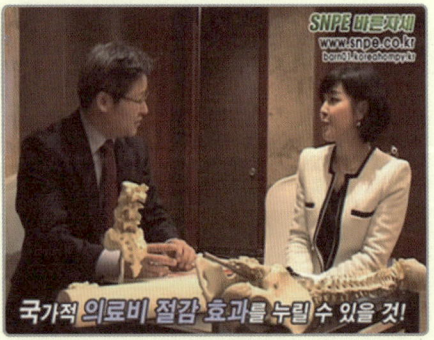

중앙일보 - SNPE 백세건강 인터뷰(동영상:http://cafe.daum.net/chiroup)

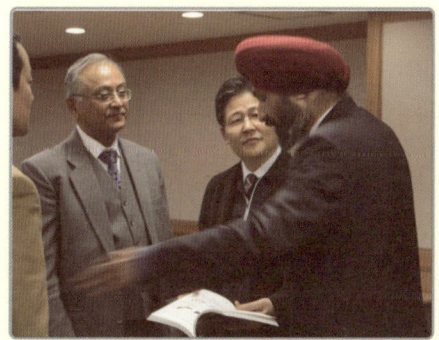 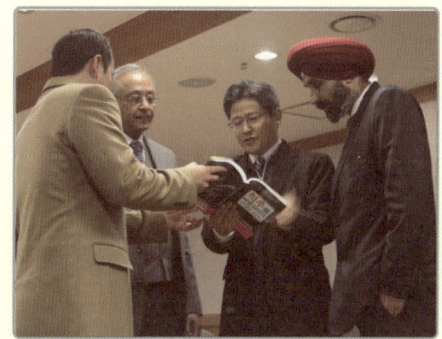

인도(India)대사에게 SNPE 바른자세 체형교정운동을 설명하는 SNPE 운동 창안자 최중기 교수
(2011.11.24 한림 국제대학원대학교)

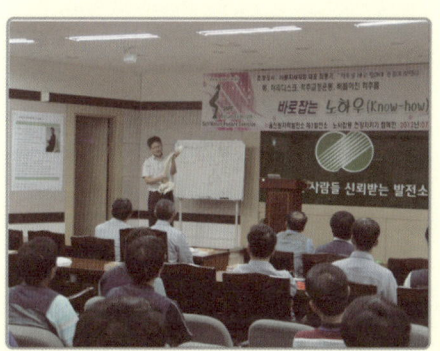 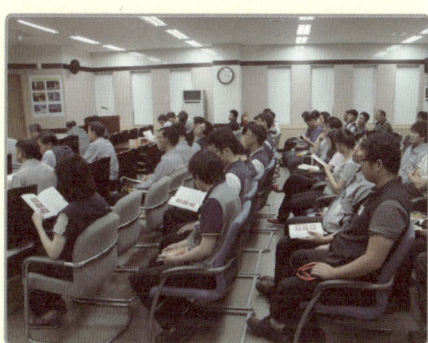

울진 원자력발전소 SNPE 체형교정운동 특강

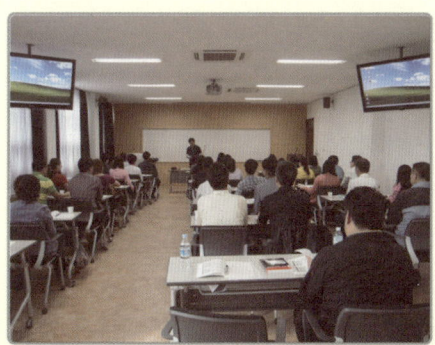 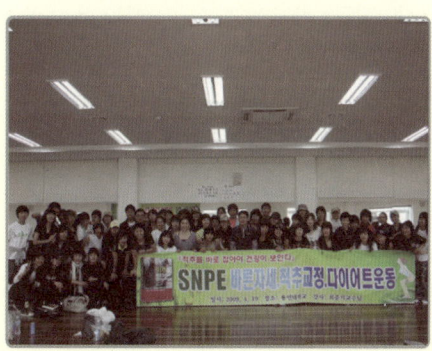

강원도 교육연수원 SNPE 체형교정운동 교육   용인대학교 SNPE 체형교정운동 특강

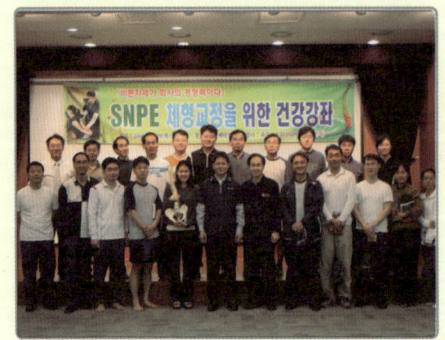 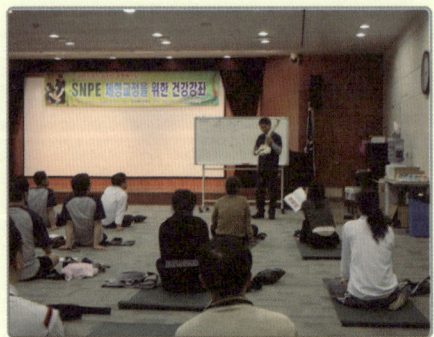

한국예탁결제원 직장인 대상 SNPE 체형교정운동 특강

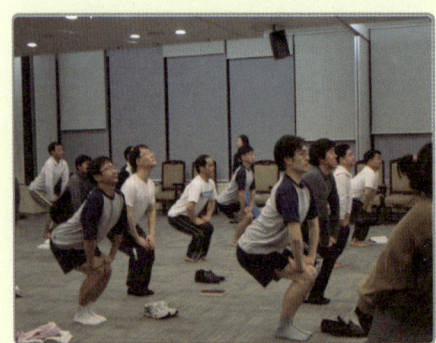 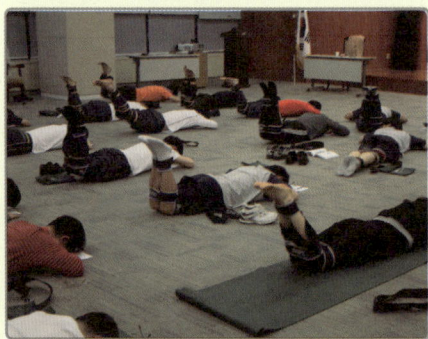

한국예탁결제원 직장인 대상 SNPE 체형교정운동 특강

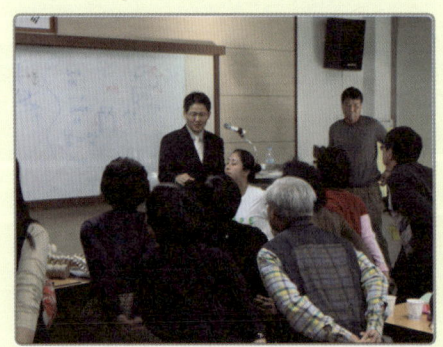 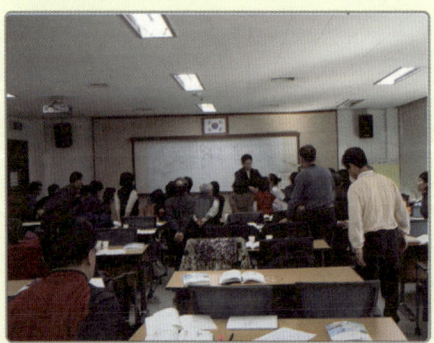

노동행정연수원 교장·교감선생님 대상 SNPE 체형교정운동 강의

세계 33개국에 영어로 소개된 SNPE 바른자세 척추교정운동
(SNPE therapy로 소개됨... 자기 스스로 하는 운동치료)

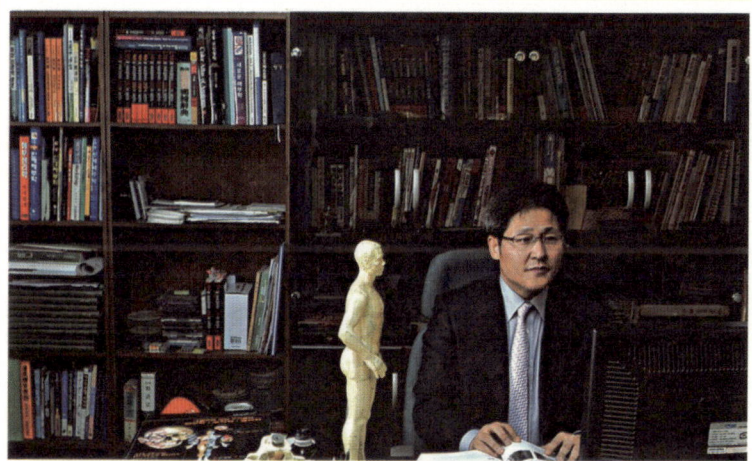

Self Natural Posture Exercise

BY EUN YOUNG CHOUGH

Just like so many other low back pain sufferers, Professor Choi Joong-ki tried it all. From yoga to chiropractics to acupuncture, he too was one of those desperate seekers looking for a permanent cure to his pain.

The chronic back pain that he had felt for many years since his school days eventually drove him away from his dream of becoming a patent lawyer. To make matters worse, the pain he suffered while sitting long hours for the exam made getting up from bed every morning an arduous toil. From that point on, fifteen years ago, his endeavor to conquer his symptoms began.

According to studies, more than 10 percent of the world population suffers from chronic lower back pain. The National Institute of Neurological Disorders and Stroke estimates that around US$15 billion per year is spent on back pain for disability expenses and medical care in the United States. In today's society, along with obesity, back pain has become one of several illnesses that represent the problems associated with a modern lifestyle.

Despite the poor prognosis for most back pain patients, Choi is now back-pain free. Througha Self Nature Posture Exercise (SNPE), the brainchild of Choi, his chronic back pain disappeared. Although he could not fulfill his dream to be a patent lawyer,

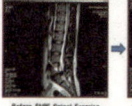

he has been successful. He is currently the president of the SNPE Good Posture Academy, professor at the Continuing Education Center of Hallym University of Graduate Studies and Continuing Education Center of Kyonggi University, and a best-selling author of his book, 'Straightened Spine, a Healthy Life.' SNPE, which was a result of more than ten years of clinical research, and which changed his life.

As the title of the exercise explains, the goal of SNPE is to recover the natural posture of the human body without the help of artificial support. SNPE can also be characterized as "3U," that is: united, unique and useful. The exercise is based on clinical studies that Choi undertook after studying yoga, pilates, chiropractics, muscle kinematics and applied kinesiology. SNPE is a unified New Paradigm Exercise Therapy. It is also unique in terms of its explanation of the mechanism and body mechanics behind the exercise therapy, and it is based on clinical research and a logical approach. It is useful because it rapidly and effectively removes pain and provides a good posture without side effects.

The mechanism of SNPE is accomplished by smoothing the muscle that surrounds the body. This is done because smoothing the muscle releases muscle heat, and this helps correct pelvis and spinal disarrangements. Another unique characteristic of SNPE is its involvement of tools, such as a pelvic belt and a wooden hand. Choi claims the use of these tools create a tremendous distinction from other exercises.

"Stiff muscles, hypothermia, and neurotransmission disorder are the main reasons for a bad posture and chronic pain," said Choi. "You need to give movement to the fixed spine that blocks the neurotransmission of the body, and SNPE does this by using tools. In that sense the therapy exercise is very specific."

The pelvis belt, which is one of the main tools of SNPE, was a creation by Choi as a result of adapting the fundamentals of orthodontics. He got the idea by thinking that just as small elastic springs, prosthesis, and bands are applied in realigning teeth, using the SNPE pelvis belt while exercising would be a good idea to realign the spine. Choi claimed, "If solid teeth can be straightened, the same can be done to our spine."

During SNPE training, many students noticed that their body temperature rose. After attaching the belt onto your body in areas such as the pelvis, knees and thighs, the trainee has to keep moving constantly. SNPE has to be done in a gradual manner because excessive force during the spinal exercise may cause physiological rejection by the body. According to Choi, not just any exercise helps to remove back pain and bad posture.

"One needs to be patient," he said. Further, he suggests "Exercise is useless when others help you to do it. That is why therapy such as chiropractics and massage therapy have high rates of relapse after realigning the spine."

Many ask about the effectiveness of yoga

세계 33개국에 영어로 소개된 SNPE 바른자세 척추교정운동
(SNPE therapy로 소개됨... 자기 스스로 하는 운동치료)

Please explain the SNPE therapy courses you teach to your students?

SNPE therapy courses are based on theory and practical training. Of the three-hour session, one hour is theory learning and two hours are actual training. During the one-hour theory class, the students learn the history of SNPE, anatomy, principles of SNPE treatment, student presentations on clinical study results of SNPE, and so on. During the two-hour class, students get to practice various motions of SNPE training, practice SNPE tools made for spine straightening, and so on.

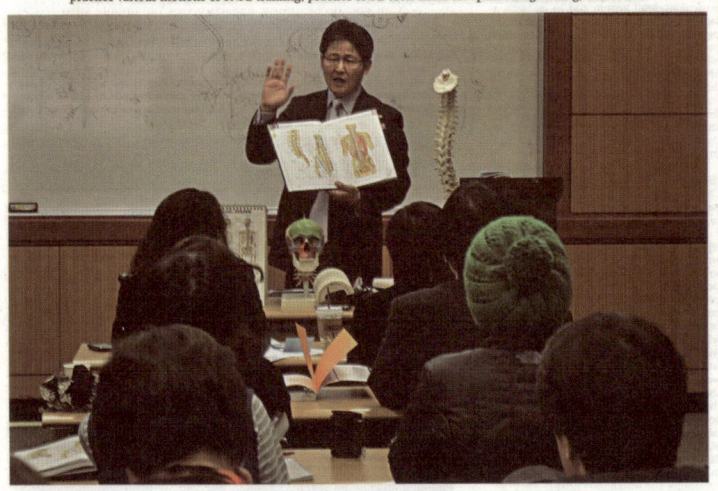

What are the major health benefits to those who undertake SNPE therapy?

Many patients diagnosed with conditions such as intervertebral disc or disc herniation that needed surgery were cured after using SNPE therapy – without surgery. Also, SNPE was successful in lessening or removing the pain of many people who suffered from musculoskeletal disease and spine pain. The core of the exercise training is to smoothen the stiff muscles and give movement to the fixed spine. It is known that muscle stiffness and rigidity blocks the blood flow between the muscles and creates many illnesses. The key point of SNPE is that it is a "new paradigm exercise therapy" that makes stiff muscles smoother and gives movement to the fixed spine.

Aside from the SNPE therapy courses, can you tell me about the SNPE Advanced Spinal Exercise Program you are managing?

The SNPE Advanced Spinal Exercise Program was developed to train SNPE coaches. After a year of extensive training, only 30 students a year who participate this program will earn the coaching certificate. It is highly competitive. Around 50 to 60 percent of the students enrolled in this program fail to receive the certificate. Compared to yoga instructors who complete their requirements to work as an instructor in only three or four months, SNPE stresses the importance on basics and quality of the teaching methods over a longer duration.

Can you explain how SNPE is related to our health, especially in terms of the well-being of individuals?

People nowadays are well-informed with health-related information. However, not many know specific treatments and methods that can increase one's well-being. Also, when it comes to well-being, many are afraid of the high cost they think they have to invest to maintain their health. But this is not the case with SNPE. If one can understand the principles behind SNPE therapy, the exercise can be done by anyone, even indoors without the help of others and without spending any money.

Are there any side effects to your SNPE therapy?

From children to the aged, everyone can utilize SNPE therapy, though it is critical to adjust the time and intensity of the exercise depending on one's age and health condition. SNPE therapy has no side effects, but failure to monitor the time and intensity may result in temporary pain or fatigue. However, these symptoms can be removed by constant SNPE therapy. If difficulties continue during the therapy, getting help from a director who has a SNPE coaching certification may be another good idea.

What recent significant studies were done at the SNPE academy?

By using SNPE spinal exercises, many show signs of relief of shoulder pain and pain from herniated cervical and lumbar discs. Especially, among the tools made for SNPE spinal exercises, the elastic pelvic belt and the finger-shaped tool help many patients. Another tool, the "wooden hand" helps to remove shoulder pain and pain from a herniated cervical disc. In a recently announced clinical study of SNPE spinal exercise, MRI images of a patient who was diagnosed with a herniated lumbar disc showed differences after SNPE therapy. The differences were even acknowledged by the patient's doctor. Much more clinical research can be found on my website at www.snpe.co.kr and http://cafe.daum.net/chiroup.

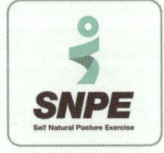

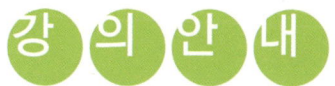

강의안내

학력, 경력에 관계없이 일반인 누구나 수강가능

기업체, 관공서, 주민자치센터, 평생교육시설, (초·중·고등)학교 바른자세 교육 연수
목·허리디스크, 오십견, 바른자세, 체형교정, 척추측만증 예방

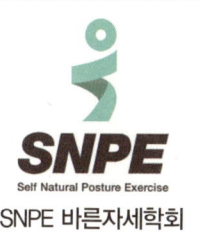

SNPE 바른자세학회

- SNPE 바른자세운동 지도사(자격증)
- SNPE 바른자세 3P 최고위과정
- 홈페이지 www.snpe.co.kr
- TEL. 02)539-2925

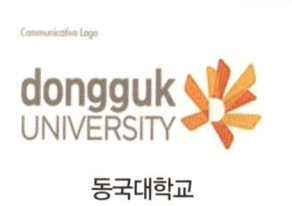

동국대학교
평생교육원(서울)

- SNPE 바른자세운동 지도사(자격증)
- SNPE 바른자세 3P 최고위과정
- 서울 중구 필동로 1길 30
- TEL. 02)2260-3725

※ SNPE 교육 문의는 SNPE 바른자세학회(www.snpe.co.kr)
02)539-2925로 문의 바랍니다.

SNPE 바른자세운동

●● 과정소개

"척추를 바로잡아야 건강이 보인다", "비뚤어진 척추를 바로잡는 노하우" 책의 저자가 직접 강의하는 신개념 바른자세운동 강의이다.

'S.N.P.E.'는 'Self Natural Posture Exercise'의 줄임말로 '자기 스스로 하는 인간 본연의 자세 회복운동'이란 의미를 담고 있다. 기존의 자세 교정 및 통증치료 방법이 타인에 의존한 방법이었다면 'S.N.P.E.'는 통증을 느끼는 본인이 자신의 의지로 본래의 자세를 회복하는 운동을 통하여 비뚤어진 자세 교정 및 통증을 없애는 자연치유 운동법이다.

●● 교육내용
- 자기 스스로 하는 목, 어깨, 허리 통증을 예방하는 SNPE 바른자세운동
- 바른 자세 몸매관리, 다이어트를 위한 SNPE 바른자세운동
- O, X자 다리, 휜 다리 교정을 위한 SNPE 바른자세운동
- 척추측만증 예방 및 개선을 위한 SNPE 바른자세운동
- SNPE 자세분석 앱(APP)을 활용한 SNPE 자세측정 및 분석법
- 근골격계 통증 개선을 위한 자연치유 SNPE 특별한 운동 지도 방법
- 요가, 필라테스와 SNPE 바른자세운동의 차별성 설명
- SNPE 수련을 통한 자세 교정
- 척추, 골반 교정 운동과 다이어트 연관성
- 산후 몸매관리를 위한 SNPE 체형교정운동
- SNPE 체형분석 및 개인별 맞춤 운동 방법
- 허리디스크, 어깨 통증, 목디스크 통증 예방 및 개선을 위한 SNPE 바른자세운동
- 깨끗한 피부를 만들어 주는 SNPE 바른자세운동 수련 방법

●● 모집대상
- 초보자 및 일반인
- 물리치료사, 응급구조사, 체육관련 종사자, 체육지도자, 헬스 경영자
- 재취업 및 창업을 원하시는 분
- 기업체, 관공서, 학교에서 바른 자세 관련 강의를 원하는 분
- 요가, 필라테스, 무용 강사에서 SNPE 바른자세운동 지도자로 전환을 원하는 분

특전
- 이론 및 실습 테스트 합격자에게 SNPE 바른자세운동 지도사 자격증 수여
- 소정의 과정을 이수한 분에게 총장명의 수료증 발급(대학교 평생교육원에서 교육 받은 사람들)
- 문화센터, 학교, 기업체, 주민자치센터 등에서 강사로 활동 가능

교육문의 : 02)539-2925 / 홈페이지 www.snpe.co.kr

N.P 척추교정 최고위과정(정밀 척추교정)

NP 척추교정 최고위과정은 목, 허리 디스크, 자세교정 등 근골격계 질환 해결을 위한 섬세하고 정밀한 NP 타인 척추교정 방법을 교육한다. 국내 최초로 실제 임상자료 결과들을 바탕으로 한 사실적 연구 결과들을 소개 한다.
핵심적인 척추교정 테크닉을 선별하여 이해력과 응용력 중심의 NP 척추교정 교육의 노하우를 전수하여 초보자도 수강 가능한 단기간 집중적인 척추교정 교육 과정이다.

- 의사, 한의사, 물리치료사 등 전문적인 직종의 종사자들뿐만 아니라 일반인들에게도 타인 척추교정의 노하우를 전수하기 위하여 본 강좌를 개설하였다.
- 기존의 카이로프랙틱, 추나요법 테크닉도 일부 소개되지만 지도교수가 경험한 국내외의 핵심적인 척추교정 기법을 전수한다. 특히 경추교정의 정밀한 테크닉은 지도교수의 계속적인 지도를 받는다.
- NP 정밀 척추교정 테크닉을 자세히 설명하여 초보자도 쉽게 배울 수 있는 장점이 있다. 또한 지도교수에게 촉진의 결과와 교정의 성공 여부를 세밀하게 점검받는 특별한 교육 방식으로 수업이 진행된다.
- 성공적인 임상자료를 바탕으로 카이로프랙틱과 추나요법 등 일반 척추교정 방법으로 미해결된 사례들의 원인과 해결방법, 척추교정 금기사항에 대한 해결방안 등을 전수한다.

• 교육의 특징
- 허리디스크, 목디스크, 오십견, 척추측만증, 근골격계 관련한 전문교육이다.
- 척추교정과 허리디스크 자연치료 방법 관련된 테크닉을 실습 위주로 교육한다.
- 선 실습 후 이론 설명으로 초보자도 충분히 수강가능 하다.
- 임상 경험위주의 교육이기 때문에 필요 없는 이론과 시간 낭비적인 척추교정 테크닉을 지양한다.
- 잘못 교육된 카이로프랙틱, 추나요법의 내용에 관하여 수정교육한다.
- 즉시 적용 가능한 척추교정 테크닉을 선별적으로 교육 한다.
- 임상 경험상 가장 효율적인 척추교정 테크닉을 실습위주로 교육한다.
- 이론 위주의 교육을 배제하고 실제적용 중심의 교육이 특징이다.

• 교육내용
- NP 정밀 척추교정 테크닉 실습(교정 전,후 변화모습 관찰)
- 빠르고 효율적인 척추교정 교정법 (목/허리/어깨)
- 카이로프랙틱(chiropractic)의 이론과 실제의 괴리가 발생되는 이유 설명
- 카이로프랙틱과 추나요법의 금기사항을 극복하는 방법 (SNPE 원리설명)
- 탐슨, 간스테드, SOT, 칵스(COX) 테크닉의 장단점 및 업그레이드 척추교정 테크닉 소개
- 척추교정시 꼭 알아야 할 NP 정밀 척추교정의 핵심
- 일반 카이로프랙틱 테크닉 설명 및 실습
- ACR 카이로프랙틱 테크닉 실습
- 소리(sound)와 감각으로 파악하는 경추, 요추의 정밀(specific) 교정테크닉
- 추나요법 테크닉 정리

- 스포츠마사지와 척추교정의 테크닉 비교
- 경추 교정에 관하여 세밀한 촉진과 교정 방법(카이로프랙틱 테크닉 수준이 아님)교육
- 경락학설의 진단법과 근골격 해부학의 연관성
- 요가, 필라테스 등과 SNPE 척추교정 운동의 차별성
- X-ray와 MRI 그리고 목, 허리디스크
- 일반 척추교정(카이로프랙틱 / 추나요법)의 잘못된 주장은 무엇인가?
- 요가 및 근육이완 스트레칭 시 발생되는 통증원인과 해결 방법
- 척추가 교정된 것으로 잘못 알고 있는 일반상식
- 점진적인 척추교정 이론과 도구 사용의 방법
- 근골격 해부학 이론을 바탕으로 인체역학 척추교정의 원리 설명
- 바른척추 교정을 위한 SNPE 척추교정 운동의 역할
- 허리통증을 없애는 고관절 교정방법
- 무릎, 고관절 통증의 원인과 해결방법
- 어깨 통증의 원인과 해결방법
- 목, 허리디스크의 통증원인과 해결방법
- 척추측만증의 종류와 개선방법에 관한 연구결과 발표

교육대상

- 단체 및 협회에서 카이로프랙틱, 추나요법을 공부하신 분.
- 카이로프랙틱을 배웠으나 척추교정 임상실습이 부족한 분
- 실습위주의 교육과 실제적용이 가능한 척추교정 테크닉을 배우고 싶은 분
- 기존의 카이로프랙틱, 추나요법, 척추교정과 다른 업그레이드된 실력을 원하는 분
- 운동치료와 척추교정의 인체역학 자세교정 임상 경험을 공부하고 싶은 분
- 카이로프랙틱의 척추교정 이론과 실제 적용에 실망 하신 분
- SNPE 바른자세 척추운동 센터 개원을 원하시는 분
- 척추교정에 관심있는 일반인
- 허리디스크, 목디스크의 자연치유 방법을 공부하고 싶은 분

교육문의

02)539-2925 / 홈페이지 www.snpe.co.kr

SNPE 바른자세 3P 최고위과정

• 자연치유(Natural Therapy) 건강의 3원칙(Health 3 Principle)
- Ⅰ. 바른 자세운동(Good Posture Exercise / 運動)
- Ⅱ. 바른 척추관리(Natural Spine Management / 整骨)
- Ⅲ. 바른 섭생실천(Food Therapy Know-how / 攝生)

- 인간은 누구나 질병 없는 건강한 삶을 소망한다. 그러나 건강한 삶은 공짜로 얻어지는 것이 아니다. 건강한 삶을 유지하는 방법(Know-how)을 배우고 실천할 때 질병예방은 물론 '삶의 질'을 향상시킬 수 있다.

- 'S.N.P.E 자연치유 최고지도자' 과정에서는 일상에서 누구나 실천할 수 있는 자연치유 3원칙 (Ⅰ.바른 자세운동 Ⅱ.바른 척추관리 Ⅲ.바른 섭생실천)을 단기간 집중적으로 교육한다.

• 교육내용

Ⅰ. 바른자세운동(Good Posture Exercise / 運動)
- S.N.P.E 척추교정운동(이론 및 실습)
- 자연치유 운동 (경추, 흉추, 골반, 꼬리뼈)
- 고관절 (hip joint) 수정운동
- 무릎 슬개골(patella) 수정운동
- 발목 (ankle) 수정운동
- 손목터널(carpal tunnel) 수정운동
- 견갑골(scapula)수정운동
- 오자 다리(휜 다리)수정운동
- 척추디스크 통증 관리운동
- 교통사고 후유증 관리운동
- 다이어트운동
- 산후몸매 관리운동
- 자연치유 태극권, 기(氣)운동
- 인체역학 관절풀이 운동

Ⅱ. 바른 척추관리(Natural Spine Management / 整骨)
- NP 정밀 척추교정(척추관련 변형 및 통증의 문제를 즉시 해결하는 노하우 전수)
- Natural Posture Spine specific correction technique
    - Thorax Nature Position Techniques (T.N.P.T)
    - Back Thorax Double Thenar Technique
    - Double Hand Fixed Spinal Release
    - SNPE Motion Palpation
    - Double Knee Technique (Ⅰ, Ⅱ)

- Cervical Release technique (I. II)
- Autonomic Nervous Balance Techniques
- Lumbar Alternative Techniques
- Sacrum Position Technique (I. II)
- Frozen Shoulder Release
- Scapular Motion Techniques
- Exhale & Inhale Difference Technique
- Upper Thorax Spinal Adjustment (I. II. III)
- Atlas Techniques (I. II. III)
- Sacrum & Coccyx

• Chiropractic (카이로프랙틱)에 관하여

• 推拿療法 (추나요법)에 관하여
 - 경추교정
 - 흉추교정
 - 골반교정
 - 꼬리뼈(미골.尾骨)교정

• CST(craniosacral therapy)두개천골요법(頭蓋薦骨療法)
• 척추측만증 (Scoliosis)에 관하여

Ⅲ. 바른 섭생실천 (Food Therapy Know-how / 攝生)
  • 동양의학의 최고 경전으로 알려진 '황제내경(皇帝內經)' 이야기
  • 경혈학 (經穴學)
  • 알기쉬운 음양오행(陰陽五行)
  • 체질(體質)과 섭생(攝生)
  • 음식으로 풀어본 생활건강
  • 간, 담 / 비, 위 / 심, 소장 / 폐, 대장 / 신, 방광 / 심포, 삼초(음식치료, 성격, 궁합, 맥, 색, 관절, 맛)
  • 섭생(攝生) 자연치유(自然治癒)
  • 아토피, 당뇨, 비만, 고혈압, 감기... 이야기

●● 교육문의 : www.snpe.co.kr / 02)539-2925

척추를 바로잡아야 건강이 보인다 1

초판인쇄	2007년 8월 23일
개 정 판	2014년 2월 21일
10쇄 발행	2017년 10월 20일
11쇄 발행	2021년 12월 1일
지 은 이	최 중 기
주　　소	서울특별시 강남구 선릉로 823, 3층 302-B호
전　　화	02) 539-2925
홈페이지	www.snpe.co.kr

ISBN 978-89-959508-3-8
값 15,000원

이 책에 실린 모든 내용, 이미지, 편집 구성은 저작권법에 따라 보호되며
허락 없이 복제하거나 무단 전재를 할 수 없습니다.